1型糖尿病
治療・ケアの
エッセンス

シームレスな診療体制による患者アウトカム

監修 内潟安子／編集 馬場園哲也・三浦順之助

医歯薬出版株式会社

This book was originally published in Japanese
under the title of :

1GATA TOUNYOUBYOU Cʜɪʀʏᴏᴜ·Kᴇᴀ-ɴᴏ Eꜱꜱᴇɴꜱᴜ

(Essence of treatment and care of type 1 diabetes from the 50-year experience)

Editors :
Uᴄʜɪɢᴀᴛᴀ, Yasuko et al.

Uᴄʜɪɢᴀᴛᴀ, Yasuko
    Director, Tokyo Women's Medical University Medical Center East
    Professor (Special Appointment) and Emeritus Professor, Tokyo Women's Medical University School of Medicine,
    The former Director, Diabetes Center, Tokyo Women's Medical University School of Medicine

Bᴀʙᴀᴢᴏɴᴏ, Tetsuya
    Professor and Director,
    Diabetes Center, Tokyo Women's Medical University School of Medicine

Mɪᴜʀᴀ, Junnosuke
    Lecturer, Diabetes Center, Tokyo Women's Medical University School of Medicine

© 2018 1st ed.

ISHIYAKU PUBLISHERS, INC.
    7-10, Honkomagome 1 chome, Bunkyo-ku,
    Tokyo 113-8612, Japan

はじめに

　人類の歴史を変えた医薬品の中にかならず入るのがインスリンです．1921年にバンチング先生と医学生ベストが夏の8週間の実験でインスリンを発見したといわれます．2年後にはこの発見がノーベル賞受賞対象となりました．

　これはとりもなおさず，インスリンの発見がいかに人類にとって大きな福音であったことを示す確かな証拠といえましょう．

　ノーベル賞受賞年の1923年には，早くも日本でもインスリン製剤が糖尿病小児に使用されたことが学会雑誌に報告されています．しかし，広く入手可能となったのは1950年後半とのことです．

　よって，1921年以前は，海外でも日本でも1型糖尿病は不治の病と考えられていました．以下は余談として記したいのですが，東京女子医科大学糖尿病センター開設者であり初代所長の平田幸正は，昔，「疫痢」と呼んでいた子どもの病気が1型糖尿病ではなかったかと思うのだが……と，あるときふとおっしゃったことがいまも耳に残っています．

　東京女子医科大学糖尿病センターは，1975年7月に，初代所長平田幸正（当時50歳）のもとに，その一歩を踏み出しました．平田幸正所長はインスリン発見の4年後に生まれておられますので，日本の糖尿病の診療の進歩とともに医師としての人生を歩まれ，最終的に東京女子医科大学糖尿病センターを開設されたともいえましょう．

　平田所長は九州大学講師時代，米国から帰国後の1969年，福岡で第1回の小児糖尿病サマーキャンプを開催し，以後キャンプで子どもたちと寝食を共にしました．インスリン注射でしか生活できない1型糖尿病患者さんに，米国ではすでにそうであるように，在宅で注射できるようにしてあげたい，陰で注射するのではなく堂々と厚生省が許可した手技のもとに注射する公認化にもっていかねばならない，と思われたのでした．その後に赴任した鳥取の地でも，サマーキャンプを立ち上げ，子どもたちとやはり寝食を共にされました．子どもたちと寝食を共にした主任教授は後にも先にも平田先生だけでしょう．

　平田所長の長年の夢は，上記のインスリン自己注射の公認化*でした．といいますのも，その時代は，注射という行為は医師のみ，および医師の指導のもとでの看護師のみしか許可されていませんでした．インスリン自己注射の公認化は1981年に実現されました．

　平田所長の1型糖尿病に対する理解と願望は，小児から成人，熟年になっても，もちろん老年になっても，一貫した糖尿病治療が受けられるようにという理念の東京女子医科大学糖尿病センターとして昇華しました．小児科から内科に転科するというのは，医療側のリクツです．患者さんが望んだリクツではありません．

平田所長は，後に第二代所長に就任される大森安惠先生と共に，小児であれ，成人であれ，妊婦さんであれ，合併症で困っている患者さんであれ，どんな患者さんでも，困っておられる患者さんを助ける東京女子医科大学糖尿病センターを着実に構築されていきます．どんな糖尿病患者さんでも助ける，これが糖尿病センターのポリシーとなりました．大森先生は，今でいうところのサブスペシャリティ外来として妊娠外来を早くに立ち上げられて，糖尿病女性の出産を可能にしました．全国から多くの糖尿病女性が受診されることとなり，チーム医療という概念をとり入れ，妊娠外来，計画妊娠という言葉が定着することとなりました．妊娠外来に引き続いて，次々とサブスペシャリティ外来が立ち上がり，糖尿病センターはその充実化に邁進していくことになります．

　歴代のセンター長は多くのことを医局員に望まれました．この本は，糖尿病センターのポリシーに則って，医局員が，特に1型糖尿病，そしてとりまく諸々の治療やケアにどのように対峙してきたか，対峙しているかを記したものです．

　1型糖尿病の道しるべとなれば幸甚に存じます．

平成29年9月吉日　　　　内潟安子

＊『インスリン自己注射の公認化が実現したのは 1981 年 6 月 1 日でした．平田幸正を中心に日本糖尿病協会の患者会の力を「10 万人の署名運動」という形で盛り上げ，協会理事長，副理事長名の要望書を厚生省，衆参両議院に提出するなどの大きな力の結集にて公認化が実現しました』(「日本糖尿病協会 50 年の歩み 希望の未来へ」(日本糖尿病協会発行 2011 年)から抜粋).

　公認化に付随した後日談があります．当時，平田幸正らの陳情に誠実に対応してくださった厚生省の担当厚生技官がおられました．日本糖尿病協会は担当技官へ感謝状を贈呈しました(図).平田は公認化の後はこの技官にお会いする機会がなかったと残念がっておられましたが，偶然にも 2015 年 8 月，内潟が会うことができました．当時のことをお聞きし，インスリン自己注射が何の制限もなくできる現状をお話しできました．

　現在ではインスリン自己注射を中心とした治療・血糖コントロールは当たり前ですが，公認化という歴史に残る大きな事柄の 1 つの記録としてここに記しておきたいと思います．

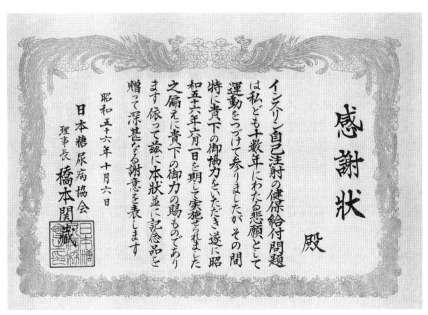

(2015 年 8 月ご本人様からコピーを供与されました)

「1型糖尿病　治療・ケアのエッセンス」
推薦文

海老名総合病院・糖尿病センター長
（東京女子医科大学名誉教授，2代目糖尿病センター長）
大森安惠

　國の内外を問わず糖尿病に関する書籍は，覚え切れないほど多数あるが，1型糖尿病を主題に，監修，編集者を含め38名の執筆者全員が同じ糖尿病センター内の医療者で，心を一つに1冊の本を書き上げたというこれ程素晴らしい書籍はまだみた事が無い．本書は色々の意味で歴史に残る名著であると思う．

　監修者内潟安子先生，編集を務めた馬場園哲也先生，三浦順之助先生は，共に日夜24時間糖尿病に深く関わり，佐藤一斎の「学は一生の大事」を感じてくれている超一流の専門家である．さすがにユニークな1型糖尿病に関する書籍を完成させた．

　本書を開いてまず第一章「1型糖尿病のシームレスな診療体制の構築」から，基礎と臨床の繊細で解りやすい秩序立てられた目次に圧倒，敬服させられる．読書欲をかき立てられて，最終編のまとめ「1型糖尿病の予後は改善されたか」まで一気に読んでしまった．

　糖尿病センター内の豊富な臨床データを基盤に収め，医学の進歩に沿った新しい検査の解説，次々に制作される新開発のインスリンを取り入れた治療法等々，明日の臨床にすぐ役立つ見事な共同作業の結集とも言えよう．2－3もう少し工夫し頑張って頂きたい文節も見受けられたが，素晴らしい力作揃いである．中でも圧巻は第1章ではないだろうか．

　小児期発症糖尿病が診断さえされずに命を失った時代を経て，生存可能になった時代の歴史が語られ，さらに1952年から東京女子医大第2内科，ついで糖尿病センターより得られた1型糖尿病の膨大なデータを駆使した，新旧，内外の比較は，わが国のみならずアジア中に誇れる比類なき業績である．

　私も1967年から12歳の小児期発症糖尿病を診ているし，糖尿病センターが出来る前の1972年，1型糖尿病妊婦の出産を正常に成就させている．東京女子医大ではHbA1cが無い時代でもインスリンで，R. ローレンスの糖尿病治療の理想に適う治療を行って来た．その証拠にリリーインスリン50年賞がある．2016年までの受賞者104名を都府県別にみると，最多が東京都で23名，その中の18名は女子医大患者で妊娠終了者7名も含まれている．

　「糖尿病の神様」と言われていた初代センター長平田幸正教授指導下の糖尿病センターは，本書を読んで改めて素晴らしいセンターであった事を再認識させられた．本書には登場されていないがチャプレン斎藤武先生を医療者に加わって頂いてから1型糖尿病の心身症は激減した．今グループミーティングとして成長している事はこの上なく

嬉しいことである．

　糖尿病センターが出来る前の第1代内科教授中山光重先生は1950年代すでに糖尿病の専門家として有名であった．まだインスリン自己注射が認可される前，私達は，自己注射は「人の命を救う為で恐れる事は無い」と教えられた．2代目内科教授小坂樹徳先生は「優れた研究は，優れた臨床から生まれ，優れた臨床は優れた研究から生まれるのだ」と徹頭徹尾私達にこの言葉を叩き込んだ．これらの基盤があってこそ糖尿病センターから出版された本書は輝いているのである．

　沢山の方が読んで下さり1型糖尿病の臨床および研究レベルが更に高くなる事を祈念している．

＜執筆者一覧＞（執筆順）

●監修
内潟 安子　東京女子医科大学 東医療センター　病院長
　　　　　　　東京女子医科大学 特任教授，名誉教授
　　　　　　　前東京女子医科大学糖尿病センター　センター長

●編集
馬場園 哲也　東京女子医科大学糖尿病センター
　　　　　　　　内科学（第三）講座　教授・講座主任

三浦 順之助　東京女子医科大学糖尿病センター
　　　　　　　　内科学（第三）講座　講師

●執筆

内潟 安子
監修に同じ

大谷 敏嘉
大宮中央総合病院，
東京女子医科大学糖尿病センター　内科　非常勤講師

三浦 順之助
編集に同じ

髙木 聡
東京女子医科大学糖尿病センター　内科　助教

菅野 宙子
東京女子医科大学病院　臨床検査科　助教
（糖尿病センター　内科兼務）

岩﨑 直子
東京女子医科大学糖尿病センター　内科　准教授

滝澤 美保
東京女子医科大学糖尿病センター　内科　助教

尾形 真規子
淑徳大学看護栄養学部　教授，
東京女子医科大学糖尿病センター　内科　非常勤講師

志村 香奈子
東京女子医科大学糖尿病センター　内科　助教

井出 理沙
東京女子医科大学糖尿病センター　内科　助教

菊地 俊介
田島医院，東京女子医科大学糖尿病センター　内科　研究生

保科 早里
東京女子医科大学糖尿病センター　内科　助教

入村 泉
東京女子医科大学糖尿病センター　内科　助教

馬場園 哲也
編集に同じ

吉田 直史
東京女子医科大学糖尿病センター　内科　助教

加藤 ゆか
東京女子医科大学糖尿病センター　内科　助教

岡野 光夫
東京女子医科大学先端生命医科学研究所　特任教授

柴崎 千絵里
東京女子医科大学病院　栄養管理部　栄養士長

瀧井 正人
北九州医療刑務所所長，九州大学病院　心療内科　非常勤講師

栗田 守敏
東京女子医科大学糖尿病センター　内科　助教，
埼玉県済生会栗橋病院（出向中）

中神 朋子
東京女子医科大学糖尿病センター　内科　准教授

柳沢 慶香
東京女子医科大学糖尿病センター　内科　講師

北野 滋彦
東京女子医科大学糖尿病センター　眼科　教授

大屋 純子
東京女子医科大学糖尿病センター　内科　助教

長谷川 夕希子
東京女子医科大学糖尿病センター　内科　助教

田中 祐希
東京女子医科大学糖尿病センター　内科　助教，
衛生文化協会城西病院（出向中）

高山 真一郎
東京女子医科大学糖尿病センター　内科　非常勤講師

廣瀬 晶
東京女子医科大学糖尿病センター　眼科　講師

花井 豪
東京女子医科大学糖尿病センター　内科　助教

田中 伸枝
東京女子医科大学　血液浄化療法科　助教，
（糖尿病センター　内科兼務）

佐藤 麻子
東京女子医科大学病院　臨床検査科　教授
（糖尿病センター　内科兼務）

東谷 紀和子
東京女子医科大学糖尿病センター　嘱託医師

井倉 和紀
東京女子医科大学糖尿病センター　内科　助教

石澤 香野
東京女子医科大学糖尿病センター　内科　非常勤講師

吉澤 浩志
東京女子医科大学　神経内科　講師

土田 由紀子
東京女子医科大学病院　看護部　糖尿病看護認定看護師

高池 浩子
東京女子医科大学糖尿病センター　内科　助教

宇治原 典子
東京女子医科大学附属成人医学センター　准教授
（糖尿病センター　内科兼務）

目 次

はじめに（内潟安子）iii
推薦文（大森安惠）vi
略語一覧 xiv

I　1型糖尿病のシームレスな診療体制の構築　1

1. 東京女子医科大学糖尿病センターの1型糖尿病治療の歴史と現在―小児思春期発症1型糖尿病を中心に……内潟安子　2
- ❶ 東京女子医科大学糖尿病センターのポリシー…… 3
- ❷ 東京女子医科大学糖尿病センター開設前に発足していた糖尿病妊娠グループ…… 3
- ❸ 30歳未満発症発見1型糖尿病患者の診療と研究から…… 3

2. 東京女子医科大学糖尿病センターに通院歴をもつインスリン治療50年の1型糖尿病患者の様相……大谷敏嘉　8
- ❶ 臨床的特徴…… 8
- ❷ 糖尿病の管理…… 8
- ❸ 糖尿病合併症…… 11
- ❹ 糖尿病以外の罹病疾患…… 15

II　1型糖尿病診療の基本・エッセンス　17

3. わが国および東京女子医科大学糖尿病センターにおける1型糖尿病の疫学・サブタイプ……三浦順之助　18
- ❶ 1型糖尿病の診断基準は？…… 18
- ❷ 1型糖尿病の現状は？（1型糖尿病の疫学）…… 20
- ❸ 東京女子医科大学糖尿病センターでの1型糖尿病患者の頻度は？…… 21
- ❹ 病型診断の難しい1型糖尿病症例は？　2型糖尿病ではなかったのか？…… 23

4. 1型糖尿病の遺伝因子……髙木　聡・三浦順之助　26
- ❶ 1型糖尿病は遺伝するか？…… 26
- ❷ 1型糖尿病に関連する遺伝子にはどのようなものがあるか？…… 27

5. 1型糖尿病の膵島関連自己抗体……三浦順之助　32
- ❶ 1型糖尿病でみられる膵島関連自己抗体とは何か？…… 32
- ❷ 1型糖尿病の膵島関連自己抗体にはどのようなものがあるか？…… 32
- ❸ 膵島関連自己抗体の解釈はどのようにするのか？　膵島関連自己抗体の測定で1型糖尿病は診断できるのか？…… 36

6. 1型糖尿病の臨床検査……菅野宙子　40
- ❶ 内因性インスリン分泌を評価する測定法は？…… 40
- ❷ 血糖コントロール指標の検査内容は？…… 41
- ❸ 血糖日内変動を把握するための検査は？…… 43

7. 1型糖尿病と誤診しやすい糖尿病 ……………… 岩﨑直子・滝澤美保・尾形真規子　50
- ① 1型糖尿病と誤診されやすい糖尿病は？ ……………………………………… 50
- ② MODYはどのように診断されるのか？ ……………………………………… 51
- ③ MIDDはどのように診断されるのか？ ……………………………………… 53

8. 糖尿病の遺伝子診断と個別化医療 ……………… 岩﨑直子・滝澤美保・尾形真規子　56
- ① 遺伝子診断のメリットは？ …………………………………………………… 56
- ② 遺伝子検査はどのように進めるのか？ ……………………………………… 57

9. 1型糖尿病の脂質異常 ……………………………………………………… 志村香奈子　60
- ① 1型糖尿病における脂質異常症の重要性および管理目標は？ ……………… 60
- ② 1型糖尿病の脂質異常症の診療上の注意点は？ ……………………………… 61
- ③ 1型糖尿病におけるHDL-Cの意義とは？ …………………………………… 62

10. 1型糖尿病に併発する他の自己免疫疾患 ………………………………… 志村香奈子　64
- ① 1型糖尿病との合併が報告される他の自己免疫疾患は？ …………………… 64
- ② 自己免疫疾患の併発に関連する疾患感受性遺伝子は？ …………………… 65
- ③ 他の自己免疫疾患併発例の診療上の注意点は？ …………………………… 66

11. 糖尿病ケトアシドーシス（DKA）の病態と診断 ……………………………… 井出理沙　70
- ① DKAの病態とは？ ……………………………………………………………… 70
- ② DKAを疑うべき症状は？ ……………………………………………………… 70
- ③ DKAの診断に向けた検査は？ ………………………………………………… 71
- ④ 患者への説明，起こりうる合併症は？ ……………………………………… 72

12. 糖尿病性ケトアシドーシス（DKA）の治療 ………………………………… 菊地俊介　74
- ① 輸液，電解質補正をどのように行うのか？ ………………………………… 74
- ② DKAのインスリンの量や投与方法はどのように決めるのか？ …………… 76
- ③ DKA治療後はどのようなことに気をつけるか？ …………………………… 77
- ④ 再発予防において重要な対策は？ …………………………………………… 79

III　1型糖尿病診療のクリニカルパール　81

13. 治療 …………………………………………………………………………………… 82
- **1** 強化インスリン療法のうちMDI，CSII，SAPをどのように選択しているか
　…………………………………………………………………………… 保科早里　82
  - ① 東京女子医科大学糖尿病センターでの実際 ……………………………… 82
  - ② 実際の治療とそのアウトカム ……………………………………………… 84
  - ③ 臨床のクリニカルパール …………………………………………………… 86
- **2** その他の付加的治療（内服薬）の国内外での現状 ……………… 保科早里　90
  - ① 治療薬別にみた一般的な作用機序：1型糖尿病における治療の可能性と実臨床での経験 …………………………………………………………………………… 90
- **3** 移植療法（膵島移植，膵臓移植） ……………… 入村　泉・馬場園哲也・吉田直史　96
  - ① 東京女子医科大学における膵臓移植の経験 ……………………………… 96
  - ② 実際の治療とそのアウトカム ……………………………………………… 96
- **4** 再生医療—今後の展望 ……………………………… 加藤ゆか・岡野光夫　104
  - ① 実際の治療とそのアウトカム ……………………………………………… 104

14. 食事・食べかたをどう指導するか　柴崎千絵里　110
- ① 1型糖尿病患者の適正摂取エネルギー量をどうとらえるか　110
- ② 栄養指導の注意点　111
- ③ 症例　115

15. 摂食障害（過食症を含む）とそのケア　瀧井正人　118
- ① 摂食障害とは　118
- ② 糖尿病への摂食障害の併発（特に1型糖尿病における）　119
- ③ なぜ1型糖尿病の若い女性患者に摂食障害が多いのか　121
- ④ 臨床のクリニカルパール：摂食障害を併発した糖尿病患者の治療　122

16. 1型糖尿病の運動療法　栗田守敏・中神朋子　126
- ① 東京女子医科大学糖尿病センターにおける1型糖尿病患者の運動の実態　126
- ② 運動療法の基本　127
- ③ 運動療法にあたっての留意点　129
- ④ 症例：1型糖尿病患者の運動（マラソン）施行の一例　130

17. 低血糖（無自覚性低血糖・重症低血糖）　髙木 聡・三浦順之助　132
- ① 東京女子医科大学糖尿病センターでの実態　132
- ② 実際の治療とそのアウトカム　135

18. 不妊治療と1型糖尿病　柳沢慶香　138
- ① 不妊治療　138
- ② 不妊治療と糖尿病　140
- ③ 東京女子医科大学糖尿病センターにおける経験　142

19. 妊娠・出産に向かう1型糖尿病の網膜症　北野滋彦　144
- ① 東京女子医科大学糖尿病センターでの経験　144
- ② 実際の治療とそのアウトカム　146

20. 特殊状況下での対応　148
- **1** **シックデイ**　大屋純子・中神朋子　148
  - ① 実際の治療とそのアウトカム　148
  - ② 臨床のクリニカルパール　151
- **2** **周術期血糖コントロール**　長谷川夕希子・中神朋子　152
  - ① 実際の治療とそのアウトカム：周術期血糖コントロール目標　152
  - ② 症例　152
- **3** **グルココルチコイド（ステロイド）治療**　田中祐希・中神朋子　156
  - ① 実際の治療とそのアウトカム：1型糖尿病患者のグルココルチコイド（ステロイド）治療　156
  - ② 症例　158

21. 慢性血管合併症　160
- **1** **1型糖尿病患者における糖尿病神経障害の現状**　高山真一郎　160
  - ① 東京女子医科大学糖尿病センターの1型糖尿病患者における糖尿病神経障害の現状　160
  - ② 実際の診断　160
  - ③ 臨床のクリニカルパール　163

- **2** 網膜症の予測と管理 .... 廣瀬　晶　166
  - **1** 大規模研究の結果 166
  - **2** 東京女子医科大学糖尿病センターでの研究：メタボリックメモリーによる攪乱を除外するための試み 169
  - **3** 網膜症の予測と管理 170
- **3** 腎症 .... 馬場園哲也　172
  - **1** 東京女子医科大学糖尿病センターにおける実態 172
  - **2** 糖尿病性腎症の症期分類と CKD ステージ分類 173
  - **3** 腎症の治療 176
  - **4** 今後の課題 178
- **4** 透析療法（血液透析，腹膜透析） 180
  - **1** 東京女子医科大学糖尿病センターにおける透析導入患者の実態 ...... 花井　豪　180
  - **2** 糖尿病患者における透析療法の疫学 180
  - **3** 実際の治療とそのアウトカム 182
- **5** 腎移植 .... 田中伸枝　186
  - **1** わが国における腎移植の現状 186
  - **2** 当院における糖尿病患者に対する腎移植の経験 190
- **6** 大血管障害
  - **A. 冠動脈疾患** .... 佐藤麻子　194
    - **1** 1 型糖尿病と冠動脈疾患の実態 194
    - **2** 1 型糖尿病における冠動脈疾患発症予防 195
    - **3** 冠動脈疾患のスクリーニング 196
  - **B. 脳卒中** .... 東谷紀和子・花井　豪　198
    - **1** 東京女子医科大学糖尿病センターにおける脳卒中による入院糖尿病患者の実態 198
    - **2** 1 型および 2 型糖尿病患者における脳卒中の疫学 198
    - **3** 実際の治療とそのアウトカム 200
  - **C. 末梢動脈疾患** .... 井倉和紀　204
    - **1** 東京女子医科大学糖尿病センターでの実態 204
    - **2** 実際の治療とそのアウトカム 206
    - **3** 症例 207

22. 他の併発症 210
- **1** 骨粗鬆症 .... 尾形真規子　210
  - **1** 概要 210
  - **2** 実際の治療とそのアウトカム 212
- **2** うつ .... 石澤香野　214
  - **1** 東京女子医科大学糖尿病センターでの実態 214
  - **2** 実際の治療とそのアウトカム 217
- **3** がん .... 三浦順之助　220
  - **1** 糖尿病におけるがんの現状 220
  - **2** 東京女子医科大学糖尿病センターのデータ 221
  - **3** 1 型糖尿病の実診療におけるがんのスクリーニング 222
  - **4** 臨床のクリニカルパール 224

- **4 認知症** ·· 吉澤浩志・石澤香野　226
  - ❶ 認知症の現状 ··· 226
  - ❷ 認知症の診療 ··· 228
  - ❸ 東京女子医科大学糖尿病センターでの実態 ····················· 231
  - ❹ 症例 ·· 231

23. 支援・チーム医療 ·· 234
- **1 療養指導** ··· 土田由紀子　234
  - ❶ 東京女子医科大学糖尿病センターでの療養指導の実際 ·················· 234
  - ❷ 実際の療養指導とそのアウトカム ·· 235
  - ❸ 臨床のクリニカルパール ··· 237
- **2 幼児期，学童期，思春期，更年期の患者への医療者としての対応**
  ·· 内潟安子　240
  - ❶ 成人の1型糖尿病患者さんへの対応 ······································ 240
  - ❷ 主治医としての対応 ··· 242
- **3 患者会・グループミーティング "1型糖尿病患者とのグループミーティングから見えてくること"** ·· 高池浩子　246
  - ❶ 東京女子医科大学糖尿病センターにおける若い糖尿病患者さんとのグループミーティング（GM）の実際 ··· 246
  - ❷ 若い糖尿病患者さんとのGMの役割 ·· 248
- **4 運転免許** ·· 高池浩子　252
  - ❶ 道路交通法について ·· 253
  - ❷ 東京女子医科大学糖尿病センターでの実態 ······························ 253
  - ❸ 実際の治療とそのアウトカム ··· 254
- **5 小児糖尿病サマーキャンプの歴史と現在，未来の紹介** ············· 内潟安子　258
  - ❶ 日本の小児糖尿病サマーキャンプの開始 ·································· 258
  - ❷ 現在の小児糖尿病サマーキャンプ ··· 259
  - ❸ 将来の小児糖尿病サマーキャンプ ··· 259

24. 健診でみのがさない1型糖尿病 ······································· 宇治原典子　260
  - ❶ 東京女子医科大学糖尿病センターでの実態 ······························ 260
  - ❷ 現在行われている健康診断から発見される1型糖尿病 ················ 261
  - ❸ 緩徐進行1型糖尿病（SPIDDM）の病態と診断基準 ··················· 262
  - ❹ 症例 ·· 262

まとめ
25. 1型糖尿病の予後は改善されたか ······················· 内潟安子・大谷敏嘉　264
  - ❶ 対象および方法 ·· 265
  - ❷ 結果 ·· 265
  - ❸ 1型糖尿病の予後が改善しているか ·· 267

＜略語一覧＞

略　語	欧　文	日本語
ABI	ankle-brachial index	足関節／上腕血圧比
ACC	American College of Cardiology	米国心臓病学会
ACE	angiotensin-converting enzyme	アンジオテンシン変換酵素
ACE-I	angiotensin-converting-enzyme inhibitor	アンジオテンシン変換酵素阻害薬
AChE	acetylcholinesterase	アセチルコリンエステラーゼ
ACR	albumin creatinine ratio	アルブミン・クレアチニン比
ACS	acute coronary syndrome	急性冠症候群
AD	Alzheimer disease	アルツハイマー病
ADA	American Diabetes Association	米国糖尿病学会
AGEs	advanced glycation end products	終末糖化産物
AGS	American Geriatrics Society	米国老年医学会
AHA	American Heart Association	米国心臓協会
AIH	autoimmune hepatitis	自己免疫性肝炎
AITD	autoimmune thyroid disease	自己免疫性甲状腺疾患
ALT	alanine transaminase	アラニンアミノ基転移酵素
AMPキナーゼ	adenosine monophosphate-activated protein kinase	AMP活性化プロテインキナーゼ
APD	automated peritoneal dialysis	自動腹膜透析
APS	autoimmune polyglandular syndrome	多腺性自己免疫症候群
ARB	angiotensin II receptor blocker	アンジオテンシンII受容体拮抗薬
ASCVD	atherosclerotic cardiovascular disease	動脈硬化性心血管疾患
AST	aspartate aminotransferase	アスパラギン酸アミノ基転移酵素
ATP	adenosine triphosphate	アデノシン-3-リン酸
BGAT	blood glucose awareness training	血糖認識トレーニング
BMI	body mass index	肥満指数
BNP	brain natriuretic peptide	脳性ナトリウム利尿ペプチド
BuChE	butyrylcholinesterase	ブチリルコリンエステラーゼ
BUN	blood urea nitrogen	血中尿素窒素
CDEJ	Certified Diabetes Educator of Japan	日本糖尿病療養指導士
CETP	cholesterol ester transfer protein	コレステロールエステル転送蛋白
CGM	continuous glucose monitoring	持続血糖モニター
CK	creatine kinase	クレアチンキナーゼ
CLI	critical limb ischemia	重症下肢虚血
CLIA	chemiluminescent immunoassay	化学発光免疫測定法
CM	chylomicron	カイロミクロン
CPR	C peptide immunoreactivity	Cペプチド免疫活性
CSII	continuous subcutaneous insulin infusion	持続皮下インスリン注入療法
CTLA4	cytotoxic T-lymphocyte-associated protein 4	細胞傷害性Tリンパ球抗原4
CVD	cardiovascular disease	心血管疾患
DIACET	Diabetes Study from the Center of Tokyo Women's Medical University	糖尿病診療の実態に関する前向き研究
DKA	diabetec ketoacidosis	糖尿病ケトアシドーシス
DLB	dementia with Lewy bodies	レビー小体型認知症
DPP-4	dipeptidyl peptidase-4	ジペプチジルペプチダーゼ-4

略語	欧文	日本語
eGFR	estimated glomerular filtration rate	推算糸球体濾過量
EIA	enzyme immunoassay	酵素免疫測定法
ELISA法	enzyme-linked immuno sorbent assay	酵素結果免疫吸着測定法
FFA	free fatty acid	遊離脂肪酸
FPG	fasting plasma glucose	空腹時血糖
FTD	frontotemporal dementia	前頭側頭型認知症
GA	glycated albumin	グリコアルブミン，糖化アルブミン
GABA	γ-aminobutyric acid	γ-アミノ酪酸
GAD	glutamic acid decarboxylase	グルタミン酸脱炭酸酵素
GIP	glucose-dependent insulinotropic peptide	グルコース依存性インスリン分泌刺激ポリペプチド
GLP-1	glucagon-like peptide	グルカゴン様ペプチド
GLUT	glucose transporter	糖輸送担体
GWAS	genome-wide association study	ゲノムワイド関連解析
HbA1c	Hemoglobin A1c	ヘモグロビンエイワンシー
HDL-C	high-density lipoprotein cholesterol	高比重リポ蛋白コレステロール
HL	hepatic lipase	肝性リパーゼ
HLA	human leukocyte antigen	ヒト白血球抗原
HR	hezard ratio	ハザード比
HSL	hormone-sensitive lipase	ホルモン感受性リパーゼ
IA	insulin antibody	インスリン抗体
IA-2	insulinoma-associated antigen-2	IA-2抗体
IAA	insulin autoantibody	抗インスリン自己抗体
IAK	islet after kidney transplantation	腎移植後膵島移植
ICA	islet cell antibody	膵島細胞抗体
IDDM	insulin dependent diabetes mellitus	インスリン依存型糖尿病
IDF	International Diabetes Federation	国際糖尿病連合
IGF-1	insulin-like growth factor-1	インスリン様成長因子-1
IL2 RA	interleukin-2 receptor α	インターロイキン-2受容体α鎖
IMT	intima-media thickness	内膜中膜複合体厚
IRI	immuno-reactive insulin	免疫反応性インスリン
ITA	islet transplant alone	膵島単独移植
LADA	latent auto-immune diabetes mellitus in adults	緩徐発症成人自己免疫性糖尿病
LDL-C	low-density lipoprotein cholesterol	低比重リポ蛋白コレステロール
LPL	lipoprotein lipase	リポ蛋白リパーゼ
MDI	multiple daily injection	頻回インスリン注射療法
MHC	major histocompatibility complex	主要組織適合遺伝子複合体
MI	myocardial infarction	心筋梗塞
MIDD	maternally inherited diabetes and deafness	ミトコンドリア糖尿病
MMF	mycophenolate mofetil	ミコフェノール酸モフェチル
MODY	maturity onset diabetes of the young	若年発症成人型糖尿病
MRA	MR angiography	磁気共鳴血管造影法
nAChR	nicotinic acetylcholine receptor	ニコチン性アセチルコリン受容体
NGSP	National Glycohemoglobin Standardization Program	

略語	欧文	日本語
NPHインスリン	neutral protamine hagedorn	
NPWT	negative pressure wound therapy	局所陰圧閉鎖療法
NPY	neuropeptide-Y	神経ペプチドY
NSAIDs	non-steroidal anti-inflammatory drugs	非ステロイド性抗炎症薬
OR	odds ratio	オッズ比
PAD	peripheral arterial disease	末梢動脈疾患
PAK	pancreas transplantation after kidney transplantation	腎移植後膵移植
P-ANCA	perinuclear anti-neutrophil cytoplasmic antibodies	核周囲型抗好中球細胞質抗体
PBC	primary biliary cirrhosis	原発性胆汁性肝硬変
PHQ-9	patient health questionnaire	
PPN	post-treatment painful neuropathy	治療後有痛性神経障害
PS	polysulfone	ポリスルフォン
PTA	pancreas transplantation alone	膵単独移植
RA	rheumatoid arthritis	関節リウマチ
RANKL	receptor activator of nuclear factor-κB ligand	破骨細胞分化因子
RIA	radioimmunoassay	放射免疫測定法
RR	relative risk	相対危険度
SAD	systemic autoimmune disease	全身性自己免疫疾患
SAP	sensor augmented pump	
SCID	severe combined immunodeficiency	重度複合免疫不全症
SGLT2	sodium-glucose contransporter 2	ナトリウム・グルコース共輸送体2
SIR	standardized incidence ratio	標準化罹患比
SMBG	self-monitoring of blood glucose	血糖自己測定
SMR	standardized mortality ratio	標準化死亡比
SNP	single nucleotide polymorphism	一塩基多型
SPIDDM	slowly progressive insulin-dependent diabetes mellitus	緩徐進行1型糖尿病
SPK	simultaneous pancreas and kidney transplantation	膵腎同時移植
SU	sulfonylurea	スルホニル尿素
T1 DM	type 1 diabetes mellitus	1型糖尿病
TBI	toe-brachial index	足趾／上腕血圧比
TG	triglyceride	トリグリセリド
TNF-α	tumor necrosis factor-α	腫瘍壊死因子
VaD	vascular dementia	血管性認知症
VLDL	very low-density lipoprotein	超低密度リポ蛋白質
YAM	young adult mean	若年成人平均値
ZnT8	zinc transporter-8	亜鉛輸送担体8
α-GI	α-glucosidase inhibitor	α-グルコシダーゼ阻害薬

I 1型糖尿病のシームレスな診療体制の構築

1 東京女子医科大学糖尿病センターの1型糖尿病治療の歴史と現在
— 小児思春期発症1型糖尿病を中心に

Summary

- 東京女子医科大学糖尿病センターは，小児から成人，老年まで糖尿病に必要な治療を一貫して受けることができる糖尿病センターである．
- このシームレスな診療体制により，2016年には過去50年もの長きにわたる1型糖尿病の予後が明らかにされた．これも小児から成人までを一括して診療できる体制をとっている糖尿病センターであるからできたともいえよう．

はじめに

平田幸正〔東京女子医科大学糖尿病センター（以下，当センター）開設者・初代所長〕は，1型糖尿病患者がクリニックを受診しなくても在宅で保険適用のもとインスリン注射ができるように"インスリン自己注射の公認化"という長年の願望をたずさえて，小児から成人，熟年になっても，もちろん老年になっても，糖尿病に必要な治療を一貫して受けることができる糖尿病センターを開設した（表1）．

一方，初代平田所長は，糖尿病という疾患の治療をあらゆる角度から研究，そして診療に卓越するために，糖尿病のサブスペシャリティ化研究や診療ができる人材を育成したいと考え，サブスペシャリティ診療グループを順々に作っていった．このようにして，糖尿病患児の診療には，小児科から内科への移行のない体制が作られた．

糖尿病や気管支喘息の小児患児に大きくなると小児科から内科に転科してほしいというのは，医療側のリクツであって患者が望んだリクツではない．

表1 東京女子医科大学糖尿病センター 各外来の沿革

1973年	糖尿病一般外来から妊娠外来（大森安惠現名誉教授，第2代所長）開設
1975年	糖尿病センター開設，初代所長 平田幸正主任教授
1978年	平田幸正内科学（第三）講座主任教授就任
1979年	神経障害外来，肥満外来，痛風外来，腎臓外来 開設
1980年	糖尿病眼科，小児糖尿病外来 開設
1987年	糖尿病センターへ移転 透析室併設，腹膜透析・腎外来，フットケア外来，ヤング外来 開設
1991年	第2代所長 内科学（第三）講座 大森安惠主任教授
1997年	第3代所長 内科学（第三）講座 岩本安彦主任教授
2001年	遺伝関連外来 開設
2011年	第4代センター長 内科学（第三）講座 内潟安子主任教授
2017年	内科学（第三）講座 馬場園哲也教授・講座主任

1　東京女子医科大学糖尿病センターのポリシー

　糖尿病患者が小児であれ，成人であれ，妊婦であれ，合併症で困っている患者，たとえば心不全があり足切断もある患者が白内障の手術を望んでいるなど，どのような患者でも，困っている糖尿病患者ならどんなことでも話をお聞きして助ける．これが，当センターのポリシーである．

2　東京女子医科大学糖尿病センター開設前に発足していた糖尿病妊娠グループ

　当センターのポリシーにマッチしたサブスペシャリティ外来が，実は当センター開設の2年前から発足していた．これは後の第2代所長大森安恵が主宰する糖尿病妊娠外来である（表1）．
　大森らは血糖自己測定に関する研究会を通して，血糖自己測定が有意義なものであることを糖尿病妊婦の診療研究からいち早く報告していた．インスリン治療や血糖自己測定に親しんだ当センターの土壌はその後の小児糖尿病外来，ヤング外来設立に，大きな力となった．

3　30歳未満発症発見1型糖尿病患者の診療と研究から

　1975年当時，東京女子医科大学小児科で診療されていた丸山博医師との共同で小児糖尿病外来が立ち上がり，その後にヤング外来が立ち上がり，小児から成長したヤングの患者受け入れをする外来が立ち上がった．
　研究面においては，大谷敏嘉医師が30歳未満発症発見糖尿病患者コホートのデータベース構築を開始した．電子カルテのない時代であったが，1960年時代からの紙カルテ時代からコホート作成がなされたことは，その後の当センターの1型糖尿病コホート研究の基盤となっている．
　2016年には，過去50年もの長きにわたる1型糖尿病の予後が明らかにされた．また日本での小児期領域における若年発症2型糖尿病の実態が本コホートを用いて明らかにされることにもなった．

1) 小児科から内科への一貫した治療体制があればこそ，はじめて明らかになった日本人30歳未満発症発見糖尿病の病型別人数

　図1は，1960年から1989年に初診した30歳未満発症発見糖尿病患者数を病型別，発症発見年齢ごとに表したものである[1]．病型診断は調査時の日本糖尿病学会の成因別診断基準に基づき，家族歴，過去の肥満歴，発症形式，および診断時の内因性インスリ

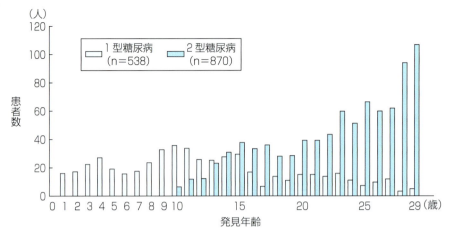

図1 30歳未満に発症・発見した糖尿病患者の病型別・発見年齢別人数（1989年までに初診）

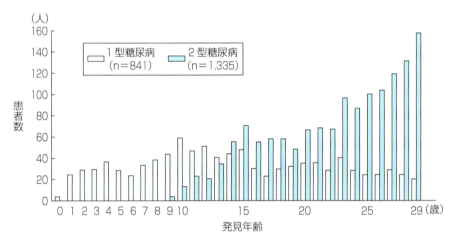

図2 30歳未満に発症・発見した糖尿病患者の病型別・発見年齢別人数（1995年までに初診）

ン分泌能をもとに2名以上の専門医で行った．

　一般に，1型糖尿病を発症しやすい年齢のピークは思春期といわれるが，3,4歳ごろにもピークがありそうである．これから追って同じ調査をしていくので，連続的にみていただきたい．

　特記すべきは，10代の糖尿病患者の特徴は，1型糖尿病と2型糖尿病の両方が存在することである．

2） 1995年までに初診した30歳未満発症発見糖尿病患者の病態

　図2は，1960年から1995年までに当センターを初診した30歳未満発症発見糖尿病患者数である[2]．

　30歳未満発症発見1型および2型糖尿病患者は，毎年約60～80名が初診される．当センターが東京にあること，新宿という通院しやすい場所にあることから，全国の多

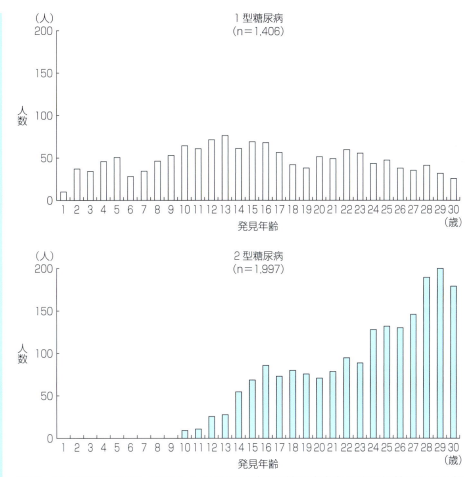

図3 30歳未満に発症・発見した1型および2型糖尿病患者の発見年齢ごとの人数（2000年までに初診）

くの主治医から，進学や就職の際に当センターに紹介していただいているのではないかと考えている．

1型糖尿病の発症しやすい年齢ピークがいっそう明白になってきた．10代に第1のピーク，4歳あたりにも小さなピークがありそうである．また，2型糖尿病は10歳を過ぎると患者数の急上昇がある．

3）2000年までに当センターに登録された30歳未満発症発見糖尿病患者

図3は，2000年までに初診した30歳未満発症発見糖尿病患者の病型別にみた発見年齢ごとの糖尿病患者数である[3]．上下のグラフを見てわかるように，1型糖尿病と2型糖尿病の人数の交叉する年齢は，図1，図2とあまり変わらず，14〜16歳あたりである．後で，この交叉年齢の年代による変化があるかどうかを記載する．

図4は，2004年までに初診の上記患者の診断時年齢を10歳未満，10〜20歳未満，20〜30歳未満の3群に分けて，1型と2型の比をみたものである[4]．10歳未満群はほとんど1型糖尿病であるが5％に2型糖尿病がいる．10〜20歳未満群は，1型糖尿病

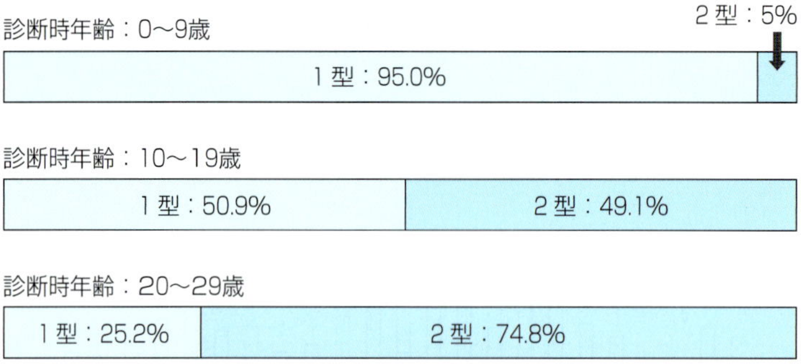

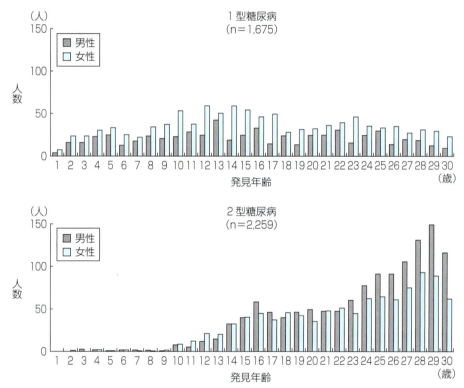

図4 発症年齢群別の1型と2型糖尿病の比率　　　　　　　　　　　　　（文献4）より内潟作図）

図5 30歳未満に発症・発見した1型および2型糖尿病患者の発症・発見年齢ごとの人数（2003年までに初診）　　　　　（文献5）より）

と2型糖尿病がほぼ半分であることがわかる．そして，20歳を超えると，2型糖尿病患者が急増してくる．

　図5は2003年までに初診した30歳未満発症発見糖尿病患者の病型別にみた発症年齢ごとの糖尿病患者数である[5]．この結果は，北米の10代の糖尿病患者調査（SEARCH）[6]におけるアジア人種の結果と同じである．このことは，当センターの患者の病型比率がバイアスのない，日本人30歳未満発症発見糖尿病患者を代表しているといえよう．

　図6は，先ほど述べた1型糖尿病と2型糖尿病の発症発見年齢の交叉年齢の，年代による変化を示したものである[5]．1施設の調査ではあるが，年代が下がるにつれて，

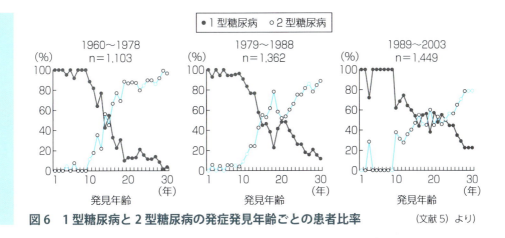

図6 1型糖尿病と2型糖尿病の発症発見年齢ごとの患者比率　　　（文献5）より）

交叉年齢が明確ではなくなり幅広くなっていることがわかる．

おわりに

1型糖尿病は若い方だけに発症するのではない．劇症1型糖尿病は逆に若い年齢というより壮年の年齢に多い．しかし，30歳未満発症発見糖尿病という分け方は1型糖尿病と2型糖尿病がほぼ均衡を保つ程度に存在し，病型における病態の比較をすることができる．この比較は小児から成人までを一括して診療できる体制をとっている当センターであるからできたともいえよう．

（内潟安子）

文献
1) Otani T, et al.: Age of onset and type of Japanese younger diabetes in Tokyo. Diabetes Res Clin Pract 10: 241-244, 1990.
2) 大谷敏嘉・他：30歳未満発症日本人糖尿病患者の発症年齢別患者数の経年的変化．糖尿病 42：179-185, 1999.
3) 内潟安子：特別な管理を要する糖尿病（2）　小児－若年者．日本糖尿病学会編，糖尿病学の進歩，診断と治療社，2003，pp78-81.
4) Ogawa Y, et al.: Proportion of diabetes type in early-onset diabetes in Japan. Diabetes Care 30: e30, 2007.
5) Uchigata Y, et al.: Time-course changes in clinical features of early-onset Japanease type 1 and type 2 diabetes: TWMU hospital-based study. Diabetes Res Clin Pract 82: 80-86, 2008.
6) SEARCH for Diabetes in Youth Study Group. The burden of diabetes mellitus among US youth: prevalence estimates from the SEARCH for Diabetes in Youth Study. Pediatrics 118: 1510-1518, 2006.

2 東京女子医科大学糖尿病センターに通院歴をもつインスリン治療50年の1型糖尿病患者の様相

Summary

- 1980年当時の一般診療において，1型糖尿病はインスリン製剤を用いる治療はあるものの HbA1c という血糖管理指標の測定技術もなく，血糖自己測定も簡単に行えず，治療目標も明らかにされていない，まさに手探りの時代であった．
- たしかにその頃，東京女子医科大学糖尿病センター（以下，当センター）初代所長平田幸正氏は「1型糖尿病はケトアシドーシスで亡くなるか，末期腎不全になってしまう」と，われわれ医局員によく話されていた．しかし，東京女子医科大学の内科および小児科で治療を受け続けた患者は当時の最高レベルといえる治療を受けていた．
- 今回，そのような時代を乗り切ってきた1型糖尿病患者の予後を調べる目的で，東京女子医科大学病院に通院していた糖尿病罹病期間50年以上の1型糖尿病患者について，そのプロフィールを調べた．

1 臨床的特徴

1962年から2009年12月に東京女子医科大学病院を初診し30歳未満で診断された1型糖尿病患者2,190人のうち，糖尿病罹病期間が2015年12月31日時点あるいは死亡時までに50年以上であった30人（男性9人，女性21人）を対象とした（表1）．平均発症年齢10歳，調査終了時の平均年齢66歳（男性68歳，女性65歳），平均糖尿病罹病期間56年，平均観察期間41年（中央値48年）であった．平均身長は男性158±7 cm，女性152±6 cm であり，男性は同年代の平均身長より低値であった（60歳代の平均身長：男性166 cm，女性153 cm）[1]．2015年のBMI（body mass index）は30 kg/m^2 以上の患者が4人おり，しかも男性1人が35 kg/m^2 を超えていた．また，今回の対象患者は，さまざまな職種に就いていた．なお，小児糖尿病サマーキャンプ参加者が14人であり，そのうち第1回小児糖尿病キャンプに参加した患者が7人含まれる（症例10，14，15，16，17，20，22）[2]．さらに，リリーインスリン50年賞を受賞した患者が14人含まれている（症例1，4，6，11，12，14，15，17，20，21，22，23，24，29）[3]．

2 糖尿病の管理

表2に糖尿病の管理状態を示した．1983年4月あるいは初診時から観察期間中の平均HbA1c値（NGSP）は8.2%であった．図1におのおのの1型糖尿病患者の各年平均HbA1cの推移を示した．1990年まではHbA1cが高くなっていったが，1990年以降は

表1 最終受診年齢時あるいは現在年齢時の当センターに通院歴がある罹病期間50年以上の1型糖尿病患者の臨床的特徴

No.	性	発症年齢(歳)	現在年齢(歳)	罹病期間(年)	観察期間(年)	身長(cm)	体重(kg)	BMI(kg/m²)
1	F	19	79	59	53	154	58	24.5
2	F	27	81	53	52	144	50	24.1
3	F	12	71	58	50	156	54	22.2
4	M	12	63	50	48	151	52	22.8
5	F	22	73*	51**	37***	145		
6	F	10	64	54	43	150	49	21.8
7	M	21	86*	64**	40***	162	51	19.4
8	F	11	62	50	40	156		
9	M	13	67*	53**	30***	164		
10	F	5	64	59	49	143	53	25.7
11	F	1	65	63	49	152	71	30.7
12	M	9	70*	60**	37***	148	41	18.7
13	F	14	66	51	36	152	53	22.9
14	M	6	62	56	49	160	63	24.6
15	M	10	62	52	47	152	53	22.9
16	F	3	61	57	47	154	61	25.7
17	F	9	65	55	47	157	63	25.6
18	M	3	54	51	48	158	54	21.6
19	F	9	60	51	49	148	44	20.1
20	F	3	59	55	49	145	38	18.1
21	F	2	56	54	46	148	51	23.3
22	F	6	62	56	49	157	84	34.1
23	F	4	61	57	47	158	53	21.1
24	F	7	64	57	47	148	69	31.5
25	F	14	70	55	30	143	49	24.0
26	M	7	58	51	27	155	87	36.2
27	F	2	56	54	26	164	70	26.0
28	F	12	63	51	26	160	55	21.5
29	M	5	64	59	20	170	76	26.3
30	M	17	80*	62**	6***	159		
全体(範囲)	30	10±7 (1-27)	66±8 (54-86)	56±4 (50-64)	41±11 (6-53)	154±7 (143-170)	57±12 (38-87)	24.3±4.5 (18.2-36.2)

M：男性，F：女性．現在年齢，体重，BMI（body mass index）：2015年
＊，＊＊，＊＊＊：死亡時，死亡時までの期間
観察期間：東京女子医科大学病院初診からの期間

低下していた．

　インスリン注射のレジメは，1970年代前半までは1日1回の中間型インスリン注射，その後速効型インスリンと中間型インスリンを混合する1日2回注射が主流となっていた．1990年以降から1日3回あるいは4回のインスリン頻回注射（基礎と追加インスリンによる）となっていった．2015年におけるインスリン注射のレジメは，27人中25人（93%）が1日3回以上のインスリン頻回注射であったが，2人は1日2回の混合型インスリン注射を行っていた．また，追加インスリン分泌を補充するために，25人中8人（32%）が超速効型インスリン，12人（48%）が速効型インスリン，5人（20%）が超速効型と速効型インスリンを併用していた．このようにHbA1c値が下がってきたことは，血糖自己測定や強化インスリン療法などのインスリン治療環境が改善したことによるものと考えられる．しかし，今回の患者の大多数は50歳を過ぎてから意

表2 当センターに通院歴がある罹病期間50年以上の1型糖尿病患者の糖尿病管理

No.	HbA1c (%)	収縮期血圧 (mmHg)	HDL-C (mg/dL)	LDL-C (mg/dL)	中性脂肪 (mg/dL)	インスリンのレジメ (2015年)	一日インスリン使用量 (U/kg)	ARB・ACE-Iの内服 (年, 歳)	スタチンの内服 (年, 歳)	喫煙歴 (本/日×年)
1	10.2±1.4	130±23	83	75	115	QL-Q-Q-L	0.7	2000, 64	2006, 70	なし
2	8.3±1.2	130±14	76	103	92	R-R-M	0.3	なし	なし	なし
3	8.1±0.9	140±19	72	104	75	M-R-M	0.4	2000, 56	2000, 56	なし
4	7.9±0.5	115±11	77	114	73	R-R-R-L	0.6	なし	なし	なし
5	7.2±0.8	139±11							なし	なし
6	8.7±0.8	129±14	62	101	80	Q-Q-Q-L	0.5	2003, 51	1992, 56	なし
7	8.4±1.1	137±19	71	75	56	M-0-M	0.4	1999, 69	2010, 80	なし
8						QL-Q-Q-L		あり	あり	なし
9	7.8±1.0	131±19						1997, 58	なし	120/×16
10	9.4±1.0	124±10	82	140	102	N-N-R	0.9	2001, 50	1996, 44	40/×20
11	7.1±0.9	131±6	57	165	232	QN-QN-Q-N	0.5	なし	なし	なし
12	8.8±1.5	121±16	58	87	62	M-0-M	0.5	2008, 63	なし	20/×48
13	8.6±1.0	136±16				Q-QL-Q-L	0.7	1994, 44	なし	なし
14	8.1±0.7	118±10	53	133	305	RL-R-R-L	0.6	2009, 56	2007, 54	15/×40
15	8.8±1.3	123±13	95	119	101	RN-R-RN	0.4	なし	なし	なし
16	7.9±0.6	133±11	95	107	73	RN-R-R-N	0.8	2013, 59	なし	なし
17	7.5±1.0	138±15	63	93	156	R-R-R-L	0.3	2003, 54	2001, 52	なし
18	9.3±0.7	130±9	82	93	52	R-R-R-N	0.7	なし	なし	なし
19	6.8±0.7	133±11	87	119	106	Q-Q-Q-L	0.5	2008, 53	2009, 54	なし
20	9.3±1.0	117±8	72	123	81	R-R-R-L	0.8	なし	なし	なし
21	7.6±0.6	117±9	59	108	116	R-R-R-N	0.8	2004, 45	なし	なし
22	8.5±0.6	132±9	60	127	174	QRN-QR-QR-QRN	1.0	1990, 37	なし	なし
23	8.6±0.7	134±14	63	90	93	QL-R-R-R	0.5	2002, 48	2009, 55	20/×40
24	8.2±0.7	144±12	91	94	36	Q-R-R-L	0.8	2005, 54	2008, 57	なし
25	8.0±0.8	132±9	57	70	78	OL-Q-Q	0.6	2003, 59	なし	なし
26	8.9±0.9	146±10	64	94	241	Q-Q-Q-L	1.2	1998, 41	2009, 52	10/×30
27	7.0±0.8	113±7	128	84	41	R-R-R-L	0.6	なし	なし	なし
28	7.3±0.7	125±5	53	110	89	QL-Q-R-L	0.6	なし	2002, 50	なし
29	7.8±0.3	136±8	57	101	115	Q-R-R-L	0.6	1997, 46	2001, 50	なし
30	6.2±0.4	143±9						2001, 73	2002, 74	10/×55
全体	8.1±0.9	130±9	73±18	105±22	110±66		0.6±0.2			

HbA1c：1983年4月, 初診時から2015年12月あるいは末期腎不全, 死亡時, 通院中断までの平均HbA1c値（NGSP）[mean±SD]. 各年の平均値を求め, さらに観察期間の平均値を算出. (過去のHbA1cはすべてNGSP値に換算した)
収縮期血圧：初診時から2015年あるいは末期腎不全, 死亡時, 通院中断までに外来で測定された平均収縮期血圧 [mean±SD]. 各年の平均値を求め, さらに観察期間の平均値を算出.
HDL-C, LDL-C, 中性脂肪：2015年の値
インスリンのレジメ；朝－昼－タ－就寝前
Q：超速効型インスリン, R：速効型インスリン, M：混合型インスリン, N：中間型インスリン, L：持効型インスリン

識消失を伴う重症低血糖を経験していた[4].

　初診時からの観察期間における外来受診時の平均収縮期血圧は130 mmHgであった. おのおのの各年平均収縮期血圧の推移は2000年までは収縮期血圧が上昇していったが, 2000年以降はプラトーもしくは低下の傾向がみられた（図1-B）. このことは長時間作用型カルシウム（Ca）拮抗薬とアンジオテンシン変換酵素（ACE）阻害薬, アンジオテンシンII受容体拮抗薬（ARB）製剤の登場が大きく寄与しているものと思われる. ちなみにARBまたはACE阻害薬もしくは両者を内服している患者が21人（70%）いた.
　2015年の血清脂質はHDL-C 73 mg/dL, LDL-C 105 mg/dLおよび中性脂肪110 mg/

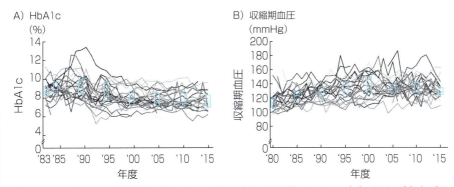

図1 おのおのの1型糖尿病患者における各年度平均HbA1c（A）および各年度平均収縮期血圧（B）の推移（グラフ中に中央値と四分位範囲を示した）

dLと良好なコントロール状態であった．なお，スタチンを15人（50%）が内服していた．

3 糖尿病合併症

最終観察時点で網膜症のみられない患者が5人（17%）および増殖網膜症が17人（57%）いた（表3）．光凝固は19人（63%）に施行されていた．網膜症による失明者は，両眼失明2人（7%），片眼失明が2人（7%）であった．なお，症例3および7の片眼失明は外傷による失明である．

最終観察時点で，腎症の評価が可能であった29人（全体の97%）のうち，第1期は15人（52%），第2期7人（24%），第3期3人（10%），第4期0人（0%）および第5期4人（15%）であった．糖尿病罹病期間が50年以上の患者で，半数もの患者に腎症がみられなかったことは驚嘆に値する．腎症5期にならないためには血圧管理がきわめて大切である[4]．図1に示したように加齢による血圧の上昇に反し，2000年以降ではより良好に血圧が管理されるようになってきたためと考えられる．

大血管症は29人中14人（48%）に認めた．その内訳は，心血管疾患が7人（24%）と最も多く，次に脳血管障害5人（17%），末梢動脈疾患4人（14%），内頸動脈の閉塞・狭窄2人（7%）であった．1型糖尿病における急性心筋梗塞死亡者は全例末期腎不全を有していたことを報告した[5]が，生存中の患者においても心血管疾患の罹患者が多いことは要注意である．今後，若い1型糖尿病患者に対して大血管症を起こさないよう対策を立てていくことが大切である．

351人のジョスリン50年メダリスト研究では，増殖網膜症48.5%，腎症なし70.3%および心血管疾患48.5%であった[6]．今回のわれわれの報告はジョスリンクリニックに比べて増殖網膜症の患者が多く，一方腎症がない患者が少なく，また，心血管疾患も少なかった．

また，がん罹患患者が7人（23%）いた．その臓器別内訳は，腎臓がん2人（7%），

表3 当センターに通院歴がある罹病期間50年以上の1型糖尿病患者の糖尿病合併症

No.	網膜症 右, 左	矯正視力 右, 左	尿中ACR (mg/gCr)	S-Cr (mg/dL)	eGFR	腎症5期 (年, 歳)
1	A4 p, A4 p	0.3, 0.4	5,380.0	1.08	37.6	
2	A5 p, A5 pv	0.2, 0.9	7.6	0.96	42.5	
3	iv, A5 pv	-, 0.4	53.1	0.81	53.1	
4	A3 p, A3 p	1.2, 1.2	4.9	0.74	85.5	
5	D, D*	-, -*				2000, 65
6	A1, A2	1.2, 1.2	118.3	1.21	35.4	
7	iv, Dp	-, 0.2	72.5	1.03	55.6	
8	iv, A5 p	-, 0.4				1982, 28
9	A1, iv*	0.9, -*				
10	Dp, Dp	1.0, 0.5				
11	A2 p, A2 p	0.8, 0.4	5.6	0.87	50.8	
12	A3 p, A3 pv	0.7, 1.0	150.0	0.73	80.9	
13	0, 0	1.2, 1.2				1996, 46
14	A1, A1	1.2, 1.2	104.2	0.73	83.7	
15	A5 p, iv	1.2, -	5.3	0.70	64.8	
16	0, 0	1.2, 1.0	5.0	0.72	64.0	
17	0, 0	1.2, 0.3	4.5	0.74	60.1	
18	0, 0	1.2, 1.2	4.8	0.79	79.9	
19	A3 p, A3 p	1.2, 1.2	7.3	0.93	48.2	
20	A2 p, A2 p	1.2, 1.0	362.0	0.54	84.7	
21	0, 0	0.6, 1.0	49.0	0.59	80.4	
22	A4 p, A4 p	1.2, 0.9	9.6	0.74	61.0	
23	A2 p, A2 p	0.9, 0.9	4.1	0.63	73.0	
24	A4 p, A2 p	0.7, 0.8	8.9	0.82	54.2	
25	iv, iv	-, -	59.5	0.73	59.8	
26	A5 p, A5 pv	1.2, 0.6	4.6	0.86	71.3	
27	A2 p, A5 p	0.9, 1.2	3.6	0.66	71.1	
28	A3 p, A3 p	0.9, 1.2	6.2	0.63	72.4	
29	A3 p, A5 pv	1.2, 1.0	362.0	1.19	49.1	
30	A1, A1*	1.2, 1.0*				2006, 77
全体			283.0±1090.4	0.8±0.2	63.3±15.2	

網膜症（2015）：福田分類，iv：透見不能，p：光凝固，v：硝子体手術，D：牽引性網膜剥離
＊死亡前の状態
ACR：アルブミン・クレアチニン比（早朝第1尿）（2015年の値）
S-Cr：血清クレアチニン（2015年の値）
eGFR（mL/分/1.73 m^2）：2015年の値

乳がん2人，肝臓がん1人，食道がん1人および十二指腸がん・食道がんが1人であった．症例9は輸血後肝炎から肝臓がんを発症していた．日本人2型糖尿病患者では肝臓がんと子宮体がんのリスクが高いという報告[7]があるが，今回の1型糖尿病患者を対象とした調査結果とは異なっていた．

なお，死亡者は5人（17%）であり，その死因は肺炎2人（7%），がん2人，原因

No.	大血管症 (年, 歳)	がん (年, 歳)	死亡・原因 (年, 歳)
1	脳梗塞 (2001, 65)		
2			
3	心筋梗塞 (2007, 63)		
4			
5			間質性肺炎 (2008, 74)
6			
7	狭心症・脳梗塞 (2008, 79)	食道がん (2001, 72)	肺炎 (2015, 86)
8	心筋梗塞 (1998, 44)	腎臓がん (2007, 53)	
9	狭心症・末梢動脈疾患 (1997, 58)	肝臓がん (2001, 62)	肝臓がん (2006, 67)
10			
11	末梢動脈疾患 (2007, 57)		
12		十二指腸がん (2011, 66) 食道がん (2011, 66)	食道がん (2015, 70)
13	狭心症・脳梗塞 (2010, 60)		
14	脳梗塞 (2015, 62)		
15			
16			
17	脳梗塞 (2003, 53)		
18			
19		腎臓がん (2015, 60)	
20			
21			
22			
23		乳がん (2014, 50)	
24	右内頸動脈の完全閉塞 (2006, 55)		
25	狭心症 (2014, 69)	乳がん (2010, 65)	
26			
27			
28	内頸動脈狭窄 (2014, 62)		
29	狭心症 (2002, 51), 末梢動脈疾患 (2003, 52)		
30	末梢動脈疾患 (2003, 75)		感染症 (2008, 80)
全体			

表4 当センターに通院歴がある罹病期間50年以上の1型糖尿病患者の糖尿病以外の罹病疾患（年，歳）

No.	他の罹病疾患
1	甲状腺機能亢進症(1985, 49), 高血圧(2000, 64), 右大腿骨骨折(2006, 70), 脂質異常症(2007, 71), 大腸ポリープ(2008, 72), 白内障手術(2011, 75), 腰部脊柱管狭窄症(2014, 78)
2	高尿酸血症(2011, 77), 白内障手術(2014, 80)
3	高血圧(1991, 47), 緑内障(1994, 50), 脂質異常症(1998, 54)
4	特になし
5	甲状腺機能亢進症(1967, 33), 十二指腸潰瘍穿孔(1970, 36), 出血性緑内障(1978, 44), 高血圧(1981, 44), 脂質異常症(1992, 56), 間質性肺炎(2008, 74)
6	肺結核(1970, 18), 左肺上葉切除(1971, 19), 慢性肝炎(1997, 45), 高血圧(1999, 47), 緑内障(2010, 58), 白内障手術(2010, 58)
7	高血圧(1999, 70), 白内障手術(2001, 72), 慢性肝炎(2003, 74), 脂質異常症(2008, 79)
8	生体腎移植(1986, 32), 死体膵移植(1991, 37), 白内障手術(2001, 47), 高血圧(不詳), 脂質異常症(不詳)
9	肺結核(1965, 26), 頭蓋骨骨折(1970, 36), 慢性肝炎(1993, 54), 高血圧(1997, 58), 肝硬変(2001, 62)
10	脂質異常症(1978, 27), 白内障手術(2001, 50)
11	特になし
12	白内障手術(1987, 42), 高血圧(2008, 63), 誤嚥性肺炎(2015, 70)
13	高血圧(1994, 44), 白内障手術(2003, 53), 脳動脈瘤(2010, 60)
14	うつ病(2005, 52), 脂質異常症(2007, 54), 高血圧(2009, 56)
15	胸膜炎(2005, 52), 環状紅斑(2009, 56), 慢性甲状腺炎(2010, 57), 脂質異常症(2013, 60)
16	肺結核(1970, 16), リウマチ性筋炎(2004, 50), 混合性結合織病(2004, 50), 全身性強皮症(2004, 50), SLE(2004, 50), 高血圧(2010, 56), 多形滲出性紅斑(2015, 61)
17	白内障手術(1962, 12), 緑内障手術(1977, 22), 脂質異常症(2001, 51), 高血圧(2005, 55), 高尿酸血症(2010, 60)
18	高血圧(2015, 54)
19	特になし
20	関節リウマチ(2004, 48), 白内障手術(2007, 51)
21	高血圧(2005, 46), 緑内障(2007, 48), 脳動脈瘤(2009, 50)
22	高血圧(1990, 37), 心不全(2007, 54), 慢性甲状腺炎(2008, 55), 白内障手術(2008, 55), 特発性器質化肺炎(2015, 62)
23	高血圧(2001, 47), 脂質異常症(2009, 55)
24	高血圧(2006, 55), 脂質異常症(2009, 58), 慢性甲状腺炎(2013, 62)
25	高血圧(1999, 54), 慢性甲状腺炎(2001, 56)
26	緑内障(1989, 32), 高血圧(1992, 35), 白内障手術(2007, 50), 脂質異常症(2009, 52)
27	特になし
28	脂質異常症(2001, 49), 慢性甲状腺炎(2007, 55), 脳静脈血栓症(2012, 60)
29	高血圧(1997, 46), 白内障手術(2002, 51), 脂質異常症(2002, 51)
30	肺結核(1980, 52), 白内障手術(1993, 65), 慢性甲状腺炎(1998, 70), 高尿酸血症(1998, 70), 高血圧(2001, 71), 脂質異常症(2002, 74)

不明の感染症1人であった．1952年から1979年に診断された1型糖尿病患者の死亡原因は突然死を含む心脳血管障害が多かったが，感染症が最も多いという今回の結果とは異なっていた[8]．

糖尿病以外の罹病疾患

表4に糖尿病以外の罹病疾患を示した．自己免疫性疾患の罹患患者が10人（33%）いた．そのうち自己免疫性甲状腺疾患が最多の8人（28%）であった．高血圧患者は21人（70%），脂質異常症の患者は15人（50%）であった．ほとんどの患者が1型糖尿病の他に多彩な疾患に罹患していた．

おわりに

今回罹病期間50年以上の1型糖尿病患者30人について述べたが，きわめて不十分なインスリン治療環境を乗り越え，糖尿病以外の多彩な疾患を有しながら，長期間のインスリン治療生活を送っていた．

（大谷敏嘉）

文献
1) 国民衛生の動向 2016/2017．厚生の指標 増刊・第63巻第9号 通巻第991号：一般財団法人 厚生労働統計協会，2016．
2) 笠原 督・他：わが国最初の1963年小児糖尿病サマーキャンプ全参加者への予後調査．糖尿病 53：253-256，2010．
3) 大谷敏嘉・他：症例報告 リリーインスリン50年賞を受賞した東京女子医科大学糖尿病センター受診の1型糖尿病患者13例の報告．糖尿病 57：900-906，2014．
4) Otani T, et al.: Improved incidence of end-stage renal disease of type 1 diabetes in Japan, from a hospital-based survey : BMJ Open Diabetes Res Care 4: e000177, 2016.
5) 大谷敏嘉・他：急性心筋梗塞が原因で死亡した30歳未満発症日本人1型糖尿病患者の臨床的特徴．糖尿病 55：898-902，2012．
6) Sun JK, et al.: Protection from retinopathy and other complications in patients with type 1 diabetes of extreme duration: The Joslin 50-year medalist study. Diabetes Care 34: 968-974, 2011.
7) Noto H, et al.: Substantially increased risk of cancer in patients with diabetes mellitus: a systematic review and meta-analysis of epidemiologic evidence in Japan. J Diabetes Complications 24: 345-353, 2010.
8) Otani T, et al.: Changes in the prognosis of Japanese patients who developed type 1 diabetes before the age of 30 years. Diabetes Res Clin Pract 109: 434-439, 2015.

II

1型糖尿病診療の基本・エッセンス

3 わが国および東京女子医科大学糖尿病センターにおける 1 型糖尿病の疫学・サブタイプ

Summary

- 1 型糖尿病の診断に関するこれまでのガイドラインは，発症からインスリン開始までの期間や内因性インスリン分泌能（C ペプチド値）の低下の定義が曖昧であった．
- 2012〜2013 年に 1 型糖尿病の新しい診断基準が劇症，急性発症，緩徐進行 1 型糖尿病に分けて新設された．
- 日本では，小児慢性特定疾患治療事業で成人前発症の 1 型糖尿病患者数や治療効果，合併症の状態などが解析されてきたが，成人後発症の 1 型糖尿病患者の全国調査の報告はない．
- 東京女子医科大学糖尿病センター（以下，当センター）のデータで全年齢の 1 型糖尿病のイメージと問題を提示する．
- 膵島関連自己抗体の測定などにより，1 型糖尿病の診断がより容易に行われるようになってきたが，それでも診断に苦慮する症例もある．

1　1 型糖尿病の診断基準は？

　1 型糖尿病の診断基準は，サブタイプごとの新しい診断基準が 2012〜2013 年に相次いで発表された．1 型糖尿病はその成因から①自己免疫性，②特発性に分類されているが，①に急性発症 1 型糖尿病，緩徐進行 1 型糖尿病，②に劇症 1 型糖尿病，その他が含まれると考えられている．

　急性発症 1 型糖尿病の新しい診断基準[1]により，高血糖症状出現後，3 カ月以内にケトーシスあるいはケトアシドーシスに陥り，診断早期からインスリン治療を必要とし，経過中に膵島関連自己抗体の陽性が確認されたものを「急性発症 1 型糖尿病（自己免疫性）」とし，膵島関連自己抗体は確認できないが，内因性インスリン分泌が欠乏（空腹時 C ペプチド <0.6 ng/mL）しているものを「急性発症 1 型糖尿病」と診断するようにより明確化された（表 1）．C ペプチド 0.6 ng/mL という数値は小児発症例の報告から採用したものである．この数値を満たさない場合は，急性発症 1 型糖尿病が疑われるが，治療をしつつ経過をみる必要がある．

　緩徐進行 1 型糖尿病は，経過中抗 GAD 抗体か ICA が陽性であること，糖尿病の発症時ケトーシスあるいはケトアシドーシスはなく，ただちに高血糖是正のためインスリン療法が必要とはならない場合である（表 2）[2]．糖尿病発症後 3 カ月以上経過してからインスリンが必要になる場合であるが，実臨床では 3 カ月と定義すると，急性か緩徐かはっきりしないこともある．実際，緩徐進行 1 型糖尿病は，当初は 2 型糖尿病と考えられていることもあり，どの時点で抗 GAD 抗体を測定するかにより症例のとらえかたが異なる可能性がある．

表1 急性発症1型糖尿病の診断基準（2012）

1. 口渇，多飲，多尿，体重減少などの糖尿病（高血糖）症状の出現後，おおむね3カ月以内にケトーシスあるいはケトアシドーシスに陥る[1]．
2. 糖尿病の診断早期より継続してインスリン治療を必要とする[2]．
3. 膵島関連自己抗体が陽性である[3]．
4. 膵島関連自己抗体が証明できないが，内因性インスリン分泌が欠乏している[4]．

判定：上記1〜3を満たす場合，「急性発症1型糖尿病（自己免疫性）」と診断する．1，2，4を満たす場合，「急性発症1型糖尿病」と診断してよい．内因性インスリン分泌の欠乏が証明されない場合，あるいは膵島関連自己抗体が不明の場合には，診断保留とし，期間をおいて再評価する．

【参考事項】
[1] 尿ケトン体陽性，血中ケトン体上昇のいずれかを認める場合，ケトーシスと診断する．また，臨床的判断により直ちにインスリン治療を開始した結果，ケトーシスやケトアシドーシスに陥らない例がある．
[2] 1型糖尿病の診断当初にインスリン治療を必要とした後，数カ月間インスリン治療なしで血糖コントロールが可能な時期（honeymoon period）が一過性に存在しても，再度インスリン治療が必要な状態となりそれが持続する場合も含める．
[3] グルタミン酸脱炭酸酵素（GAD）抗体，IA-2抗体，インスリン自己抗体（IAA），亜鉛輸送担体8（ZnT8）抗体，膵島細胞抗体（ICA）のうちいずれかの自己抗体の陽性が経過中に確認された場合，膵島関連自己抗体陽性と判定する．ただし，IAAはインスリン治療開始前に測定した場合に限る．
[4] 空腹時血清Cペプチド<0.6 ng/mLを，内因性インスリン分泌欠乏の基準とする．ただし，劇症1型糖尿病の診断基準を満たす場合は，それに従う．また，*HNF-1α*遺伝子異常，ミトコンドリア遺伝子異常，*KCNJ11*遺伝子異常などの単一遺伝子異常を鑑別する．

（文献1）より転載）

表2 緩徐進行1型糖尿病（SPIDDM）の診断基準（2012）

【必須項目】
1. 経過のどこかの時点でグルタミン酸脱炭酸酵素（GAD）抗体もしくは膵島細胞抗体（ICA）が陽性である[a]．
2. 糖尿病の発症（もしくは診断）時，ケトーシスもしくはケトアシドーシスはなく，ただちには高血糖是正のためインスリン療法が必要とならない[b]．

判定：上記1，2を満たす場合，「緩徐進行1型糖尿病（SPIDDM）」と診断する．

[a] Insulinoma-associated antigen-2（IA-2）抗体，インスリン自己抗体（IAA）もしくは亜鉛輸送担体8（ZnT8）抗体に関するエビデンスは不十分であるため現段階では診断基準に含まない．
[b] ソフトドリンクケトーシス（ケトアシドーシス）で発症した場合はこの限りではない．

【参考項目】
1) 経過とともにインスリン分泌能が緩徐に低下し，糖尿病の発症（もしくは診断）後3カ月を過ぎてからインスリン療法が必要になり，高頻度にインスリン依存状態となる．なお小児科領域では，糖尿病と診断された時点で，ただちに少量（0.5単位/kg体重以下）のインスリン投与を開始することがある．内科領域でもGAD抗体陽性が判明すると，インスリン分泌低下阻止を考慮してインスリン治療がただちに開始されることがある．
2) GAD抗体やICAは多くの例で経過とともに陰性化する．
3) GAD抗体やICAの抗体価にかかわらず，インスリン分泌能の低下がごく緩徐であるため，あるいは変化しないため，発症（診断）後10年以上たってもインスリン依存状態まで進行しない例がある．

（文献2）より転載）

劇症1型糖尿病に関する2012年の診断基準では，糖尿病症状発現後1週間程度でケトーシスやケトアシドーシスに陥ること，初診時の血糖値が288 mg/dL以上であり，HbA1cはNGSP値で8.7％未満とすることなどが採用された（表3）[3]．内因性インスリン分泌能の定義も同じであり，追加事項は，発症前に耐糖能異常があった場合，血糖値やHbA1c値はかならずしも適応されないことである．また，頻度の高いHLAハプロタ

表3 劇症1型糖尿病の診断基準(2012)

下記1〜3のすべての項目を満たすものを劇症1型糖尿病と診断する.
1. 糖尿病症状発現後1週間前後以内でケトーシスあるいはケトアシドーシスに陥る(初診時尿ケトン体陽性,血中ケトン体上昇のいずれかを認める.)
2. 初診時の(随時)血糖値が288 mg/dL(16.0 mmol/L)以上であり,かつHbA1c値(NGSP)<8.7%*である.
3. 発症時の尿中Cペプチド<10 μg/day,または,空腹時血清Cペプチド<0.3 ng/mLかつグルカゴン負荷後(または食後2時間)血清Cペプチド<0.5 ng/mLである.

*:劇症1型糖尿病発症前に耐糖能異常が存在した場合は,必ずしもこの数字は該当しない.

<参考所見>
A) 原則としてGAD抗体などの膵島関連自己抗体は陰性である.
B) ケトーシスと診断されるまで原則として1週間以内であるが,1〜2週間の症例も存在する.
C) 約98%の症例で発症時に何らかの血中膵外分泌酵素(アミラーゼ,リパーゼ,エラスターゼ1など)が上昇している.
D) 約70%の症例で前駆症状として上気道炎症状(発熱,咽頭痛など),消化器症状(上腹部痛,悪心・嘔吐など)を認める.
E) 妊娠に関連して発症することがある.
F) HLA *DRB1*04:05-DQB1*04:01* との関連が明らかにされている.

(文献3)より転載)

イプとして *DRB1*04:05-DQB1*04:01* が追加された.

実臨床では,以上のいずれの診断基準にも合致しない症例があり,経過をみながらある程度の時期を経て確定診断にたどり着く場合もある.

2 1型糖尿病の現状は?(1型糖尿病の疫学)

1) 小児1型糖尿病の有病者数・発症率

IDF(International Diabetes Federation)の集計によると,2015年の世界15歳未満1型糖尿病の推定有病者数は約54万2,000人で,新規発症者数は年間約86,000人と報告されている[4].世界の地域でみると,15歳未満発症1型糖尿病の年間発症率は,欧米で20〜40/10万人である.特にフィンランド,スウェーデンなど北欧では非常に高いことが知られている.欧州の17カ国,20施設の共同研究であるEURODIAB研究グループは,15歳未満発症1型糖尿病新規発症患者数が2005年に15,000人であったのに対し,2020年には24,400人にまで増加すると予測し[5],特に5歳未満の患者の増加が著しいと報告している[5].増加の背景として,膵β細胞に対するオーバーロード仮説が唱えられている[6].乳児期の急激かつ過剰な成長や運動量の低下によるインスリン抵抗性の増大により膵島への負荷がかかり,膵島関連抗原の提示や膵β細胞のアポトーシスを起こしやすくなるという説である.

一方,日本では1973〜1992年にかけての15歳未満発症1型糖尿病患者の年間発症率が,0.98から2.53まで増加したとの報告がある[7].その後,小児慢性特定疾患治療研究事業(以下,小慢)の登録患者のデータでは,1998〜2001年の15歳未満1型糖尿病患者の年間発症率は2.37/10万人[7],2005〜2010年では2.25/10万人と報告されており[8],最近20年間で日本人1型糖尿病患者が増加しているとはいえない.1973年小

慢の登録が開始された時期は，すぐに全国で登録が円滑に行われたとは考えにくく，対象患者数が低く見積もられた可能性がある．その後の発症率の増加は，高度成長期でもあり欧米でいわれている小児期の過剰あるいは急成長など膵β細胞へのオーバーロードがあった可能性がある[6]．さらに，1992年から学校保健安全法により，学童の尿検査に尿糖が加わったことが頻度を変化させた要因とも考えられる．小児期でも学校検尿で発見されてから診断される1型糖尿病もあり，比較的緩徐に発症する1型糖尿病が10〜30％程度の割合と報告されている[9,10]．一貫していえるのは，欧米と比較して日本人の年間発症率は1/20以下と非常に低いことである．この発症率の差は遺伝因子と環境因子による差と推測される．現時点では多因子による影響を示唆する医学的根拠はあるものの，一定の見解やコンセンサスは得られていない．

2）成人1型糖尿病の有病者数・発症率

成人1型糖尿病の頻度に関する調査は，まだ明らかなものがない．1989年の糖尿病調査研究班では，インスリン治療中で血清Cペプチド値食前0.5 ng/mL未満，食後が1.0 ng/mL未満の患者の2〜3割がインスリン治療中と見積もると，成人発症糖尿病患者の4〜6％が1型糖尿病であると推定している[11]．現在も日本人の1型糖尿病は5％前後というデータで語られることが多い．Ehime studyでは，20歳以降に発症した糖尿病患者4,980人中，抗GAD抗体陽性かつインスリン分泌不全状態であったものが1.4％であったと報告している[12]．成人発症では，全国的なデータベースがないのが実情である．

3　東京女子医科大学糖尿病センターでの1型糖尿病患者の頻度は？

当センターでは，2012年に，通院中の全患者を対象に「糖尿病診療の実態を調査する前向き研究（Diabetes Study from the Center of Tokyo Women's Medical University：DIACET）」を開始した．そこで登録された糖尿病患者約9,000人のうち，1,400人前後が1型糖尿病患者である．本研究に同意していない患者もあり，実数はもう少し大きな数値である．毎月ほぼ9,000人の患者が受診しており，そのうち約1,000人は1型糖尿病患者である．外来患者の1割以上が1型糖尿病患者であることは，通常の医療機関ではあまりないことであろう．

1）DIACETでの1型糖尿病のサブタイプの頻度

DIACET 2014に参加した1型糖尿病患者は1,396人，女性918人，男性478人であった．そのうち緩徐進行1型糖尿病が148人であり，残りは劇症1型糖尿病を含めた急性発症であった．急性発症1型糖尿病のうち発症年齢30歳以上が448人であり，本研究登録の1型糖尿病の30％以上を占めた．緩徐進行1型糖尿病のうち70％弱が発症年齢30歳以上であり，女性が55％であった．一方，急性発症1型糖尿病では女性が65％で，30歳未満発症が72％を占めた．すなわち急性発症と緩徐進行1型糖尿病では

表4　DIACET2014 1型糖尿病サブタイプ

	N=1,396
男性／女性	478/918
病型（急性発症／緩徐進行）	1,248/148
急性発症（30歳未満／30歳以上発症）	448（36％）/800（64％）
緩徐進行（30歳未満／30歳以上発症）	44（30％）/148（70％）
緩徐進行（男性／女性）	66（45％）/82（55％）

発症年齢30歳を境に，頻度が逆になっていると考えられた（表4）．

2) 30歳未満で発症した1型糖尿病患者の頻度

　当センターの調査では，30歳未満発症の1型糖尿病患者における男女比はおおよそ1：2であり，3歳頃と13～14歳頃に発症ピークがあった[13]．ちなみに当センターの若年発症2型糖尿病患者では10歳頃から少しずつ上昇し，15～16歳を過ぎると1型糖尿病の頻度を超し，また男性優位に上昇していくので，1型糖尿病とはまったく異なる様相である．

　さて，2016年までに当センターに通院していたもしくは通院したことがある30歳未満発症1型糖尿病患者の男女比，発症年齢を表5に示した．発症年代別に1950年代からみていくと，発症年齢は徐々に高くなってきていることがわかる（表5a）．この中には，すでに転医して現在は他の医療施設に通院している患者も含まれている．発症年齢は当院に来院した患者の数にもよるので，日本全体で年代を経るに従い徐々に高くなっているとはいえない．

　次に15歳未満発症のデータを表5bに示す．同様にみていくと，発症年齢は7～9歳程度で変化はない．初診についての解釈であるが，当センターでは進学，就職，結婚，転居などのライフイベントと同時期に紹介されるケースも多いが，発症後早期に専門機関である当センターに紹介される場合や交通網が発達し通院可能な距離が長くなったこと，小児慢性特定疾患治療研究事業による治療助成の充実により，通院などについ

表5　当センターを受診した1型糖尿病患者の疫学

a) 発症年齢30歳未満

発症年代	1950年代	1960年代	1970年代	1980年代	1990年代	2000年代	2010年代
N	15	109	394	772	787	537	152
男性／女性	5/10	43/66	150/244	278/494	246/541	162/375	50/102
男女比	1:2	1:1.53	1:1.63	1:1.77	1:2.2	1:2.31	1:2
発症年齢（歳）	11±7	12±6	14±7	14±7	16±7	18±8	17±7

b) 発症年齢15歳未満

発症年代	1950年代	1960年代	1970年代	1980年代	1990年代	2000年代	2010年代
N	10	89	297	432	324	169	37
男性／女性	2/8	34/55	116/181	142/290	96/228	54/115	15/22
男女比	1:4	1:1.62	1:1.56	1:2.04	1:2.38	1:2.13	1:1.46
発症年齢（歳）	6±4	8±3	7±4	9±4	9±3	9±3	8±4

てもある程度コストをかけられるようになったこと，患者家族の疾患に対する意識の向上などのために，比較的遠距離でも通院される患者が多い．15歳未満発症1型糖尿病患者は，発症後早期から当センターに定期通院している．そのため当センターでは，小児科医と内科医が連携して診療してきたことから昨今問題となっている小児科から内科へのトランジションを考える必要がなく，就学や就職などに伴う転居がなければ，小児期から長年継続して通院している患者が多い．また，移動があっても，戻ってきたときは当センターへ通院を再開することも多く，一施設で1型糖尿病患者の長期間の経過観察や，治療予後の検討が可能である．

4　病型判断の難しい1型糖尿病症例は？ 2型糖尿病ではなかったのか？

　このようなことはないだろうか？　臨床経過からは典型的な1型糖尿病であるが，その診断基準に合致しないため2型糖尿病と思っていたが，抗GAD抗体を測定してはじめて緩徐進行1型糖尿病と診断された，などという場合である．

　明らかにインスリン分泌は低下しており1型糖尿病が疑わしいが，膵島関連自己抗体が陰性である症例を考えてみる．インスリン分泌低下が明らかであり，すでにインスリン治療中のためIAAは測定できない．ICA，抗GAD抗体，抗IA-2抗体も陰性であった．残るは抗ZnT8抗体だが，他稿で述べる通り単独陽性の頻度は4％程度と低い．しかし，陽性であれば1型糖尿病と診断される．たとえ陰性であっても，臨床経過から1型糖尿病を疑いインスリン治療を継続する．経過中ときどき内因性インスリン分泌をチェックし，徐々に低下してくるようであれば1型糖尿病と考えて治療を継続するべきであろう．

　しかし，落とし穴がある．糖尿病発見時，ケトーシスあるいはケトアシドーシスに近い状態であり，膵島関連自己抗体は陰性であったがインスリン分泌の低下が明らかであり，すぐにインスリン治療を開始した症例であったとしても，徐々にインスリン分泌が回復の兆しをみせる症例がある．1型糖尿病のハネムーン期の可能性も考え，インスリンを減量しつつ経過観察する．結果的にはインスリンの中止が可能になり，2型糖尿病の糖毒性の強い時期であったと判断される例や，あるいはMODYが疑われた症例もある．われわれはHLAハプロタイプも測定し，結果をみて疾患感受性ハプロタイプがないと，疑いの目をもちつつ経過をみる．実際，1年以上の経過をみながら判断していく必要がある．

　2型糖尿病と考えていたが，実は膵島自己抗体陽性で緩徐進行1型糖尿病であったという場合を考えてみる．血糖コントロール不良で入院精査したときに発見される場合も多い．当科入院患者で，病歴や過去の体重の経過が明確な緩徐進行1型糖尿病症例の詳細な経過を検討した[14]．緩徐進行1型糖尿病を疑う場合，比較的BMIが低い場合が多い．図1に緩徐進行1型糖尿病患者の過去最大BMI，糖尿病診断時BMIと緩徐進行1型糖尿病診断時BMIの分布を示した．これらの症例は，60％以上で肥満歴があり，糖

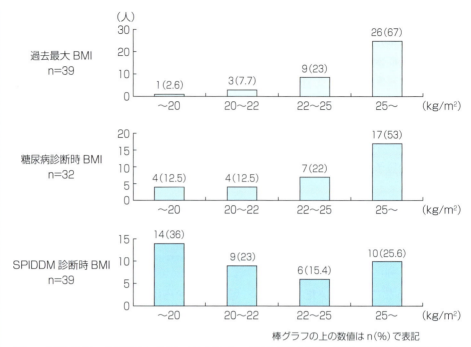

図1 緩徐進行1型糖尿病患者の過去最大，糖尿病診断時，緩徐1型糖尿病診断時BMIの推移

(文献14) より引用改変

尿病診断時も50％以上は肥満傾向で2型糖尿病と考えられていることが多い．緩徐進行1型糖尿病診断時は，BMIが低下し約60％がBMI 22以下となっている．われわれはこの研究の結果から，肥満があってもCペプチドインデックスが1.0未満であれば，緩徐進行1型糖尿病を強く疑い，膵島関連自己抗体を測定すべきと判断している．実臨床では，肥満患者の多くは食事療法・運動療法の不徹底が血糖コントロールの悪化を招いていると考えられているので，内因性インスリン分泌の測定まで至らないかもしれない．症例によっては，がんのスクリーニングのため，腹部の精査などをすることもあるかもしれないが，内因性インスリン分泌能の評価も一案として頭の隅に置いておかねばならない．

おわりに

1型糖尿病の診断基準がより具体的になり，膵島関連自己抗体の測定もあわせて，1型糖尿病の診断が容易となってきた．しかし，1型・2型糖尿病の境界の病態あるいは1型糖尿病で各サブタイプに合致しない症例は存在しており，どちらの病型にしても内因性インスリン分泌を把握して，適切な治療を目指していくことが大切である．

〔三浦順之助〕

文献
1) 川﨑英二・他：急性発症 1 型糖尿病の診断基準（2012）の策定―1 型糖尿病調査研究委員会（劇症および急性発症 1 型糖尿病分科会）報告．糖尿病 56：584-589，2013．
2) 田中昌一郎・他：緩徐進行 1 型糖尿病（SPIDDM）の診断基準（2012）―1 型糖尿病調査研究委員会（緩徐進行 1 型糖尿病分科会）報告．糖尿病 56：590-597，2013．
3) 今川彰久・他：1 型糖尿病調査研究委員会報告―劇症 1 型糖尿病の新しい診断基準（2012）．糖尿病 55：815-820，2012．
4) International Diabetes Federation: Diabetes ATLAS, 7th ed, 2015.
5) Patterson CC, et al.: EURODIAB Study Group. Incidence trends for childhood type 1 diabetes in Europe during 1989-2003 and predicted new cases 2005-20: a multicentre prospective registration study. Lancet 373: 2027-2033, 2009.
6) Dahlquist G: Can we slow the rising incidence of childhood-onset autoimmune diabetes? The overload hypothesis. Diabetologia 49: 20-24, 2006.
7) Kawasaki E, et al.: Type 1 diabetes in Japan. Diabetologia 49: 828-836, 2006.
8) Onda Y, et al.: Incidence and prevalence of childhood-onset Type 1 diabetes in Japan: the T1 D study. Diabet Med 34: 909-915, 2017.
9) Tajima N, et al.: A comparison of the epidemiology of youth-on set insulin-dependent diabetes mellitus between Japan and the United States (Allegheny County, Pennsylvania) . Diabetes Care 8 (Suppl. 1): 17-23, 1985.
10) 北川照男・他：徐々に発症する小児のインスリン依存型糖尿病．小児科臨床 47（Suppl.）：1691-1698，1994．
11) 葛谷英嗣・他：成人発症 1 型糖尿病の実態．平成元年度糖尿病調査報告書．厚生省，1990，pp179-181．
12) Takeda H, et al.: Ehime Study. Clinical, autoimmune, and genetic characteristics of adult-onset diabetic patients with GAD autoantibodies in Japan (Ehime Study). Diabetes Care 25: 995-1001, 2002.
13) Uchigata Y, et al.: Time-course changes in clinical features of early-onset Japanese type 1 and type 2 diabetes: TWMU hospital-based study. Diabetes Res Clin Pract 82: 80-86, 2008.
14) Hoshina S, et al.: Clinical features of slowly progressive type 1 (insulin-dependent) diabetes mellitus: a comparative study based on degree of obesity at diagnosis of diabetes. Diabetol Int 6: 91-97, 2015.

4 1型糖尿病の遺伝因子

Summary

- 1型糖尿病は，遺伝因子と環境因子が加わって発症すると考えられている．
- 発症に関連する遺伝子は，HLA（human leukocyte antigen：ヒト白血球抗原）遺伝子とそれ以外の遺伝子〔インスリン遺伝子（*INS*），*CTLA4*（cytotoxic T-lymphocyte-associated protein 4），*IL2RA*（interleukin-2 receptor α），*PTPN22* など〕に大別される．
- HLA遺伝子は，疾患への寄与率が最も高い．第6染色体短腕に存在する *IDDM1* と命名された領域で，HLAクラスIIのDR・DQ遺伝子に相当すると考えられている．
  日本人における主な疾患感受性ハプロタイプはDRB1*04:05-DQB1*04:01，DRB1*09:01-DQB1*03:03で，疾患抵抗性ハプロタイプとしてはDRB1*15:01-DQB1*06:02があげられる．
- 日本人と欧米人では一般集団のHLAハプロタイプの構成が異なるため，両者の疾患感受性・抵抗性ハプロタイプは異なっている．
- インスリン遺伝子はインスリンをコードする領域で，*INS* と命名されている．インスリン遺伝子の上流にある繰り返し配列の回数により3クラスに分類され，疾患感受性の差異に関連している．
- *CTLA4* はT細胞活性化における抑制性シグナルであり，自己免疫性甲状腺疾患を合併した1型糖尿病と特に強い関連を示す．
- *IL2RA* がコードするインターロイキン-2受容体α鎖は免疫寛容など免疫系の制御に関与する分子で，1型糖尿病以外に多発性硬化症や自己免疫性甲状腺疾患にも関連する．
- *PTPN22* は第1染色体短腕に存在し，LYP（lymphoid protein tyrosine phosphatase）をコードする遺伝子で，欧米人でアミノ酸変異を伴う多型と1型糖尿病との関連が報告されているが，日本人にこの多型は存在しない．日本人では本遺伝子のプロモーター領域の多型と1型糖尿病の関連が指摘されている．
- 近年では，ゲノムワイド関連解析（genome-wide association study：GWAS）などの新たな解析手法が利用されており，既知のものを合わせると約60の遺伝子多型が報告されている．

1　1型糖尿病は遺伝するか？

糖尿病罹患者は世界に3億8,700万人（2014年のデータ）おり，そのうち1型糖尿病は5〜10%を占めるとされている[1]．1型糖尿病の発症には遺伝因子と環境因子の両者が関係しており，後者にはウイルス感染などがあげられている[2]．

日本人一般集団における1型糖尿病の有病率は0.01〜0.02%程度と非常に少ない．2

型糖尿病のように遺伝的背景が広く認められているわけではないが，家族内集積性が報告されており，1型糖尿病患者の同胞における有病率は1.3〜3.8％程度，1卵性双生児における疾患一致率は25〜50％と高率である（2卵性双生児では，双生児でない同胞と同程度）[3]．

わが国における1型糖尿病の家族内発症は，61報が報告されている[3]．親子で1型糖尿病を発症した家系の検討では，親は子の発症年齢より高齢になってから診断されること，親は緩徐進行1型糖尿病が多く，子は急性発症1型糖尿病が多いことなどが報告されているが，明らかな理由は不明である[3]．ちなみに2型糖尿病ではインスリン分泌低下，インスリン抵抗性の両者に関与した多因子遺伝が想定[2]されており，疾患感受性遺伝子領域が多数同定されている．

東京女子医科大学糖尿病センターが実施したDIACET 2014によると，急性1型糖尿病患者のうち，両親のいずれかに糖尿病（疑いを含み，病型は問わない）がある者は20.1％，兄弟・姉妹に糖尿病（同前）がある者は14.4％であった．

2　1型糖尿病に関連する遺伝子にはどのようなものがあるか？

これまでいくつかの疾患感受性遺伝子領域が報告されており，主要なものとしてはHLA Class II遺伝子（*IDDM1*），インスリン遺伝子（*INS*），*CTLA4*，*IL2RA*，*PTPN22*などがあげられる（**表1**）[4]．

1）HLA型の基礎知識

HLA遺伝子は，第6染色体短腕に存在する．主要組織適合遺伝子複合体（MHC）とも呼ばれ，外来抗原に対する免疫応答の惹起に関与している[5]．

このうちClass Iは一般の細胞によるCD8陽性T細胞（細胞傷害性T細胞）に対する抗原提示を，Class IIは樹状細胞などによるCD4陽性T細胞（ヘルパーT細胞）に対する抗原提示を担っている[6]．Class IにはHLA-A，-B，-Cなどが，Class IIにはHLA-DP，-DQ，-DRなどが含まれる．

HLAは両親からひとつずつ受け継いでいるため，それぞれの抗原について2つのアリルを持つことになる．ひとつのアリルには数十種類があることから，理論上は無数の組み合わせが存在することになるが，実際は染色体上の距離が近い一塩基多型（single

表1　主な1型糖尿病関連遺伝子の染色体上の位置

遺伝子	染色体上の位置
HLA Class II genes	6 p21
Insulin gene（*INS*）	11 p15
CTLA4	2 q33
IL2RA	10 p15
PTPN22	1 p13

（文献4）をもとに作成）

表2　1型糖尿病疾患感受性に関連するHLA DRB1-DQB1ハプロタイプ

DRB1-DQB1 ハプロタイプ	日本人		欧米白人	
	一般人口の頻度	感受性 or 抵抗性	一般人口の頻度	感受性 or 抵抗性
DRB1*04:05-DQB1*04:01	11.9%	感受性	稀	不明
DRB1*09:01-DQB1*03:03	4.5%	感受性	稀	不明
DRB1*03:01-DQB1*02:01	稀	不明	5.3〜11.0%	感受性
DRB1*04:01-DQB1*03:02	稀	不明	2.5〜6.3%	感受性
DRB1*15:01-DQB1*06:02	9.6%	抵抗性	5.4〜7.4%	抵抗性

(文献7)より許諾を得て転載)

表3　1型糖尿病のサブタイプと関連するDRB1-DQB1ハプロタイプの比較

病型(成因)	急性発症(自己免疫性)	劇症(特発性)	緩徐進行(自己免疫性)
DRB1*04:05-DQB1*04:01	感受性 (3.2)	感受性 (3.4)	感受性 (2.5)
DRB1*08:02-DQB1*03:02	感受性 (4.3)	中立 (1.1)	NS (3.0)
DRB1*09:01-DQB1*03:03	感受性 (2.6)	NS* (1.8)	感受性 (1.9)
DRB1*15:01-DQB1*06:02	抵抗性 (0.1)	中立 (0.9)	NS (0.4)
DRB1*15:02-DQB1*06:01	抵抗性 (0.3)	NS* (0.5)	抵抗性 (0.1)

※表の数値は対照群に対するオッズ比を示す
※中立：統計学的に有意差を認めず，かつオッズ比が1.0に近似したハプロタイプ．NS：統計学的に有意差を認めず，オッズ比が1.0より偏りを認めたハプロタイプ
※急性発症では，DRB1*04:05-DQB1*04:01，DRB1*08:02-DQB1*03:02，DRB1*09:01-DQB1*03:03は感受性を，DRB1*15:01-DQB1*06:02，DRB1*15:02-DQB1*06:01は抵抗性を示す．緩徐進行と急性発症はハプロタイプを共有しているが，劇症では急性発症と質的に異なっている
※堤らの報告によると，DRB1*09:01-DQB1*03:03は感受性，DRB1*15:02-DQB1*06:01は抵抗性(J Diabetes Invest 3: 62-69, 2012)を示す
(Ikegami H et al: Rev Diabetes Stud 5: 64-72, 2008. を改変)

(能宗伸輔・他：1型糖尿病—遺伝．糖尿病学．西村書店，2015，P.188-198)

nucleotide polymorphism：SNP)は連鎖して受け継がれやすくなる(連鎖不均衡)ため，実際に存在する組み合わせは限定される．これを「ハプロタイプ」と呼ぶ．

　たとえば，HLA-DRB1の疾患感受性アリルとして0405，0901が，HLA-DQB1については0303，0401が知られているが，日本人一般人口によくみられるハプロタイプは，DRB1*04:05-DQB1*04:01，DRB1*09:01-DQB1*03:03などとなる[7]．

< HLA Class II >

　HLA Class IIのHLA-DRB1およびHLA-DQB1に相当する領域が*IDDM1*と命名されていて，疾患への寄与が最も大きい．1型糖尿病に関連するHLA DRB1-DQB1ハプロタイプを**表2**に示す．

　日本人と欧米人では，一般集団のHLAのハプロタイプ構成が異なるため，欧米人で疾患感受性があるとされるハプロタイプが日本人にはほとんど存在しないなど，人種間での比較には注意を要する．また，1型糖尿病のサブタイプにより疾患感受性が異なる場合がある(**表3**)．たとえばDRB1*08:02-DQB1*03:02は急性発症1型と緩徐進行1型において疾患感受性を示すが，劇症1型に対しては感受性を示さない[5]．

＜ HLA Class I ＞

近年，HLA Class I に関連した多型と疾患の関連が指摘されている．たとえば HLA-A の A24 アリルは早期発症に関連[8]し，A24，A30 は疾患感受性に，A1，A28 は疾患抵抗性に関連する[9]．HLA-B については，B18 が疾患感受性，B14，B56 が疾患抵抗性とされる[9]．

2) インスリン遺伝子

第 11 染色体長腕に存在する領域で，*INS* と命名されている．インスリンをコードする遺伝子の上流にある繰り返し配列がその本体とされている．この繰り返し回数は個人により異なっており，variable number of tandem repeats（VNTR）と呼ばれる．繰り返し回数が少ない順にクラス I，クラス II，クラス III に分類されており，クラス I は疾患感受性，クラス III は疾患抵抗性を示す．日本人では一般集団の 9 割以上がクラス I を有しているが，1,367 例を対象とした多施設共同研究で，疾患感受性について白人と同様の傾向を持つことが示された[10]．

3) *CTLA4*

T 細胞の活性化には抗原特異性に関するシグナル 1，抗原特異性のないシグナル 2（補助シグナル）の 2 種類が必要で，補助シグナルには刺激性と抑制性がある[11]．刺激性補助シグナルレセプターとして CD28 などが，抑制性補助シグナルレセプターとして CTLA-4 や PD-1 などが知られている[11]．

CTLA4 は第 2 染色体短腕上に存在し，末梢性の自己寛容の維持に関与している[11]．欧米人では 1 型糖尿病や，自己免疫性甲状腺疾患との関連が指摘されている．日本人においては，甲状腺自己抗体陽性の 1 型糖尿病とは関連するが，1 型糖尿病単独症例との関連は明らかでない[5]．Addison 病に自己免疫性甲状腺疾患や 1 型糖尿病を合併する多腺性自己免疫症候群（autoimmune polyglandular syndrome：APS）2 型（Schmidt 症候群）においても，本遺伝子座との関連が指摘されているが，原因遺伝子は不明である[12]．

4) *IL2 RA*

第 10 染色体短腕上に存在する本遺伝子がコードするインターロイキン-2 受容体α鎖（IL-2 receptor-α：IL2RA）は CD25 としくも知られ，免疫寛容など免疫系の制御に関与する分子である．CD25 陽性 CD4 陽性 T 細胞は制御性 T 細胞と呼ばれ，CTLA-4 の発現，インターロイキン 2 の産生抑制などを介して免疫系を抑制している[13]．急性発症 1 型糖尿病との関連が日本人でも報告されている[12]．また，多発性硬化症[14]や自己免疫性甲状腺疾患[4]との関連も報告されている．

5) *PTPN22*

第 1 染色体短腕に存在し，LYP（lymphoid protein tyrosine phosphatase）をコードしており，T 細胞受容体のシグナル伝達を制御し T 細胞の分化に関与している．アルギ

ニンがトリプトファンに置換される変異が 1 型糖尿病やバセドウ病，SLE などの自己免疫性疾患との関与が報告されている[4]．日本人にはこの多型が存在しないが，上流のプロモーター領域に存在する多型が疾患感受性に関連している[7]．

6) ゲノムワイド関連解析の成果

近年，GWAS（ゲノムワイド関連解析）と呼ばれる手法により，新たな疾患感受性遺伝子が報告されている．本手法は，ヒトゲノム全体を対象とし，10～100 万の SNPs を解析することで，新たな疾患感受性遺伝子領域を発見しようとする手法である．本法により新たな遺伝子座が多数発見され，1 型糖尿病に関連する遺伝子座として報告された領域は約 60 カ所となっている[15]．近年報告された領域のうち，*ERBB3*，*CLEC16A* については日本人での関連も報告されている[5]．

（髙木　聡，三浦順之助）

文献

1) You WP, et al.: Type 1 diabetes prevalence increasing globally and regionally: the role of natural selection and life expectancy at birth. BMJ Open Diabetes Res Care 4: e000161, 2016.
2) 清野 裕・他：糖尿病の分類と診断基準に関する委員会報告：国際標準化対応版．糖尿病 55：485-504，2012.
3) 加島 尋・他：母親が緩徐進行 1 型糖尿病，息子が急性発症 1 型糖尿病を発症した 1 親子例—日本における家族内発症 1 型糖尿病の臨床像についての検討．糖尿病 53：406-418，2010.
4) Ikegami H, et al.: Genetic Basis of Type 1 Diabetes: Similarities and differences between East and West. Rev Diabet Stud 5: 64-72, 2008.
5) 能宗伸輔・他：1 型糖尿病の遺伝子研究における進歩．糖尿病 57：82-84，2014.
6) 梶川瑞穂・他：非古典的 MHC クラス I 分子の構造と機能．生化学 81：189-199，2009.
7) 川畑由美子・他：1 型糖尿病関連遺伝子．糖尿病 52：665-667，2009.
8) Steck AK, et al.: Genetics of type 1 diabetes. Clin Chem 57: 176-185, 2011.
9) Tait BD, et al.: HLA genes associated with autoimmunity and progression to disease in type 1 diabetes. Tissue Antigens 61: 146-153, 2003.
10) Awata T, et al.: Insulin gene/*IDDM2* locus in Japanese type 1 diabetes: Contribution of class I alleles and influence of class I subdivision in susceptibility to type 1 diabetes. J Clin Endocrinol Metab 92: 1791-1795, 2007.
11) 安部 良：T 細胞補助刺激による免疫応答制御．日臨免疫会誌 28：21-32，2005.
12) 田村尚久・他：特発性 Addison 病とその鑑別診断．日内会誌 97：724-731，2008.
13) Hamaguchi M, et al.: 免疫系における恒常性の維持と制御性 T 細胞．領域融合レビュー 2：e005，2013.
14) Svejgaard A: The immunogenetics of multiple sclerosis. Immunogenetics 60: 275, 2008.
15) Bakay M, et al.: Genes Involved in Type 1 Diabetes: an update. Genes (Basal) 4: 499-521, 2013.

5 1型糖尿病の膵島関連自己抗体

Summary

- 1型糖尿病における膵島自己抗体が発見されてから40年以上が経過した．その間，20種類以上の自己抗体が発見され，現在実臨床に使用されているものは抗インスリン自己抗体，抗GAD抗体，抗IA-2抗体などであり，現在抗ZnT8抗体の使用が検討されている．
- 現在多くの膵島関連自己抗体が測定できるようになり，1型糖尿病の診断感度は大きく上昇したと考えられるが，いまだに判断が困難な病態が存在する．
- 1型糖尿病が疑われるのにこれら抗体がすべて陰性であったり，抗体価と実際の臨床像が一致しないことなどがあるため，個々の自己抗体の性質をよく理解したうえで，患者の病態を正確に把握して判断していくことが大切である．

1 1型糖尿病でみられる膵島関連自己抗体とは何か？

1型糖尿病は，主に自己免疫を基礎にした膵β細胞の破壊性病変によりインスリンの欠乏が生じて発症する糖尿病と定義されている[1]．病理所見では，膵島に膵島炎と呼ばれるリンパ球浸潤が認められ，同時に患者血清中に膵島関連自己抗体が確認されることが多い．1型糖尿病はその成因から①自己免疫性，②特発性の2つに分類されるが，ここで述べる病型は①自己免疫性である．自己免疫性の1型糖尿病では，他の臓器に対する種々の自己抗体も出現し，複数の自己免疫疾患を併発することもある．

1型糖尿病の膵島関連自己抗体の歴史は，1974年Bottazzoら[2]によって最初の膵島関連自己抗体である膵島細胞抗体（ICA）が発見されてからであり，40年以上を経過した．発症後の1型糖尿病患者の血清から膵島関連自己抗体が発見されたことにより，1型糖尿病の診断マーカーとして現在使用されている．その後，膵島関連自己抗体は1型糖尿病の発症以前から血中に出現してくることが報告され，現在では発症の予知マーカーとして考えられている．発症前に確認された膵島関連自己抗体の数が多いほど，発症する可能性が高いことが報告されている[3]．

2 1型糖尿病の膵島関連自己抗体にはどのようなものがあるか？

1型糖尿病に関連する膵島関連自己抗体は，すでに20以上が報告されている．1974年にICAが報告された後，1982年64kDa抗体，1983年抗インスリン自己抗体（IAA），1990年抗GAD抗体，1991年抗carboxypeptidase H抗体，1993年抗ICA69抗体，1994年抗IA-2抗体，1996年抗IA-2β抗体（phogrin），そして2007年抗ZnT8抗体な

どである．ここでは現在診療に用いられている主要な自己抗体を紹介する．

1） 抗インスリン自己抗体（insulin autoantibody：IAA）

IAA は，インスリンの投与を受けていない人の血中に存在する抗インスリン抗体である．1956 年，インスリン治療開始数週間後に糖尿病患者の血清中にインスリン抗体が出現することが報告された[4]．1970 年，平田ら[5] によりインスリン使用歴がないにもかかわらず，重症低血糖発作が起きた患者の血中に IAA の存在が報告された．インスリン自己免疫症候群（平田病）という新しい疾患概念が確立されたが，欧米での症例が稀少であったことから，しばらくは国際的には認知されなかった．1983 年，Palmer ら[6] により未治療 1 型糖尿病患者の 18％の症例の血中に IAA が存在し，翌 1984 年に他の自己免疫疾患の患者血中においても IAA の存在が続けて報告され[7]，IAA が注目されるようになった．インスリン治療開始後に，免疫系に感作されて産生される抗インスリン抗体（IA）と IAA は別に考える必要があるが，測定系で両者を明確に分離することは困難である．

＜IAA の臨床的意義＞

IAA は糖尿病の発症前膵 β 細胞の破壊に伴い，インスリンやインスリン前駆物質が感作され B リンパ球の特異的クローンから産生されるという説[8] と，インスリン分子やインスリン分子類似の物質により IAA の産生が引き起こされるという説[9] がある．

IAA は 1 型糖尿病の発症 5 年ほど前から血清中に出現する[10]．IAA 単独陽性より ICA とともに陽性のほうが内因性インスリン分泌能低下が速く[11]，1 型糖尿病発症のリスクが高く[12]，IAA 高抗体価のほうが発症までの期間が短い[13] と報告されている．1 型糖尿病発症年齢が低いほど抗体価が高い傾向があり，当科の 30 歳未満発症の 1 型糖尿病患者の検討では，発症年齢 10 歳以下と 20 歳以上で比較すると，IAA 陽性率は前者で有

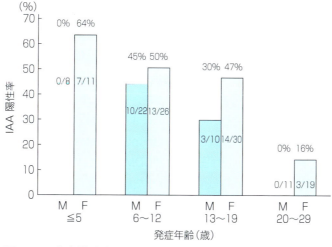

図1　30 歳未満発症 1 型糖尿病における IAA 陽性率

（文献 14）より引用改変）

意に高値であった（図1）[14]．IAA が検出されるインスリン自己免疫症候群の患者では，HLA *DRB1*0401-DQB1*0406* を持つ患者が多いことが報告されている[15]．この HLA ハプロタイプはアジア人に多く欧米で少ないため，欧米ではなかなかこの疾患概念が認められなかった背景がある．最近では α-リポ酸など SH 基を有するサプリメントの内服が同症候群の誘因となる可能性が報告され，IAA の重要性が再認識されている．

2) 抗 GAD 抗体

発症後早期の 1 型糖尿病患者の多くの血清が，64kDa の膵島抗原と免疫沈降反応を起こし，この抗体が 1 型糖尿病患者の近親者の血清中にも高頻度で存在することが 1982 年に報告された[16]．一方，γアミノ酪酸（GABA）作動性ニューロンの障害により，筋硬直と有痛性筋スパスムを惹起する自己免疫疾患 Stiff-man 症候群（SMS）は，1 型糖尿病や他の自己免疫疾患と合併しやすい．そのことから 1 型糖尿病患者の血清と反応する 64kDa の抗原が GAD であることが確認された[17]．こうして 1 A 型（自己免疫性）1 型糖尿病の診断に抗 GAD 抗体が用いられるようになった．

＜GAD とは＞

GAD は GABA をアミノ酸から合成する酵素であり，65kDa と 67kDa の 2 つのアイソフォームがある．ヒト膵 β 細胞に主として発現しているのは GAD65 であり，現在の測定抗体は GAD65 に対する抗体である．GAD65 は，コクサッキーウイルス P2-C 蛋白と類似しており，抗 GAD 抗体の出現の誘因としてウイルス感染の可能性が指摘されている[18]．

抗 GAD 抗体の測定は，従来リコンビナント GAD65 の一部を抗原としたラジオイムノアッセイ（RIA）法によるコスミック社のキットを用いて測定されていたが，2016 年 11 月から全分子を抗原としたキットに変更された（ELISA 法）．正常値は 1.5 U/mL 未満から 5 U/mL 未満に変更となり，後述するように，以前の評価と一致しない場合が問題となっている．

＜抗 GAD 抗体の臨床的意義＞

日本人急性発症 1 型糖尿病患者での発症時の抗 GAD 抗体陽性率は約 70〜80％である．緩徐進行 1 型糖尿病（slowly progressive insulin-dependent diabetes mellitus：SPIDDM）は，2 型糖尿病類似の病像を呈するが，緩徐にインスリン分泌が低下し最終的にはインスリン依存状態に至る．小林ら[19] により疾患概念が提唱された．中年以降に発症する症例が多く，欧米の latent autoimmune diabetes mellitus in adults（LADA）と類似した概念と考えられる．わが国での SPIDDM の抗 GAD 抗体は長期間陽性であることが多く，15 年以上にわたり持続陽性であった症例もある[20]．

抗 GAD 抗体価（RIA 法）10 U/mL 以上の症例では，早期にインスリン治療で介入したほうが，内因性インスリン分泌の低下を予防する[21] と報告されているため，インスリン治療が原則とされている．しかし，なかには食事療法のみで血糖コントロールが安定している症例や，経過中内因性インスリン分泌が保たれている症例などもあり，数年

の経過をみながら病型を判断していくことが必要となる.

＜測定系について＞
　昨今の測定系の変更についての留意点は p. 37 を参照されたい.

3）抗 IA-2 抗体，抗 IA-2 β（phogrin）抗体

＜IA-2, IA-2 β とは＞
　Insulinoma-associated antigen-2（IA-2）は膵島 β 細胞のインスリン分泌顆粒に存在するチロシンホスファターゼ類似蛋白であり，ヒトインスリノーマの外科切除組織からクローニングされた[22]．この分子は 7 番染色体 q36 にあり，979 個のアミノ酸からなる約 106kDa の膜貫通型蛋白で，中枢および末梢神経分泌細胞，副腎皮質，膵 α および β 細胞，胃壁細胞など多くのホルモン分泌顆粒に存在する．IA-2 のアイソフォームとして同定された IA-2β は，染色体 7q36 上にある 987 個のアミノ酸からなる蛋白で，細胞内ドメインは IA-2 と 74％の相同性をもち，分子構造も類似している.
　IA-2 または IA-2β 分子のノックアウトマウスの解析では，膵島インスリン含有量の減少およびインスリン分泌の障害が惹起される[23,24]．これらの分子は分泌過程のトラッキングや顆粒の分泌にかかわっている可能性が示唆されている.
　抗 IA-2 抗体の測定は，コスミック社の RIA キットを用いて測定されており，正常値は 0.4 U/mL 未満である．1 型糖尿病が疑われるが抗 GAD 抗体陰性で，30 歳未満の場合のみに保険適用とされている.

＜抗 IA-2 抗体測定の臨床的意義＞
　急性発症 1 型糖尿病における抗 IA-2 抗体の陽性率は，海外で 55〜75％，わが国では急性発症の早期で 60％程度である．本抗体は小児期・思春期発症 1 型糖尿病で陽性率が高いことが知られ，12 歳未満発症患者の 60％に対し 20 歳以上では 20％以下である[25]．抗 GAD 抗体と比較して，早期に陰性化しやすい．抗 IA-2β 抗体の陽性率は 35〜50％程度であり，抗 IA-2β 抗体陽性者の 95％以上は，抗 IA-2 抗体が陽性であるので抗 IA-2 抗体に加えて抗 IA-2β 抗体を測定する意義は低い.
　日本人 SPIDDM の抗 IA-2 抗体陽性率は 13％程度であり，抗 GAD 抗体と比較して低頻度である．SPIDDM の診断に抗 IA-2 抗体を加えても，抗 GAD 抗体測定のみのときと診断率に差がなかったとの報告もあり，現時点では SPIDDM の診断基準に抗 IA-2 抗体は入っていない．しかし，抗 IA-2 抗体単独陽性の SPIDDM 症例も報告されており[26]，IA-2 抗体も SPIDDM の診断の参考になると考えられる．全国調査では，抗 GAD 抗体陰性かつ抗 IA-2 抗体陽性糖尿病の約 40％は 30 歳以上であり[27]，1 型糖尿病が疑われる 30 歳以上の抗 GAD 抗体陰性症例では特に，抗 IA-2 抗体を測定する意義は十分ある.

4）抗 zinc transporter-8（ZnT8）抗体
　抗 ZnT8 抗体は 2007 年に発見された，比較的新しい自己抗体である[28]．ZnT8 は 6 回膜貫通する亜鉛輸送膜蛋白であり，膵 β 細胞において Zn のインスリン分泌顆粒への

蓄積を刺激する役割を担っている．発症後早期の白人1型糖尿病症例の60%程度に陽性で，IA-2抗体と同様，急性発症例や若年発症例で陽性率が高い[29]．IAA，抗GAD抗体，抗IA-2抗体が陰性で，本抗体のみ陽性の症例は4%程度と報告されている[28]．

　ZnT8分子をコードするSLC30 A8遺伝子には，Arg325 Trp多型が報告されている．1型糖尿病患者を対象とした検討では，抗ZnT8抗体の中には，325 Argのみに反応する自己抗体，325 Trpのみに反応する自己抗体，そして両方に反応する自己抗体が存在する[30]．そのため，現在のELISAキットのrecombinant moleculeは両方の遺伝子配列を含んだ分子で構成されている．SLC30A8は2型糖尿病の発症関連候補遺伝子とも報告されており，1型および2型糖尿病の発症にかかわる遺伝子として，今後研究の発展が期待される．

5） 抗VAMP-2抗体，抗NPY抗体

　著者ら[31]が，ホルモン分泌過程に関連した既知蛋白をスクリーニングした結果，白人1型糖尿病新規発症症例では，抗VAMP-2（vesicle associated membrane protein-2）抗体が21%に，抗NPY（neuropeptide-Y）抗体が9%に陽性であった．どちらの分子も膵β細胞での発現が認められているものであった．これらの抗体はマイナーな抗体ではあるが，1型糖尿病患者には，他の臓器特異的疾患に対する自己抗体も含めさまざまな抗体が認められており，まだまだ未知のものも存在する可能性がある．

3　膵島関連自己抗体の解釈はどのようにするのか？　膵島関連自己抗体の測定で1型糖尿病は診断できるのか？

　一般的に自己抗体には，自己免疫疾患の原因になるものと，自己免疫反応の結果として発生するものとがある．前者の代表的なものは，SLEなどの膠原病や，甲状腺機能亢進症のTSH受容体抗体，炎症性腸疾患におけるP-ANCAなどである．1型糖尿病における自己免疫反応は，T細胞による膵島炎がメインであり，炎症の結果として抗GAD抗体やIAAなどの自己抗体が出てきていると考えられる．膵島炎が強いと自己抗体価が高値となることは納得できるが，膵島関連自己抗体がかならずしも炎症の程度を反映しているとは考えられないケースがある．

　たとえば，自己免疫性甲状腺炎があり抗GAD抗体価は高値であるが，血糖値は正常あるいは軽度の耐糖能障害を認めるのみのケースや，前述のStiff-man症候群の患者でも抗GAD抗体価は高値でも血糖値は正常のことがある．そのため抗GAD抗体は膵島炎の程度のみを表しているのではないことを銘記しておかなければならない．

　抗GAD抗体が以前のRIA法で1.5以上10 U/mL未満という低抗体価陽性の症例の病態をわれわれは以前検討した．2003年7月1日から2012年5月31日までに抗GAD抗体を測定した1,701例のうち，前述のごとく低抗体価で，臨床経過から急性発症1型糖尿病とは考えられない37症例の臨床像を検討した．抗体測定時の治療法で①食事・経口剤治療群と②インスリン治療群に分けてみると，糖尿病診断年齢は②群で有意に若

表1　GAD抗体陽性発見時の臨床像と治療法別の比較

	食事・内服治療 (n=16)	インスリン治療 (n=21)	p値
調査時年齢（歳）	56±17	53±14	0.6
糖尿病診断時年齢（歳）	49±14	37±16	0.026
男/女	12/4	10/11	0.3
BMI（kg/m^2）	21.3±5.3	23.6±5.8	0.2
糖尿病診断から抗体陽性発見までの期間（年）	3.9±11	13.9±19	0.007
HbA1c（%）	9.9±1.8	9.8±2.0	0.9
抗GAD抗体価（U/mL, RIA法）	4.1±2.5	3.3±2.7	0.8
空腹時Cペプチド（ng/mL）	1.2±0.7	1.1±1.2	0.8
食後2時間Cペプチド（ng/mL）	3.1±2.2	2.4±3.0	0.5
Cペプチドindex	1.5±0.8	0.7±0.9	0.4
尿中Cペプチド（μg/日）	56.4±61	26.2±32	0.025

平均値±標準偏差

く，診断から抗体陽性発見までの期間も②群で有意に高値であった．また②群で有意に尿中Cペプチドが低下していた（表1）．抗体発見時の治療は食事療法6人，経口剤10人，インスリン療法21人であったが，最終観察時（観察期間中央値4.2年）では，食事療法2人，経口剤6人，インスリン療法29人へと変わっていた．この経過からわかるのは，抗GAD抗体低抗体価の症例では，約4年間インスリン治療が不要であった症例もいるということである．インスリン治療群の中には，抗体陽性発見時すぐにインスリン治療が必要であったものが6人含まれており，抗GAD抗体低抗体価陽性の症例では，治療方針を決めるうえでかなりバリアンスがあるということになる．すなわち，かならずしも抗GAD抗体陽性＝インスリン療法でなくてもよいと考えられる．

最近抗GAD抗体の測定法がRIA法からELISA法に変更になってから，さらに混乱がある．すなわち，以前のRIA測定法で抗GAD抗体陽性だが，ELISA測定法では陰性になったり，その逆も存在する．一つには両者のカットオフ値の問題がありこの違いが何に起因するものかは，現時点では明らかではない．RIA法で使用している抗原はN末端の2～45番目のアミノ酸を含まないが，ELISA法では全鎖長の抗原を使用していることによるエピトープの違いも考えられる．われわれの検討では，低抗体価であっても両方の測定法で陽性の症例の方が，RIA法陽性でELISA法陰性の症例よりも内因性インスリン分泌が低下していることがわかった[32]．エピトープの違いが内因性インスリン分泌能に影響している可能性がある．しかし詳しい機序は明らかではない．

このようなケースにおいて実臨床ではどのように対処すればいいか？　診断が変わってしまうことについて患者にはどのように説明すればいいのだろうか？　現段階では，まずRIA法で陽性であった以上SPIDDMである可能性は完全には否定できず，今後も経過をみていく必要があるということしかいえないのではないかと考えている．経過中適時内因性インスリン分泌を測定し，血糖コントロール状態とあわせてよく説明し，適切な治療を施していくことが大切であろう．その場合，内因性インスリン分泌が保たれ

ている症例では，かならずしもインスリン治療に固執する必要はないと考えている．抗GAD抗体の測定法の相違による判定の違いについては，今後長期的な検討が必要である．

＜Tokyo Studyについて＞

緩徐進行1型糖尿病（SPIDDM）において，スルホニルウレア（SU）薬とインスリン療法でどちらがβ細胞機能保存に有効かを多施設無作為化非盲検臨床試験で検討した研究である．方法は，糖尿病罹病期間が5年以下の60人の抗GAD抗体陽性非インスリン非依存性糖尿病患者を，SU薬治療群（n＝30）とインスリン治療群（n＝30）に割り当て，内因性インスリン分泌を平均57か月間追跡したものである．インスリン治療群のインスリン依存状態への進行速度（10％）は，SU薬治療群（43％）よりも低かった（p=0.003）．OGTTにおけるΣC-ペプチド値は，SU薬治療群よりもインスリン治療群でより良好に保存され，重回帰分析では，インスリン治療，C-ペプチド分泌，GAD抗体10 U/mL以下がインスリン依存状態への進行を抑制的に働く独立した因子であることがわかった．この研究で成人SPIDDM患者では，β細胞機能を維持するためのインスリン介入が効果的であることが示され，現在の治療方針の参考になっている．

おわりに

膵島関連自己抗体の測定が簡易にできるようになり，より早期に1型糖尿病の可能性を確認できるようになった．しかし，前述のように同抗体の判定のみでは説明できない病態が存在していることは確かである．今後，より感度のよい測定法が開発されたり，また，より診断能力の高い自己抗体が発見されるなど，研究のさらなる進歩が期待される．

（三浦順之助）

文献
1) 清野 裕・他：糖尿病の分類と診断基準に関する委員会報告：国際標準化対応版．糖尿病 55：485-504, 2012.
2) Bottazzo GF, et al.: Istet-cell antibodies (ICA) in diabetes mellitus (evidence of an autoantigen common to all cells in the islet of Langerhans). Ric Clin Lab 8: 29-38, 1978.
3) Leslie D, et al.: Autoantibodies as predictors of disease. J Clin Invest 108: 1417-1422, 2001.
4) Berson SA, et al: Insulin ^{131}I metabolism in human subjects: determination of insulin binding globulin in the circulation of insulin treated subjects. J Clin Invest 35: 170-190, 1956.
5) 平田幸正・他：インスリン自己免疫を示した自発性低血糖の1例．糖尿病 13：312-320, 1970.
6) Palmer JP, et al.: Insulin autoantibodies in insulin-dependent diabetics before insulin treatment. Science 222: 1337-1339, 1983.
7) Wilkin TJ, et al.: Autoantibodies against human insulin. BMJ 288: 349-352, 1984.
8) Greenbaum CJ, et al.: Insulin antibodies and insulin autoantibodies. Diabet Med 8: 97-105,1991.
9) Serreze DV, et al.: Molecular mimicry between insulin and retroviral antigen p73. Development of cross-reactive autoantibodies in sera of NOD and C57 BL/KsJ db/db mice. Diabetes 37: 351-358, 1988.
10) Soeldner JS, et al.: Insulin-dependent diabetes mellitus and autoimmunity: islet-cell autoantibodies, insulin autoantibodies, and β-cell failure. N Engl J Med 313: 893-894, 1985.
11) Atkinson MA, et al.: Are insulin autoantibodies markers for insulin-dependent diabetes mellitus? Diabetes 35: 894-898, 1986.
12) Dean BM, et al.: Insulin autoantibodies in the pre-diabetic period: correlation with islet cell antibodies and

development of diabetes. Diabetologia 29: 339-342, 1986.
13) Ziegler AG, et al.: Life-table analysis of progression to diabetes of anti-insulin autoantibody-positive relatives of individuals with type I diabetes. Diabetes 38: 1320-1325, 1989.
14) Yamada H, et al.: Onset age-dependent variations of three islet specific autoantibodies in Japanese IDDM patients. Diabetes Res Clin Pract 39: 211-217, 1998.
15) Uchigata Y, et al.: Strong association of insulin autoimmune syndrome with HLA-DR4. Lancet 339: 393-394, 1992.
16) Baekkeskov S, et al.: Autoantibodies in newly diagnosed diabetic children immunoprecipitate human pancreatic islet cell proteins. Nature 298: 167-169, 1982.
17) Baekkeskov S, et al.: Identification of the 64 K autoantigen in insulin-dependent diabetes as the GABA-synthesizing enzyme glutamic acid decarboxylase. Nature 347: 151-156, 1990.
18) Tuomilehto J, et al.: Antibodies to glutamic acid decarboxylase as predictors of insulin-dependent diabetes mellitus before clinical onset of disease. Lancet 343: 1383-1985, 1994.
19) Kobayashi T, et al.: Time course of islet cell antibodies and beta-cell function in non-insulin-dependent stage of type I diabetes. Diabetes 36: 510-517, 1987.
20) Miura J, et al.: A case of type-1 diabetes mellitus formerly diagnosed as maturity-onset diabetes of the young (MODY) carrying suggestive MODY3 gene. Diabetes Res Clin Pract 38: 139-141, 1997.
21) Maruyama T, et al.: Insulin intervention in slowly progressive insulin-dependent (type1) diabetes mellitus. J Clin Endocrin Metab 93: 2115-2121, 2008.
22) Lan MS, et al.: Molecular cloning and identification of a receptor-type protein tyrosine phosphatase, IA-2, from human insulinoma. DNA Cell Biol 13: 505-514, 1994.
23) Saeki K, et. al.: Targeted disruption of the protein tyrosine phosphatase-like molecule IA-2 results in alterations in glucose tolerance tests and insulin secretion. Diabetes 51: 1842-1850, 2002.
24) Kubosaki A, et. al.: Targeted disruption of the IA-2 beta gene causes glucose intolerance and impairs insulin secretion but does not prevent the development of diabetes in NOD mice. Diabetes 53: 1684-1691, 2004.
25) 松浦信夫・他：1型糖尿病におけるIA-2抗体の測定およびGAD抗体との組み合わせ解析－多施設における検討．プラクティス 16：567-572，1999.
26) 三浦順之助・他：肥満歴を有し，GAD抗体陰性かつIA-2抗体陽性が判明した緩徐進行1型糖尿病の1症例．糖尿病 51：507-511，2008.
27) 三浦順之助・他：GAD抗体陰性，IA-2抗体陽性糖尿病の臨床像の全国調査（第1報）．糖尿病 50（Suppl.）1：S-189，2007.
28) Wenzlau JM, et al.: The cation efflux transporter ZnT8 (Slc30 A8) is a major autoantigen in human type 1 diabetes. Proc Natl Acad Sci USA 104: 17040-17045, 2007.
29) Kawasaki E, et al.: Differences in the humoral autoreactivity to zinc transporter 8 between childhood- and adult-onset type 1 diabetes in Japanese patients. Clin Immunol 138: 146-153, 2011.
30) Kawasaki E, et al.: Association between anti-ZnT8 autoantibody specificities and SLC30 A8 Arg325 Trp variant in Japanese patients with type 1 diabetes. Diabetologia 51: 2299-2302, 2008.
31) Hirai H, et al.: Selective screening of secretory vesicle-associated proteins for autoantigens in type 1 diabetes: VAMP2 and NPY are new minor autoantigens. Clin Immunol 127: 366-374, 2008.
32) 髙木　聡・他：RIA法とELISA法による抗GAD抗体結果判定と1型糖尿病患者の臨床的背景．糖尿病 60（Suppl.）1：S-256，2017.

6 1型糖尿病の臨床検査

Summary

- 1型糖尿病は「主に自己免疫を基礎にした膵β細胞の破壊性病変によりインスリンの欠乏が生じて発症する糖尿病」と定義されている[1]．
- 血糖値のほか，発症様式，自覚症状，理学所見や家族歴などの臨床情報に加え，検査データを加味し総合的に1型糖尿病と診断する．
- 膵β細胞の破壊が進行してインスリンの絶対的欠乏に陥るので，インスリン加療が必要となる．インスリン投与によって血糖管理を行い，ケトアシドーシスや低血糖といった急性合併症を防ぎ，細小血管障害や大血管障害などの慢性合併症の発症や進展を防ぐための，良好な血糖コントロールが必要となる．
- 適切な検査は，インスリン分泌の状態，血糖の日内変動や長期の血糖コントロールを把握し管理する一助となる．

1 内因性インスリン分泌を評価する測定法は？

1) インスリン

膵β細胞でインスリンの前駆物質であるプレプロインスリンからプロインスリンへと転換され，プロインスリンはプロセッシングによりインスリンとCペプチドに1：1で切断される．この内因性インスリンは基礎分泌として，また食事摂取に伴う追加分泌として，血液中へ放出される．1型糖尿病では，基礎分泌・追加分泌はいずれも低下あるいは消失している．

血液中インスリン濃度は血清を用い，抗インスリン抗体を用いて免疫活性を測定するので，免疫インスリン（immuno-reactive insulin：IRI）と呼ぶ．かつては放射性同位元素を用いた放射免疫測定法（radioimmunoassay：RIA）が主流であったが，現在では他のホルモンと同様に酵素免疫測定法（enzyme immunoassay：EIA），化学発光免疫測定法（chemiluminescent immunoassay：CLIA）などの方法で測定される．

インスリンに反応する抗インスリン抗体の免疫活性を測定するため，インスリン抗体が存在する場合，たとえばインスリン自己免疫症候群やインスリン治療開始により抗体が産生された場合などでは，測定結果に十分留意しなければならない．

インスリン注射をしていて外因性インスリンが存在している場合は，多くのインスリンアッセイキットでは内因性・外因性のインスリンを区別できないので，内因性インスリンを評価するためのIRI測定の意義は少ない．ただし一部のキットでは，インスリンアナログ製剤と内因性インスリンとを区別できるものもある[2]．

このようなインスリン抗体を持つ場合やインスリン治療中で外因性インスリンが存在する場合の，内因性インスリンの評価には，IRIではなくCペプチド免疫活性（C peptide immunoreactivity：CPR）を測定する．

2）Cペプチド

インスリンとCペプチドは，膵β細胞から門脈血中にモル比が1：1で分泌される．インスリンは門脈から肝臓で約50%が代謝されるが，Cペプチドは末梢組織で代謝されず血中を循環し，腎臓で代謝され尿中に排泄される．外因性インスリンが投与されても，血液，尿中のCPRを測定することによって内因性インスリン分泌能を評価することが可能となる．

血中CPRは血清で測定する．採血した時点のワンポイントでの内因性インスリン分泌である．尿中CPRは24時間蓄尿検体で測定し，1日の内因性インスリン分泌総量を反映する指標である．蓄尿不十分による低値には留意すべきである．また蓄尿中，細菌によるCペプチド分解を回避するため低温蓄尿，防腐剤添加が必要である．腎機能低下例では排泄遅延するため，血中CPRは上昇する．

1型糖尿病の内因性インスリン分泌低下つまりインスリン依存状態を把握するのにはCPRの測定意義が非常に高い．日本糖尿病学会では，急性発症1型糖尿病の診断基準として，「空腹時血清Cペプチド0.6 ng/mL未満を内因性インスリン欠乏」の基準とし[3]，劇症1型糖尿病の診断基準として，「発症時の尿中Cペプチド10 μg/day未満または空腹時血清Cペプチド0.3 ng/mL未満かつグルカゴン負荷後（または食後2時間）血清Cペプチド0.5 ng/mL未満」としている[4]．緩徐進行1型糖尿病は，「経過とともにインスリン分泌能が緩徐に低下し，糖尿病の発症（もしくは診断）後3カ月を過ぎてからインスリン療法が必要になり，高頻度にインスリン依存状態になる」としている[5]．

3）グルカゴン負荷試験

グルカゴンは膵β細胞へ直接作用してインスリン分泌を刺激する作用がある[6]．グルカゴン負荷試験はこの作用を利用し，インスリン分泌能を調べる負荷試験として行われる．

早朝空腹時にグルカゴン1 mgを静注し，投与前および6分後の血中CPRを測定する．負荷時の血中CPR増加が1 ng/mL未満の場合にインスリン依存状態とされる．

禁忌は褐色細胞腫およびその疑い，グルカゴンへの過敏症の既往のあるもの，また慎重にすべきは心疾患のある高齢者，インスリノーマ，糖原病Ⅰ型である．

2　血糖コントロール指標の検査内容は？

HbA1c

HbA1cとは，赤血球中のヘモグロビンが血中でブドウ糖と非酵素的に結合した糖化蛋白である．ヘモグロビンの寿命は通常約120日である．HbA1c値は赤血球の半減期に関係するため，採血時から過去1〜2カ月の血糖平均値を反映する．

表1 HbA1cに影響する病態

HbA1c値が高め	HbA1cが低め	どちらにもなり得るもの
・急速に改善した糖尿病 ・鉄欠乏状態	・急激に発症, 増悪した糖尿病 ・鉄欠乏性貧血の回復期 ・溶血（赤血球寿命↓） ・失血後（赤血球生成↑）輸血後 ・エリスロポエチンで治療中の腎性貧血 ・肝硬変	・異常ヘモグロビン症

（日本糖尿病学会編・著「糖尿病治療ガイド2016-2017」, 文光堂 2017より）

　HbA1cは血糖コントロール指標のゴールドスタンダードとして糖尿病診療のみならず, 検診においても汎用されている. また, 1型糖尿病を対象としたDiabetes Control and Complications Trial（DCCT）や, 2型糖尿病を対象としたUK Prospective Diabetes Study（UKPDS）や舟形町研究など国内外の大規模研究では, 糖尿病患者の細小血管障害, 大血管障害, 総死亡との関連を検討する血糖コントロールの指標としてHbA1c値を採用している.

　臨床の場においてHbA1c値が平均血糖値と乖離することがある. その原因として, 治療開始後急激に改善した糖尿病や鉄欠乏状態では平均血糖値よりHbA1cは高値となり, 劇症1型糖尿病など急激に発症・増悪した糖尿病, 鉄欠乏性貧血の回復期, 溶血性疾患, 失血, 赤血球造血刺激因子製剤で治療中の腎性貧血, 肝硬変などでは低値となる. 異常ヘモグロビン症では高値低値どちらにもなるので注意を要する（表1）.

　またHbA1cが良好であっても, 日内変動の高血糖と低血糖が平均されて相殺されている可能性を考慮して評価しなければならない.

2) グリコアルブミン（GA）

　GAとはブドウ糖が結合したリジン残基を持つアルブミンであり, HbA1cと同様に血中の主要蛋白であるアルブミンが血中グルコースと結合した糖化蛋白である. アルブミンの半減期が約20日のため, GAは過去約2〜4週間の平均血糖値を反映する. アルブミンの糖化速度はヘモグロビンの糖化に比べて4.5倍ほど速いと推測されており[7], 食後高血糖や血糖変動はGAの方がHbA1cより反映しやすいと考えられる. 後述する持続血糖モニター（continous glucose monitoring：CGM）を用いた血糖変動の評価において, GAはHbA1cより血糖変動を鋭敏に反映することが示された[8].

　妊娠後期では鉄欠乏性貧血になりやすいこと, 厳格な血糖コントロールが望まれることより, 妊婦の血糖コントロールの指標としてHbA1cよりGA測定が望ましい. 妊娠糖尿病, 糖尿病合併妊娠では「糖尿病診療ガイドライン2016」[9]によるとGA 15.8%未満を目標とする.

　慢性腎不全では腎性貧血のためHbA1cは低下するが赤血球造血刺激因子製剤を使用すると幼若赤血球が出現しHbA1cはさらに低下する. 日本透析医学会の「血液透析患者の糖尿病治療ガイド2012」では, 血液透析患者の管理目標値としてGA 20%未満を推奨している[10].

GA値はアルブミン代謝や蛋白の喪失の影響を受けて平均血糖値との乖離が起こる．肝硬変，甲状腺機能低下症，低栄養ではGAは高値を示し，ネフローゼ症候群，甲状腺機能亢進症，肥満さらには腹膜透析患者で低値を示す．

3）1,5-アンヒドログルシトール（1,5-AG）

　1,5-AGはブドウ糖の1位炭素上の水酸基が失われた構造をもつ，ブドウ糖に非常に類似したポリオールであり，1日あたりの1,5-AGの摂取量と尿中排泄量はほぼ等しく血中濃度は一定に保たれており日内変動はない．高血糖状態で1,5-AGの構造がブドウ糖に似ているため腎尿細管でブドウ糖排泄により1,5-AGの再吸収が競合阻害を受け，尿中へ喪失されて血中1,5-AGの濃度が低下する．

　1,5-AGはHbA1c，GAと異なり糖化に要する時間が必要ないため，食後血糖など軽微な血糖変化を迅速に反映する指標である．高血糖状態では1,5-AGの血中濃度は著明に低下しわずかな血糖変動は反映されにくいが，HbA1c7％未満の血糖レベルでは血糖の変動を鋭敏に捉えることができる．

　薬剤治療効果や尿糖出現の迅速なモニターとなる．しかしSGLT2阻害薬，アカルボースや一部のフィブラート系薬剤を服用中の患者では，1,5-AGは相対的に低値となり，尿糖排泄閾値の低下する疾患，尿細管再吸収が低下する腎不全なども1,5-AGは低値を示す．一部の漢方薬では1,5-AGは高値を示す．

3　血糖日内変動を把握するための検査は？

　本項では，良好な血糖コントロールを得る一助となる，日内変動を把握するための検査について述べる．

1）自己血糖測定（self-monitoring of blood glucose：SMBG）

　血糖自己測定は，患者自身が日常生活に基づいた血糖変動の要因を理解し，自己管理への動機づけとして用いることで良好な血糖コントロールを得るために重要な役割を果たしている．1型糖尿病のみならず2型糖尿病でも，持続皮下インスリン注入を含め強化インスリン療法を行ううえで重要な自己管理手段である．

　患者の病態や管理したい時間帯，使用するインスリン製剤などにより，血糖測定のタイミングは異なる．毎食前・食後および眠前の7点で血糖日内変動の特徴を捉えるのが一般的である．食後血糖は，食後の血糖頂値と考えられる食後約2時間で測定する．

　早朝空腹時血糖が高い場合，Somogyi効果か暁現象かを検討する必要がある．Somogyi効果は，インスリン療法による低血糖後の反動で血糖値が上昇する現象であり，暁現象は午前3時頃から明け方にかけてインスリン拮抗ホルモンの分泌増加が関与して血糖が上昇する現象である．このSomogyi効果と暁現象の違いでインスリンの調整が異なる．SMBGでは，夜間低血糖の確認のために就寝中でも起きて血糖測定をしなくてはいけないという煩わしさがある．

食後約2時間での血糖測定値では，食前のインスリン量が十分であるかを評価できる．食後血糖が良好でも次の食前までに低血糖が生じるようであれば，食間に分食を指導したり，投与インスリン製剤を変更したりする．

2) 持続血糖モニター (continuous glucose monitoring：CGM)

持続血糖モニターは皮下組織に留置したセンサーを用いて間質液中のブドウ糖濃度を連続して測定する装置である．CGM には，プロフェッショナル CGM とパーソナル CGM があり，前者は装着，取り外しを医療機関で管理し，記録を後から解析するタイプの装置であり，機器装着中は測定結果が見えないので，CGM データをその場で血糖値に反映させることはできない．後者はリアルタイムにブドウ糖濃度を見ながら血糖コントロールの参考にでき，センサーの着脱は患者自身が行うものである．

現在市販されている CGM センサーは，Medtronic 社製と Abbot 社製がある．Medtronic 社製は，間質液中ブドウ糖濃度と血糖値との乖離を補正するため，1日に1～4回の SMBG を行い補正する必要がある．10 秒ごとに連続して測定し，5分ごとの平均値を続けて記録することで1日最大 288 回の測定値を連続値として描出し，日内変動を視覚的に観察することができるようになった．特に SMBG で血糖値を測定していない時間帯や，夜間の血糖推移も明らかにできるので，無自覚低血糖や，意識していなかった高血糖などの検出が可能である．最大6日間の継続使用が可能である．

一方 Abbot 社製は，2016 年 11 月に発売されたフリースタイルリブレ®プロ (図1) という製品で，医師が上腕に装着し開始後は SMBG による補正は必要がない．最大 14 日間の測定が可能となり，その簡便さからシェアを伸ばしている．CGM から得られるデータは，ブドウ糖濃度の平均値，最大・最小値，標準偏差値などのほか，目標値からの逸脱の回数が高血糖・低血糖を設定することで

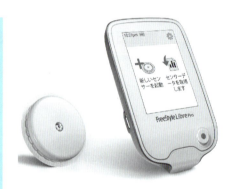

図1　Freestyle Libre®pro
　　　(Abbot 社製)

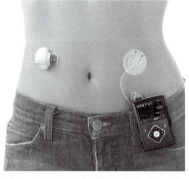

図2　Minimed 620 G (Medtronic 社製)　提供：日本メドトロニック

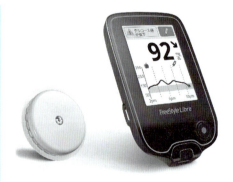

図3　Freestyle Libre (Abbot 社製)

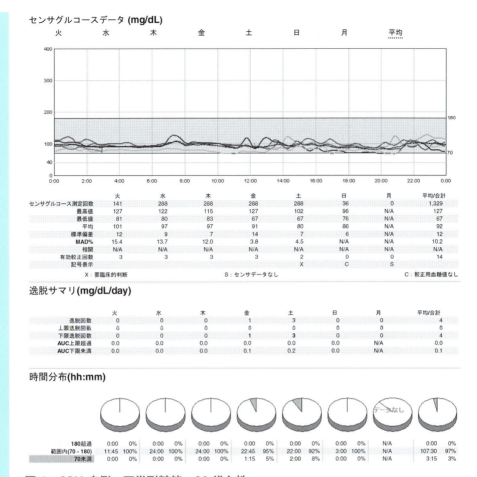

図4 CGM 症例　正常耐糖能　30代女性
各曲線が7日間各日の血糖値の変動を表す．
表は各日の最高値・最低値，平均値，標準偏差などを示し，円グラフは各日の高血糖・目標達成・低血糖の分布割合を示す．

評価でき，24時間以内の目標範囲内，高値，低値の時間と割合などが示される．

　現在日本で使用できるパーソナル CGM は，Medtronic 社製のミニメド620Gがあり，これは sensor augmented pump（SAP）therapy という治療法である（図2）．このシステムは，センサーが感知したブドウ糖濃度をトランスミッターからインスリンポンプに電波送信し，インスリンポンプ画面上でブドウ糖の濃度と変動のトレンドを参考にしながらインスリン量を調整していく治療法である．本治療法の詳細は他稿に譲るが，ブドウ糖濃度のみではなく，ブドウ糖値の変動が矢印で出てくることが，日々のブドウ糖濃度の変化に対応する上で大変参考になる．2017年2月から Abbot 社が flush glucose monitoring という新しいシステム，フリースタイルリブレ®を発表した（図3）．これは，リブレプロ同様，上腕に500円玉程度の大きさのセンサーを留置し，リーダーを近づけることでリアルタイムに糖濃度がわかるシステムである．15分ごとの糖濃度値が記録されるので，前述の Medtronic 社製の iPro2 よりも値の変動は粗くなる．しかし，糖濃度値変動の傾向がわかるため，日々の血糖変動を調整する上で参考になる．2017

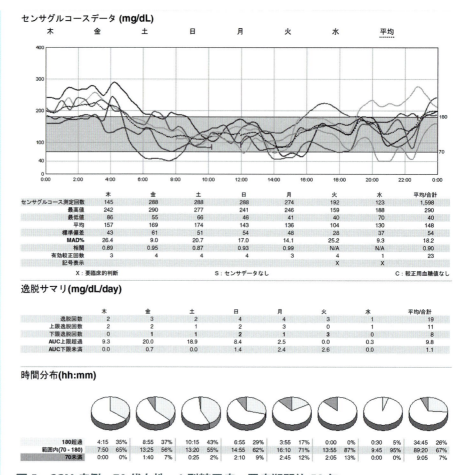

図5　CGM症例　70代女性　1型糖尿病　罹病期間約50年

年9月1日からフリースタイルリブレ®も保険適用になった．SAPのようにインスリンポンプ使用を希望しない人で，リアルタイムに糖濃度が知りたい人にとっては，血糖コントロールを改善するためのデバイスとして期待される．

米国ではインスリンポンプと連動するパーソナルCGM（closed-loop system）が2017年4月から治療に使用されるようになった．日本ではまだ医療機器としての承認が得られていない．より良いコントロールを達成するために有用な医療機器が早期に使用可能になることが望まれる．

＜症例1＞

CGM症例　正常耐糖能　30代　女性

7日間の連続血糖の日内変動が80～127 mg/dLと，100 mg/dL前後で推移している（図4）．

＜症例2＞

CGM症例　1型糖尿病　70代　女性　罹病期間約50年

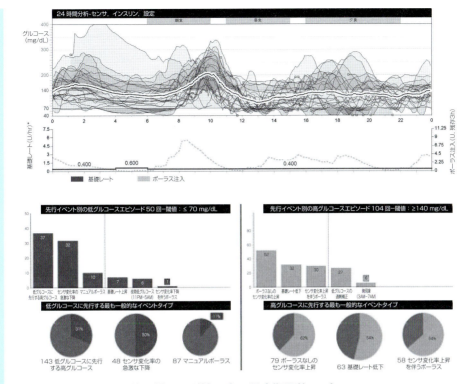

図6 SAP症例 50代男性 1型糖尿病 罹病期間約20年
14日間の血糖変動を示す．中央に位置する曲線は中央値，血糖推移の大きなトレンドを把握しやすい．日差変動は曲線の軌跡の違いで比較できる．下の棒グラフと円グラフは，先行するイベント別の高・低グルコースのエピソードの割合を示し，血糖変動の原因を探る上での助けとなる．

インスリン頻回投与1日合計平均23単位（朝/昼/夕各食前：超速効型インスリン4/4/5単位，眠前：持効型溶解インスリン10単位，高血糖時追加：超速効型1〜2単位）自己調整有．

血糖の日内変動，日差変動が大きい．夜間高血糖，早朝低血糖を認める．

過去の睡眠中の覚醒などで夜間低血糖の存在を疑っていたが，SMBGでの確認をせず漠然と低血糖を回避するため眠前に40〜80 kcalの補食をしつつ，インスリンを調節していた．最近ではCGMの結果で夜間低血糖を確認したため，補食および眠前インスリン量の変更を行った（図5）．

＜症例3＞

SAP症例　1型糖尿病　50代　男性　罹病期間約20年

頻回インスリン注射の後，SAP歴2年．

持続皮下インスリン注入療法1日合計平均44単位（basal：0.4〜0.6単位，bolus：3〜7単位）

CGMを行いながらインスリンポンプで血糖コントロールを行っている．

中央値は70〜140 mg/dLで推移し，HbA1c 6%台と目標範囲内であるが，CGMで日内変動が大きいことが観察される（図6）．

1型糖尿病は，内因性インスリン枯渇のため，連日同一のインスリン治療を行っても，食事の内容や量，その日の身体活動量などで大きく血糖値が変動する．急性および慢性合併症を予防し生活の向上を目指すために，適切な検査・機器を用いて，日々の血糖変動を小さくし，長期の血糖コントロールを良好にしていくことが重要である．

〔菅野宙子〕

文献

1) 清野 裕・他：糖尿病診断基準に関する調査検討委員会：糖尿病の分類と診断基準に関する委員会報告．糖尿病 55：485-504，2012.
2) 安藤敏子・他：インスリンアナログ製剤と反応しないインスリン測定試薬を用いた内因性インスリン分泌能の評価．糖尿病 51：39-44，2008.
3) 川崎英二・他：急性発症1型糖尿病の診断基準（2012）の策定 1型糖尿病調査研究委員会（劇症および急性発症1型糖尿病分科会）報告．糖尿病 56：584-589，2013.
4) 今川彰久・他：1型糖尿病調査研究委員会報告 劇症1型糖尿病の新しい診断基準（2012）．糖尿病 55：815-820，2012.
5) 田中昌一郎・他：緩徐進行1型糖尿病（SPIDDM）の診断基準（2012） 1型糖尿病調査委員会（緩徐進行1型糖尿病分科会）報告．糖尿病 56：590-597，2013.
6) Faber OK, et al.: C-peptide response to glucagon; A test for the residual β-cell function in diabetes mellitus. Diabetes 26: 605-610, 1977.
7) Ueda Y, et al.: Recent topics in chemical and clinical research on glycated albumin. J Diabetes Sci Technol 9: 177-182, 2015.
8) Suwa T, et al.: Relationship between clinical markers of glycemia and glucose excurtion evaluated by continuous glucose monitoring（CGM）. Endocrine J 57: 135-140, 2010.
9) 日本糖尿病学会編：妊婦の糖代謝異常．糖尿病診療ガイドライン2016．南江堂，2016，pp 377-379.
10) 日本透析医学会：血糖管理 血糖コントロールの意義と指標・目標値．血液透析患者の糖尿病治療ガイド2012．日透析医学会誌 46：319-324，2013.
11) 日本糖尿病学会編・著：糖尿病治療ガイド2016-2017．文光堂，2017.

7 1型糖尿病と誤診しやすい糖尿病

Summary

- 糖尿病の正確な病型診断は，予後推定と適切な治療方法の選択のための必須要件である．
- 糖尿病全体の95％は1型糖尿病と2型糖尿病で占められる．多くの場合は問題なくどちらかの病型として診断可能であるが，ときには判断に迷う場合もある．
- 忘れてならないのは，糖尿病の成因分類の3番目，「Ⅲ．その他の特定の機序，疾患によるもの」である．このなかで，「A．遺伝因子として遺伝子異常が同定されたもの」の，「①膵β細胞機能にかかわる遺伝子異常」は，インスリン分泌障害を病態の中核とすること，比較的若い年代で発症することなどから，1型糖尿病と間違えられやすい．

1 1型糖尿病と誤診されやすい糖尿病は？

　糖尿病の成因分類[1]のうち，「①膵β細胞機能にかかわる遺伝子異常」のなかで，1型糖尿病と誤診されやすい病型として，若年発症成人型糖尿病（maturity onset diabetes of the young：MODY）が古くから指摘されている．たとえば，17歳で糖尿病と診断され，診断後1年から1年間だけインスリン治療を行っためずらしい1型糖尿病として報告されたスウェーデンの症例があげられる[2]．当時GAD抗体は発見されておらず，姉と父親に糖尿病があった．その後，この症例は遺伝子解析の結果，MODY1であったことが判明した[3]．また別の研究で，1型糖尿病のリスクHLAをもたず，かつ第一度近親に糖尿病を認める1型糖尿病患者39人について遺伝子解析を行ったデンマークからの報告によると，4人（10％）がMODY3であったことが明らかにされた．この4人の発症時年齢は4歳から20歳で，診断直後からインスリンが投与されていた[4]．これらの1型糖尿病と誤診されていたMODY症例は，インスリンの中断が可能，リスクHLAをもたない，常染色体優性遺伝が疑われる，などの1型糖尿病に一致しない臨床的特徴を有していた．

　1994年には，新たにMIDD（maternally inherited diabetes and deafness）という疾患概念が提唱された[5]．ミトコンドリアは細胞内小器官であり，固有のDNA（ミトコンドリア遺伝子：mtDNA）を有する．このmtDNAの変異によって発症し，難聴を伴う糖尿病をMIDDとした．MIDDの病態もMODYと同様，インスリン分泌障害であること，痩せ型を特徴とすることなどから，1型糖尿病と誤診されやすい．

　最近の英国の調査においても，80％以上のMODYが遺伝子診断未実施で，1型糖尿病や2型糖尿病として治療されていると述べられている[6]．このように，すでに1型糖尿病と診断されていても，疑念があれば，MODYやMIDDの可能性を考慮し，正しい

病型診断を行う姿勢が求められる．

2　MODY はどのように診断されるのか？

1）定義
1種類の遺伝子の機能障害を原因として発症する糖尿病である．MODY の総説としては Fajans [7]，岩﨑 [8~11] などがある．

2）頻度
＜海外＞
糖尿病全体の 1～2%（ドイツ 1995 [12]，英国 2001 [13]），一般人口 100 万人当たりでは，108 例（0.1%）（英国 2010）[6] であり，決してめずらしくはない．ある地域在住で 30 歳以下で糖尿病と診断された 1,407 名中 41 名（3%）が MODY であったという成績はかなり信頼性が高い [14]．

＜日本＞
東京女子医科大学糖尿病センターの調査では，25 歳未満で糖尿病と診断された者のうち 11.5% が MODY と考えられた [15]．その後，このなかから MODY1 [16]，MODY3 [17]，MODY5 [18,19] 症例が見いだされた．

3）診断基準（図1）
以下の 3 項目を満たす場合に臨床的に MODY と診断する．
①発端者の糖尿病診断時年齢が 25 歳未満，
②各世代（通常 3 世代以上）に糖尿病が認められる，
③同胞の半数に糖尿病を認める（Tattersall & Fajans）[20]．

これは 1975 年にはじめて MODY の概念が提唱された際のオリジナルの基準である．

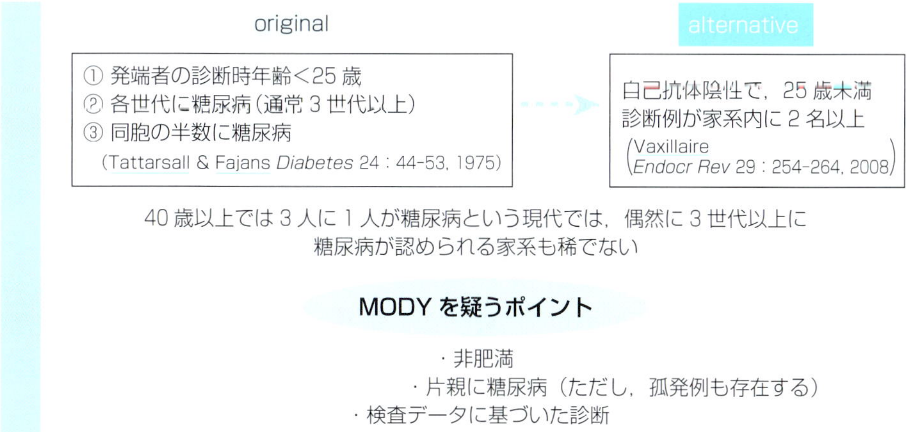

original
① 発端者の診断時年齢＜25 歳
② 各世代に糖尿病（通常 3 世代以上）
③ 同胞の半数に糖尿病
　　（Tattarsall & Fajans *Diabetes* 24：44-53, 1975）

alternative
自己抗体陰性で，25 歳未満診断例が家系内に 2 名以上
（Vaxillaire *Endocr Rev* 29：254-264, 2008）

40 歳以上では 3 人に 1 人が糖尿病という現代では，偶然に 3 世代以上に糖尿病が認められる家系も稀でない

MODY を疑うポイント
・非肥満
・片親に糖尿病（ただし，孤発例も存在する）
・検査データに基づいた診断

図1　MODY の診断基準

表1　MODYの原因遺伝子と特徴

MODY	遺伝子	機能	臨床的特徴	頻度（%）国外*	自施設**
MODY 1	HNF4A	転写因子	進行性のβ細胞機能障害，巨大児，新生児低血糖，SU薬に対する高感受性，HDL-C, lipoprotein A1, lipoprotein A2 低値	5	2
MODY 2	GCK	解糖系酵素	糖尿病は非進行性で軽症，多くは食事療法で治療可能，合併症稀　出生時から軽症高血糖状態（FPG 100〜148 mg/dL）	10-80	0→6（例）
MODY 3	HNF1A	転写因子	進行性のβ細胞機能障害，尿糖排泄閾値が低値，SU薬に対する高感受性，高感度CRP低値，HDL-C高値	20-50	15
MODY 4	IPF-1	転写因子		<1	0
MODY 5	HNF1B	転写因子	進行性のβ細胞機能障害，腎囊胞を含む泌尿生殖器系の奇形　腎機能障害，高尿酸血症，肝障害，膵の形成異常	〜5	2
MODY 6	NEUROD1	転写因子	稀	<1	0
MODY 7	KLF11	転写因子	稀	<1	?
MODY 8	CEL	脂肪分解酵素	慢性膵炎，膵臓萎縮	<1	?
MODY 9	PAX4	転写因子	稀	<1	0
MODY 10	INS	ホルモン	稀	<1	0
MODY 11	BLX	転写因子	稀	<1	?
MODY 12	ABCC8	膜輸送隊	新生児糖尿病，新生児高インスリン血症性低血糖	?	?
MODY 13	KCNJ11	Kチャネル	新生児糖尿病，新生児高インスリン血症性低血糖	?	?

*Nat Rev Endocrinol 8: 148-159, 2011.
**岩崎直子：その他のMODY遺伝子．中井利昭編集代表，検査値のみかた　改訂3版，中外医学社，2006.

その後，25歳未満で診断され，自己抗体が陰性の糖尿病が家系内に2人以上認められればMODYとする考えかたも提唱された[21]．しかし，40歳以上の3人に1人が糖代謝異常というわが国の現状では，偶然3世代に糖尿病を認める場合もありうる．MODYを疑ううえで重要なのは，肥満を伴わないこと，片親のみが糖尿病であること（両親にある場合は常染色体優性遺伝とはいえないが，片親がMODY，もう一方が2型糖尿病という場合も考えられる），家族の糖尿病の有無は検査結果に基づいて判断すること，である．オリジナルの診断基準は若年発症の常染色体遺伝を意味しているが，孤発例（突然変異）のMODYも知られている[22]．

4) MODYの原因遺伝子

MODYの原因遺伝子は，これまでに13種類が報告されている[23]．表1に原因遺伝子とおのおののMODYの特徴を示す．下線を引いたMODY1，MODY2，MODY3およびMODY5はMODYのスクリーニングにおいて検討されている遺伝子である．

臨床的に頻度が高いのはMODY2とMODY3である．学校検尿で尿糖を指摘された56人を含む，自己抗体陰性で20歳未満で診断された糖尿病80人の検討において，38人（48%）にMODY1，2，3あるいは5のいずれかに変異が検出されている．特に頻度が高かったのはMODY2で，38人中18人（47%）であった．続いてMODY3（11/38＝29%）であった[24]．われわれの初期の検討では30歳未満で診断され，優性遺伝が疑われた症例のなかの15%であった[16]．英国ではMODYのうち58%がMODY3，22%がMODY2であり，両方合わせて80%を占めると報告されている[6]．

表2　MIDDの臨床的特徴

頻度	糖尿病患者の1%
身長	低身長
体型	やせ
糖尿病診断時年齢	30代が多い
糖尿病遺伝歴	母系遺伝
病型	1型様，SPIDDM様が半数，2型でもインスリン治療が必要になる
臨床検査	
抗GAD抗体	陰性
インスリン分泌能	進行性に低下
白血球mtDNA A3243 G変異率	低いことが多い
血中乳酸値	高値
血中乳酸・ピルビン酸比	高値
ミトコンドリア関連合併症	
感音性難聴	90%に合併（30代が多い）
心筋症・心伝導障害（WPW症候群，SSS症候群）	30%に合併
脳筋症（MELAS，眼瞼下垂，筋萎縮）	25%に合併
基底核石灰化	70%に合併
Pigment retinal dystrophy, Optic nerve atrophy	25%に合併
糖尿病合併症	
末梢神経障害，自律神経障害	50%に合併
網膜症	罹病期間のわりに進行例が多い
腎症	罹病期間のわりに進行例が多い
治療	
ほとんどがインスリン治療．糖尿病診断からインスリン治療開始まで，平均3年	

※MIDDの臨床症状については，日本糖尿病学会編：糖尿病遺伝子診断ガイド．第2版，p.51，文光堂，2003より一部改変

3　MIDDはどのように診断されるのか？

1） 定義

　ミトコンドリア遺伝子（mtDNA）の3243番塩基であるA（アデニン）からG（グアニン）へ変異した異常ミトコンドリア（mtDNA3243 A > G）が一定以上の割合に増加し，膵β細胞機能が障害されることによって発症する糖尿病である[5]．mt遺伝子は母親のみから子（男女）に伝達され，父親からは伝わらないため母系遺伝を特徴とする．ミトコンドリアは1細胞内に数百から数千個存在し，ミトコンドリア1個につき，1〜5個のmtDNAが存在する．異常ミトコンドリアの割合が一定以上の細胞あるいは組織において，機能障害が現れることが知られている．

　このように，一般的に組織ごとに正常ミトコンドリアと変異ミトコンドリアの比率は異なっており，この状態をヘテロプラスミー（heteroplasmy）と呼んでいる．末梢血白血球中の変異ミトコンドリアの割合は他の組織由来DNAと比べて少ない．このこと

	① 糖尿病　② 母系遺伝　③ 難聴
	④ ミトコンドリア遺伝子 tRNA(LeuUUR) 3243>G 変異
確診例	①+④（②，③，または下記参考所見をしばしば伴う）
臨床的疑い例	①+②+下記参考所見より2つ以上（④により確診とする） ①+③+下記参考所見より1つ以上（④により確診とする） ①+②+③（④により確診とする）

参考所見
a) 進行性インスリン分泌低下
b) 若年発症
c) 肥満の既往を認めない
d) 多臓器不全（心電図異常，神経・筋症状，尿たんぱくなど）
e) 乳酸　ピルビン酸の上昇

図2　ミトコンドリア糖尿病の診断基準
(MIDD：maternally inherited diabetes and deafness)

から，末梢血白血球由来 DNA を用いたミトコンドリア遺伝子解析の結果，陰性であった場合でも，筋組織などの他の臓器由来 DNA で再検討を行うと，異なった結果が得られる場合があることが知られている．表2に MIDD の特徴を示す．

2）頻度

日本では糖尿病全体の 1%[5]，フランスでは 1～2% と報告されている[25]．

3）診断基準

図2に示す

（岩﨑直子，滝澤美保，尾形真規子）

文献

1) 日本糖尿病学会編：糖尿病治療ガイド 2016-2017．文光堂，2016.
2) Carlstrom S, et al.: Juvenile diabetes with long-standing remission. Diabetologia 3: 465-467, 1967.
3) Lehto M, et al.: Mutation in the HNF-4 alpha gene affects insulin secretion and triglyceride metabolism. Diabetes 48: 423-425, 1999.
4) Møller AM, et al.: Mutations in the hepatocyte nuclear factor-1 α gene in Caucasian families originally classified as having Type I diabetes. Diabetologia 41: 1528-1531, 1998.
5) Kadowaki T, et al.: A subtype of diabetes mellitus associated with a mutation of mitochondrial DNA. N Engl J Med 330: 962-968, 1994.
6) Shields BM, et al.: Maturity-onset diabetes of the young (MODY): how many cases are we missing? Diabetologia 53: 2504-2508, 2010.
7) Fajans SS, et al.: MODY: history, genetics, pathophysiology, and clinical decision making. Diabetes Care 34: 1878-1884, 2011.
8) 岩﨑直子・他：単一遺伝子異常による糖尿病 MODY．日本臨床増刊号最新臨床糖尿病学 70：199-204，2012.
9) 岩﨑直子：Forum 第1回 monogenic 糖尿病．プラクティス 33：443-446，2016.
10) 岩﨑直子：Forum 第3回 遺伝学的検査を臨床に生かすために．プラクティス 33：685-688，2016.
11) 岩﨑直子・他：MODY 原因遺伝子の現状と診断の進め方．医学のあゆみ 244：1030-1034，2013.
12) Ledermann HM: Maturity-onset diabetes of the young (MODY) at least ten times more common in Europe than previously assumed? Diabetologia 38: 1482, 1995.
13) Shepherd M, et al.: Predictive genetic testing in maturity-onset diabetes of the young (MODY). Diabet Med 18: 417-421, 2001.
14) Shields BM, et al.: Population based assessment of a biomarker-based screening pathway to aid diagnosis of monogenic diabetes in young-onset patients. Diabetes Care 40: 1017-1025, 2017.
15) 大谷敏嘉：25 歳未満発見インスリン非依存型糖尿病患者の遺伝および臨床的特徴．糖尿病 30：739-746，1987.
16) Furuta H, et al.: Organization and partial sequence of the hepatocyte nuclear factor-4 α/MODY1 gene and identification of a missense mutation, R127 W, in a Japanese family with MODY. Diabetes 46: 1652-1657, 1997.
17) Iwasaki N, et al.: Mutations in the hepatocyte nuclear factor-1 α/MODY3 gene in Japanese subjects with early- and late-onset NIDDM. Diabetes 46: 1504-1508, 1997.
18) Horikawa Y, et al.: Mutation in hepatocyte nuclear factor-1 β gene (TCF2) associated with MODY. Nat Genet 17: 384-385, 1997.
19) Iwasaki N, et al.: Liver and kidney function in Japanese patients with maturity-onset diabetes of the young. Diabetes Care 21: 2144-2148, 1998.
20) Tattersall RB, et al.: A difference between the inheritance of classical juvenile onset and maturity-onset type diabetes of young people. Diabetes 24: 44-53, 1975.
21) Vaxillaire M, et al.: Monogenic diabetes in the young, pharmacogenetics and relevance to multifactorial forms of type 2 diabetes. Endocr Rev 29: 254-264, 2008.
22) Stanik J, et al.: De novo mutations of GCK, HNF1 A and HNF4 A may be more frequent in MODY than previously assumed. Diabetologia 57: 480-484, 2014.
23) Bonnefond A, et ai.: Rare and common genetic events in type 2 diabetes: what should biologists know? Cell Metab 21: 357-368, 2015.
24) Yorifuji T, et al.: Comprehensive molecular analysis of Japanese patients with pediatric-onset MODY-type diabetes mellitus. Pediatr Diabetes 13: 26-32, 2102.
25) Vionnet N, et al.: Prevalence of mitochondrial gene mutations in families with diabetes mellitus. Lancet 342: 1429-1430, 1993.

8 糖尿病の遺伝子診断と個別化医療

Summary

- 糖尿病の遺伝子診断によってMODY1，MODY2，あるいはMODY3と診断された場合には個別化医療の対象となる．
- 診断前まで1型糖尿病としてインスリン治療を受けていた場合であっても，MODY1あるいはMODY3と確定すれば，インスリンからスルホニル尿素薬への切り替えが可能となる．
- MODY2と診断された場合は経口薬を中止し，食事療法への変更が可能である．
- それぞれのMODYの疾患予後も明らかにされており，MIDDも一定以上の重症型であれば遺伝子診断に基づいて難病指定を受けることが可能となる．
- 1型糖尿病や2型糖尿病の遺伝子診断に関しては，かかりやすさ（発症リスク）を規定する感受性遺伝子が知られているものの，現段階で臨床的有用性が確立されたものは存在しない．
- MODYの遺伝子診断に基づいた個別化医療は今後の発展が大きく期待される．

1 遺伝子診断のメリットは？

1) 予後推定

＜MODY2＞

MODY2は非進行性で軽症の糖尿病である．原因遺伝子であるグルコキナーゼの機能障害により，膵β細胞のインスリン分泌閾値が上昇し，空腹時血糖が正常〜150 mg/dL程度になる[1]．HbA1cは未治療で6％台〜7％前半であり，悪化傾向を認めない[2]．妊娠糖尿病の0.3〜2.7％がMODY2であったことから，一般人口に換算すると1,000人当たり1人がMODY2と推定されている[3]．

MODY2の予後は良好で，心筋梗塞，脳卒中，末梢動脈疾患のリスクが一般の非糖尿病者と同程度であることが報告されている[2]．これは，MODY2では軽度の高血糖が持続するものの，正常対照と比較しても肥満がなく，高血圧合併率も低いなど，2型糖尿病特有のメタボリックシンドロームに関連する要因を欠くことが影響しているのではないかと考えられる[4]．

＜MODY3＞

MODYは一般に進行性で合併症が進みやすいと考えられてきたが，MODY3の細小血管合併症の頻度は1型糖尿病や2型糖尿病と同等であり，これらと同様に血糖コントロール不良が最も強く関連すると報告されている[5]．

2) 個別化医療（personalized medicine）

遺伝子診断によって糖尿病の分子病態を理解できると，治療薬がピンポイントで選択可能となる MODY の個別化医療に関してはコンセンサス・ガイドラインが示されている[6]．

< MODY2 >

MODY2 の 80％は投薬なしで管理されている[2]．遺伝子診断以前に 2 型糖尿病と考えられて血糖降下薬が投与されていた場合は中止することが推奨されている[7]．ただし，妊娠中にはインスリンによる治療が必要となる．MODY2 と診断されれば経口薬が中止できることから，患者には遺伝子診断によるメリットがある[6,8]．

< MODY3 >

MODY3 患者では β 細胞内 ATP 濃度の減少によりインスリン分泌が低下しているが，スルホニル尿素薬（SU）薬は ATP を介さずに K_{ATP} チャネルを閉鎖することによりインスリン分泌をもたらす．MODY3 患者では SU 薬に対する感受性が亢進しており，インスリン分泌能が残存している時期の MODY3 患者には少量の SU 薬がよい適応である[6,9]．これで低血糖を起こす場合にはグリニド系薬が適応とされる[6,10]．インクレチン薬は，膵 β 細胞内の cAMP 濃度を上昇させ，細胞内 Ca 濃度を高めてインスリン分泌を増幅する．したがって，MODY3 で低下している惹起経路と独立した作用が期待できるほか，減少が運命づけられている膵 β 細胞の増殖とアポトーシスの抑制による保護的な作用も期待されている．MODY3 に対する GLP-1 受容体作動薬や DPP-4 阻害薬の有用性も報告されている[11～13]．

以上から，発症後早い時期に診断することによってインスリン注射から SU 薬などへ切り替えられる可能性も高くなり，MODY3 として管理することで良好な予後が期待できる[14,15]．

< MODY1 >

MODY1 も MODY3 同様に SU 薬に対する高感受性が知られており，SU 薬への切り替えが可能である[16]．MODY1 家系の 12 名の長期追跡によると，SU 薬に対する感受性の維持には個人差が認められ，3～25 年の開きが観察されている．SU 薬が無効の場合には，インスリン治療への切り替えが必要である[17]．われわれは抗 GAD 抗体が陰性で 14 歳で著明な高血糖で糖尿病と診断され，インスリン治療を約 10 年間継続した後に MODY1 と診断され，1 日約 19 単位のインスリン注射を中止し得た症例を経験している（submitted）．

2 遺伝子検査はどのように進めるのか？

1) 遺伝子検査と遺伝学的検査

遺伝子検査のなかには細菌や肝炎ウイルスの遺伝子検査，がん組織の遺伝子検査など

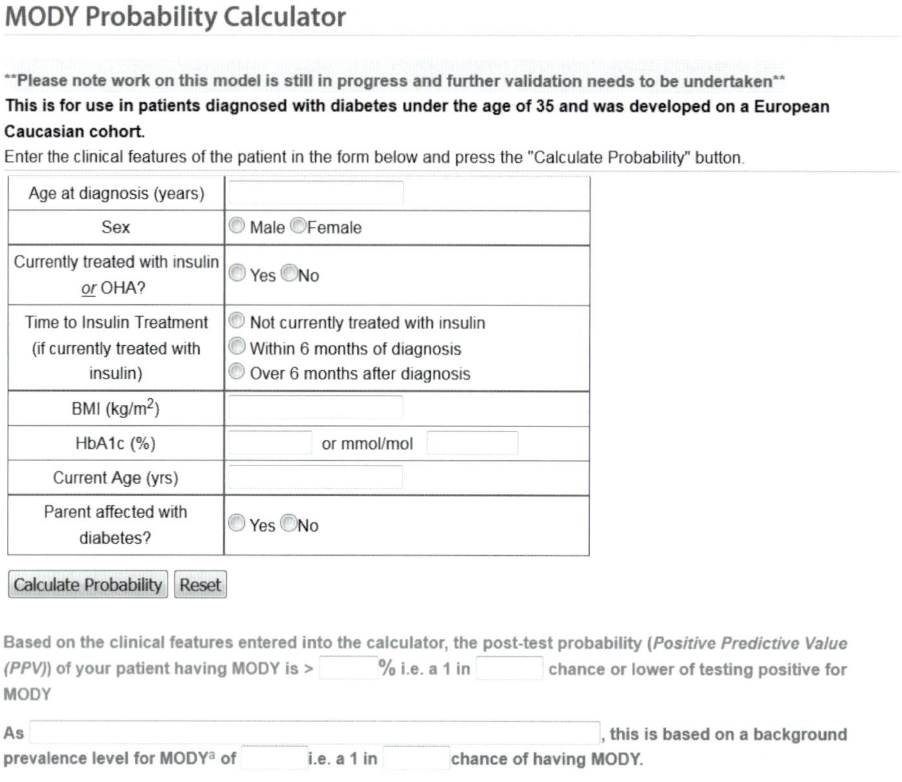

MODY Probability Calculator

****Please note work on this model is still in progress and further validation needs to be undertaken****

This is for use in patients diagnosed with diabetes under the age of 35 and was developed on a European Caucasian cohort.

Enter the clinical features of the patient in the form below and press the "Calculate Probability" button.

Age at diagnosis (years)	
Sex	Male Female
Currently treated with insulin *or* OHA?	Yes No
Time to Insulin Treatment (if currently treated with insulin)	Not currently treated with insulin Within 6 months of diagnosis Over 6 months after diagnosis
BMI (kg/m^2)	
HbA1c (%)	or mmol/mol
Current Age (yrs)	
Parent affected with diabetes?	Yes No

Calculate Probability Reset

Based on the clinical features entered into the calculator, the post-test probability (*Positive Predictive Value (PPV)*) of your patient having MODY is > % i.e. a 1 in chance or lower of testing positive for MODY

As , this is based on a background prevalence level for MODY[a] of i.e. a 1 in chance of having MODY.

図1　MODY遺伝子検査の事前確率

(http://www.diabetesgenes.org/content/mody-probability-calculator)

も含まれるが，これらの検査で遺伝子変異が検出されても子孫には伝達されない．遺伝子検査のなかで，次世代に伝えられる遺伝情報を調べる場合が「遺伝学的検査」であり，MODYやMIDDの遺伝子検査が該当する．遺伝学的検査の特殊性は，①不変性（生涯変わることがない），②共有性（家族で共有する），③予見性（未発症の場合は将来の発症が予見可能）であり，一般の検査とは異なる点に注意する．

2）インフォームドコンセント

遺伝子診断にあたっては，上述の特殊性や検査の意義，限界などを理解しやすく説明して，患者が自由な意思決定に基づいて検査を受けるかどうかを判断できるように，十分な情報を提供することが求められている．インフォームドコンセントを得るのは主治医であるが，このプロセスを支援する役割を担う者が「臨床遺伝カウンセラー」，「臨床遺伝専門医」であり，複数の学会によって運営される認定機構が認定する．臨床遺伝専門医は全国の主要な医療機関に在籍しており，検索可能である．最近では，MODY遺伝子診断のニーズが高まってきた．

3）遺伝子検査の事前確率

MODY遺伝子検査を実施した場合に陽性となる確率を調べることができる．英国Exeter大学によるサイトで，白人MODYの臨床データから開発されたアルゴリズムを用

いている．8項目の臨床データを入力すると結果が得られ，最も高いスコアは75.5%以上である．入力にあたっては，「Parent with diabetes」の項目において片親が糖尿病の場合が「yes」，両親が糖尿病の場合は「no」を選択する（図1）[18]．筆者らの検討では，このアルゴリズムは日本人においても有用であった[19]．

しかし，さらに陰性的中率が99.9%と高いスクリーニング方法として，30歳以下に診断されており，食後のスポット尿におけるCPR ≥ 0.2 nmol/mmolで，かつ，自己抗体が陰性という3ステップによるスクリーニングが提唱された[20]．

MODYの原因遺伝子は，検査会社では取り扱っていないため，大学の研究室などに依頼する．MIDDの原因遺伝子（mtDNA3243 A＞G）は商業ベースで実施可能である．

（岩﨑直子，滝澤美保，尾形真規子）

文献

1) Byrne MM, et al.: Insulin secretory abnormalities in subjects with hyperglycemia due to glucokinase mutations. J Clin Invest 93: 1120-1130, 1994.
2) Steele AM, et al.: Prevalence of vascular complications among patients with glucokinase mutations and prolonged, mild hyperglycemia. JAMA 311: 279-286, 2014.
3) Chakera AJ, et al.: The 0.1% of the population with glucokinase monogenic diabetes can be recognized by clinical characteristics in pregnancy: the Atlantic Diabetes in Pregnancy cohort. Diabetes Care 37:1 230-1236, 2014.
4) Spégel P, et al.: Metabolite profiling reveals normal metabolic control in carriers of mutations in the glucokinase gene（MODY2）. Diabetes 62: 653-661, 2013.
5) Isomaa B, et al.: Chronic diabetic complications in patients with MODY3 diabetes. Diabetologia 41: 467-473, 1998.
6) Rubio-Cabezas O, et al.: ISPAD Clinical practice consensus guideline 2014 Compendium. The diagnosis and management of monogenic diabetes in children and adolescents. Pediatr Diabetes 15（suppl.20）: 47-64, 2014.
7) Chakera AJ, et al.: Recognition and management of individuals with hyperglycemia because of a heterozygous glucokinase mutation. Diabetes Care 38: 1383-1392, 2015.
8) Stride A, et al.: Cross-sectional and longitudinal studies suggest pharmacological treatment used in patients with glucokinase mutations does not alter glycaemia. Diabetologia 57: 54-56, 2014.
9) Pearson ER, et al.: Genetic cause of hyperglycaemia and response to treatment in diabetes. Lancet 362: 1275-1281, 2013.
10) Tuomi T, et al.: Improved prandial glucose control with lower risk of hypoglycemia with nateglinide than with glibenclamide in patients with maturity-onset diabetes of the young type 3: Diabetes Care 29: 189-194, 2006.
11) Östoft SH, et al.: Glucose-lowering effects and low risk of hypoglycemia in patients with maturity-onset diabetes of the young when treated with a GLP-1 receptor agonist: a double-blind, randomized, crossover trial. Diabetes Care 37: 1797-1805, 2014.
12) Lumb AN, et al.: Treatment of HNF1-alpha MODY with the DPP-4 inhibitor Sitagliptin. Diabet Med 26: 189-190, 2009.
13) 滝澤美保・他：DPP-4阻害薬の臨床的有用性を評価したMODYの2例．東女医大誌，2017（in press）．
14) Shepherd M, et al.: A genetic diagnosis of HNF1 A diabetes alters treatment and improves glycaemic control in the majority of insulin-treated patients. Diabet Med 26: 437-441, 2009.
15) Bacon S, et al.: Successful maintenance on sulphonylurea therapy and low diabetes complication rates in a HNF1 A-MODY cohort. Diabet Med 33: 976-984, 2016.
16) Pearson ER, et al.: Molecular genetics and phenotypic characteristics of MODY caused by hepatocyte nuclear factor 4 alpha mutations in a large European collection. Diabetologia 48: 878-885,2005..
17) Fajans SS, et al.: Administration of sulfonylureas can increase glucose-induced insulin secretion for decades in patients with maturity-onset diabetes of the young. Diabetes Care 16: 1254-1261, 1993.
18) Shields BM, et al.: The development and validation of a clinical prediction model to determine the probability of MODY in patients with young-onset diabetes. Diabetologia 55: 1265-1272, 2012.
19) Iwasaki N, et al.: Application of MODY probability calculator for Japanese patients with MODY3. Diabetes 62: A436, 2013.
20) Shields BM, et al.: Population based assessment of a biomarker-based screening pathway to aid diagnosis of monogenic diabetes in young-onset patients. Diabetes Care 40: 1017-1025, 2017.

9　1型糖尿病の脂質異常

Summary

- 1型糖尿病患者は治療の進歩にもかかわらず，一般人口と比較し，依然として生命予後は不良である．そこには動脈硬化性心血管疾患（atherosclerotic cardiovascular disease：ASCVD）が大きく影響している．
脂質異常症はASCVD発症のリスク因子であり，1型糖尿病においてもその発症・進展の予防を目的とした脂質管理が重要とされる．
- 未治療や血糖コントロール不良，インスリン中断例では，主に内因性インスリンの絶対的な欠乏によるリポ蛋白リパーゼ（lipoprotein lipase：LPL）活性の低下に起因するdiabetic lipemiaと呼ばれる高トリグリセリド血症を呈することがある．
- 長期間にわたる外因性のインスリンは，HDL-コレステロールを中心とした特異な脂質プロファイルを引き起こす可能性を念頭におき，個々の患者の病態に着目した診療が求められる．
- 特に若年の1型糖尿病患者における脂質管理の目標やそのベネフィットは明確でなく，さらなるエビデンスの構築が必要である．

1　1型糖尿病における脂質異常症の重要性および管理目標は？

　近年の様々な治療の進歩にもかかわらず，一般人口に比較して1型糖尿病患者の生命予後は依然として不良であり，そこには動脈硬化性心血管疾患（atherosclerotic cardiovascular disease：ASCVD）が大きく影響している[1,2]．また，1型糖尿病患者における腎症の進行と脂質異常症は強く関連しており[3,4]，腎症の重症度は1型糖尿病患者の全死亡と関連することが報告されている[5]．東京女子医科大学糖尿病センター（以下，当センター）での検討でも，若年発症1型糖尿病患者において，脂質異常症の存在はASCVDの指標となる頸動脈の内膜中膜複合体厚（carotid intima-media thickness：IMT）の独立したリスク因子であることが示されている[6]．このように1型糖尿病においても2型糖尿病と同様，脂質異常症はASCVDや腎症の発症・進展を通して患者の予後と相関することが明らかとなっており，適切な治療介入が必要と考えられる．

　糖尿病患者において，スタチンを用いた脂質降下療法はASCVDのリスク低減に有用であることが示されている[7]．このようなスタチンの効果と安全性に関するエビデンスが集積し，米国心臓病学会（ACC）/米国心臓協会（AHA）は，ASCVDのリスク低減のための脂質管理ガイドラインを2013年に改訂し，糖尿病患者ではLDL-コレステロール（C）の値によらず，一次予防としてスタチン投与による脂質低下療法によるベネフィットが得られるとした．これを受け，米国糖尿病学会（American Diabetes Association：ADA）も2015年に糖尿病の診療に関するガイドラインを改訂し，40歳以上の

表1 糖尿病患者におけるスタチンと併用治療の推奨

年齢	危険因子	推奨されるスタチン投与*
<40歳	なし	なし
	ASCVD危険因子あり**	中強度もしくは高強度
	ASCVD	高強度
40〜75歳	なし	中強度
	ASCVD危険因子あり**	高強度
	ASCVD	高強度
	ACSおよびLDL-C > 50 mg/dL 高用量スタチンを使用できない患者	中強度かつエゼチミブ
>75歳	なし	中強度
	ASCVD危険因子あり**	中強度もしくは高強度
	ASCVD	高強度
	ACSおよびLDL-C > 50 mg/dL 高用量スタチンを使用できない患者	中強度かつエゼチミブ

*生活習慣の改善に加えて
**ASCVD危険因子:LDL-C ≧ 100 mg/dL,高血圧,喫煙,過体重および肥満,ASCVD家族歴
ASCVD:アテローム性動脈硬化症
ACS:急性冠症候群
(American Diabetes Association: 9. Cardiovascular Disease and Risk Management. Diabetes Care 40 (Suppl.1):S75-S87, 2017より許諾を得て転載)

1型を含むすべての糖尿病患者に対するスタチン治療を推奨している(表1).しかしこれらのエビデンスの元となる研究は欧米人が対象となっており,日本人を含む東アジア人でも同様な脂質降下療法が必要か否かは議論の残るところである.

また,脂質管理によるCVDリスク低減を示したこれまでの研究は,主に2型糖尿病患者を対象としたものであり,1型糖尿病患者での報告はほとんどなかった.近年,1型糖尿病に対するスタチン投与による脂質降下療法は,CVDの発症やそれによる死亡を22〜44%減少させることが示され[8],脂質管理による1型糖尿病患者の予後改善が期待される結果であった.

管理目標値に関して,わが国では日本動脈硬化学会の「動脈硬化性疾患予防ガイドライン」を参考に脂質管理が行われている.具体的には,糖尿病患者の一次予防はLDL-C 120 mg/dL未満,HDL-C 40 mg/dL以上,トリグリセリド(TG)150 mg/dL未満,二次予防はLDL-C 100 mg/dL未満が推奨され,1型糖尿病患者においても本ガイドラインを参考に脂質管理が行われている[9].しかし,若年者でのエビデンスは少なく,若年の1型糖尿病患者における脂質管理の意義や目標値に関しては,今後の検討が待たれる.

1型糖尿病の脂質異常症の診療上の注意点は?

未治療や血糖コントロールがきわめて不良な1型糖尿病患者では,diabetic lipemiaと呼ばれる乳糜血清を呈する高TG症を呈することがあり注意を要する.

これはインスリン依存性のリポ蛋白リパーゼ(lipoprotein lipase:LPL)活性の低下が主因とされており,インスリンが絶対的に不足している1型糖尿病や一部の2型糖

尿病では血管内皮表面に存在するLPL活性が低下して，カイロミクロン（CM）や超低密度リポ蛋白質（VLDL）などのTGが豊富なリポ蛋白が血中で異化障害をきたす．

さらには，インスリンは脂肪組織のホルモン感受性リパーゼ（HSL）の抑制因子であるため，インスリンが欠乏する状態ではHSL活性が亢進して脂肪融解が進み，脂肪細胞からVLDLの基質となる遊離脂肪酸（FFA）の血中への放出が増加する．増加したFFAは肝臓でVLDL生成の増加に寄与する．インスリンは肝臓でのVLDLの生成・分泌を抑制する作用を持っているが，インスリン不足によりこの抑制効果が得られずに肝からのVLDL分泌は増加することになる（図1）．

このようにTGを豊富に含有するリポ蛋白の異化障害と生成増加が同時に起こるため，1,000 mg/dLを超える著明な高TG血症が生じうることを知っておく必要がある．

Diabetic lipemiaはインスリン療法により速やかな改善をみることができる．一方で，インスリン療法により高TG血症の早期の改善が認められない場合には，家族性高TG血症やLPL欠損症ヘテロ接合体，アポC-II欠損症などが合併している可能性を考え，適切な精査が必要である．

また，合併症には発疹性黄色腫，網膜脂血症，肝脾腫などが知られているが，最も重篤なものは急性膵炎であり，TG値2,000 mg/dL以上で合併頻度が高く，治療目標は500 mg/dL以下とされている．

3　1型糖尿病におけるHDL-Cの意義とは？

HDL-Cは，末梢からコレステロールを除去することにより（コレステロール逆転送），動脈硬化に対して保護的に働いている．HDL-Cには亜分画があり，HDL-C 3は末梢細胞膜より遊離型コレステロールを取り込み，LCATの作用によりコレステロールをエス

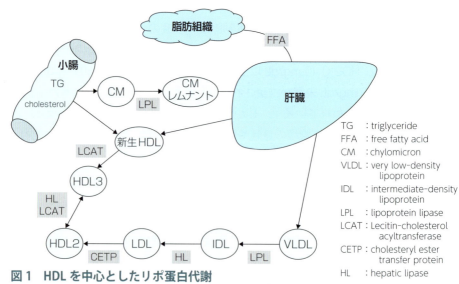

図1　HDLを中心としたリポ蛋白代謝

(Poirier P, et al.: Lipid disorders in diabetes. Textbook of Diabetes (3rd ed.), Pickup JC, Williams G, blackwell science ltd, Oxford, p54. 2003より一部改変引用)

テル化し，粒子の核心に貯蔵して HDL-C 2 に変化する．HDL-C 2 は肝臓にそのまま取り込まれたり，コレステリルエステル転送蛋白（CETP）の作用により他のリポ蛋白に転送されるなどの代謝が行われている．一般的に 2 型糖尿病患者では HDL-C が低値であることが多いが，1 型糖尿病患者の HDL-C は健常人と同等～高値となると報告されている[10,11]．亜分画は HDL-C 3 よりも HDL-C 2 が高値となると報告されている．当センターにおける 1 型糖尿病 177 人（男性 73 人）を対象とした検討でも HDL-C 値は特に女性で高値であり，HDL-C 値と HDL-C 2 に正相関を認めた．このような HDL-C 高値は，外因性のインスリンによる LPL 活性の増加や肝性リパーゼ（hepatic lipase：HL）活性の減少が影響していると考えられているが，インスリン使用量とはかならずしも相関せず，他の因子の関与も考えられる．たとえば，HDL-C 値と血清アディポネクチン値が正相関することが示されており，当センターでの検討でも HDL-C 値は男女ともに血清アディポネクチン値と正相関を認めた．

ASCVD との関連について，これまでに HDL-C 低値はリスク因子として，HDL-C 高値は保護的と考えられてきた．

しかし，最近の研究では，HDL-C 高値であることが必ずしも ASCVD に対して保護的ではない可能性も示されており，特に 1 型糖尿病女性において，HDL-C 80 mg/dL 以上は冠動脈疾患の発症と関連したという報告もある[12]．また，近年は ASCVD 発症に，HDL-C 2 低値や HDL-C 3 高値がリスク因子となる可能性も示唆されている．1 型糖尿病における HDL-C 値の分画としては，前述のとおり HDL-C 2 が有意に上昇しているとする報告が多く，1 型糖尿病における HDL 高値は心血管イベントのリスク因子とはならない可能性もある．しかし，1 型糖尿病患者を対象とした CVD 発症をエンドポイントとした前向きな研究はほとんどなく，今後さらなる検討が必要である．

〈志村香奈子〉

文献

1) Livingstone SJ, et al.: Estimated life expectancy in a Scottish cohort with type 1 diabetes, 2008-2010. JAMA 313: 37-44, 2015.
2) Lind M, et al.: Glycemic control and excess mortality in type 1 diabetes. N Engl J Med 371: 1972-1982, 2014.
3) Tolonen N, et al.: Lipid abnormalities predict progression of renal disease in patients with type 1 diabetes. Diabetologia 52: 2522-2530, 2009.
4) Raile K, et al.: Diabetic nephropathy in 27,805 children, adolescents, and adults with type 1 diabetes: effect of diabetes duration, A1C, hypertension, dyslipidemia, diabetes onset, and sex. Diabetes Care 30: 2523-2528, 2007.
5) Groop PH, et al.: The presence and severity of chronic kidney disease predicts all-cause mortality in type 1 diabetes. Diabetes 58: 1651-1658, 2009.
6) Ugawa Y, et al.: Progression factors of carotid intima-media thickness and plaque in patients with long-term, early-onset type 1 diabetes mellitus in Japan: simultaneous comparison with diabetic retinopathy. J Atheroscler Thromb 16: 821-828, 2009.
7) Kearney PM, et al.: Efficacy of cholesterol-lowering therapy in 18,686 people with diabetes in 14 randomised trials of statins: a meta-analysis. Lancet 371: 117-125, 2008.
8) Hero C, et al.: Association between use of lipid-lowering therapy and cardiovascular diseases and death in individuals with type 1 diabetes. Diabetes Care 39: 996-1003, 2016.
9) 日本動脈硬化学会：動脈硬化性疾患予防ガイドライン 2017 年版．日本動脈硬化学会，2017．
10) Lipid and lipoprotein levels in patients with IDDM diabetes control and complication. Trial experience. The DCCT Research Group. Diabetes Care 15: 886-894, 1992.
11) Nikkila EA, et al.: Serum lipids and lipoproteins in insulin-treated diabetes. Demonstration of increased high density lipoprotein concentrations. Diabetes 27: 1078-1086, 1978.
12) Costacou T, et al.: High-density lipoprotein cholesterol in diabetes: is higher always better? J Clin Lipidol 5: 387-394, 2011.

10 1型糖尿病に併発する他の自己免疫疾患

Summary

- 1型糖尿病は膵β細胞を標的とした臓器特異的自己免疫疾患であり，他の自己免疫疾患との併発もしばしば報告される．特に自己免疫性甲状腺疾患（autoimmune thyroid disease：AITD）との合併例が最も多いとされ，わが国における1型糖尿病とAITDの合併頻度は11.1％と報告されている．
- 関節リウマチや全身性エリテマトーデスなど臓器非特異的な全身性自己免疫疾患との併発例も報告されている．
- 病像が異なる複数の自己免疫疾患が同一個体に重複する背景には，なんらかの共通した遺伝的素因の可能性が示唆されており，cytotoxic T-lymphocyte-associated protein-4（CTLA4），lymphoid protein tyrosine phosphatase（PTPN22），small ubiquitin-like modifier（SUMO4）遺伝子などが1型糖尿病とその他の自己免疫疾患に共通した疾患感受性遺伝子として注目されている．
- AITDや膠原病は血糖コントロールへの影響や，多臓器に障害を与える可能性から，その併発に留意して診療を行うことが重要である．特に女性，他の自己免疫疾患を患者自身または家族に有する者，妊娠・出産・感染などの誘発因子となりうるイベント時には注意が必要であり，日常診療において他の自己免疫疾患の合併を念頭においた診察・問診を心がけることが診断の一助となる．

1 1型糖尿病との合併が報告される他の自己免疫疾患は？

1型糖尿病は膵β細胞を標的とした臓器特異的自己免疫疾患であり，他の自己免疫疾患をしばしば合併する．1型糖尿病免疫遺伝研究会が発表した集計では，日本人1型糖尿病患者における他の自己免疫疾患の合併率は12.1％と報告されている[1]．特に自己免疫性甲状腺疾患（AITD）との合併例が最も多く，その合併率は欧米で15～30％[2]，日本人で11.3％[1]と報告され，また日本人1型糖尿病に合併する自己免疫疾患の約90％がAITDとされる．その他の自己免疫疾患として欧米ではCeliac病（4～9％），悪性貧血（10％），尋常性白斑（1～7％）などが報告されている[3]が，日本人1型糖尿病でこれらの合併は稀である．

また，臓器非特異的な膠原病を代表とする全身性自己免疫疾患の併発例もあり，欧米では関節リウマチ1.2％，全身性エリテマトーデス1.15％，全身性強皮症0.2％と報告されている[3]．日本人1型糖尿病におけるこれらの合併も稀で，報告が少なく合併頻度は不明であるが，さまざまな全身性自己免疫疾患の併発例が報告されている．

2 自己免疫疾患の併発に関連する疾患感受性遺伝子は？

　1型糖尿病は免疫自己寛容が破綻し，自己の膵β細胞を特異的に破壊する自己免疫疾患である．自己免疫疾患は，CD4$^+$CD25$^+$T細胞などの免疫制御を担う制御性T細胞の量的・質的異常がその発症に関与することが示唆されており，1型糖尿病患者でもCD4$^+$CD25$^+$T細胞の機能的異常が報告され[4,5]，その発症・進展にはTリンパ球制御異常が大きく関与するとされる．また，1型糖尿病は遺伝的素因に後天的要因が加わることにより発症する多因子疾患であり，遺伝的素因に関しては単一ではなく複数の遺伝子が関与する．このような疾患の発症に関与する遺伝子は疾患感受性遺伝子と呼ばれ，1型糖尿病の疾患感受性遺伝子は複数報告されているが，このうち他の自己免疫疾患にも共通して疾患感受性を持つ遺伝子として*CTLA4*遺伝子，*PTPN22*遺伝子，*SUMO4*遺伝子などが知られている．

＜*CTLA4*遺伝子＞

　CTLA4はヘルパーT細胞上に発現し，抗原提示細胞上のCD28と結合してT細胞の活性化を制御することで免疫反応の終結に重要な役割を果たし，1型糖尿病のみでなく他の自己免疫疾患の免疫反応の制御に働くとされる．欧米では*CTLA4*多型は1型糖尿病の他，AITDとも有意な関連が報告されており[6]，日本ではAITDを合併した1型糖尿病や膵島関連自己抗体陽性例と有意に関連することが報告されている[7,8]．

＜*PTPN22*遺伝子＞

　*PTPN22*遺伝子は1番染色体短腕上に存在し，T細胞内のシグナル伝達系を制御するリンパ球特異的脱リン酸酵素（lymphoid protein tyrosine phosphatase）をコードする（図1）．*PTPN22*遺伝子の＋1858C＞T多型（R620W）が欧米人の1型糖尿病と関連することが報告[9]されて以降，AITD，関節リウマチや全身性エリテマトーデスなどの発症にも関与することが報告され[10]，*PTPN22*遺伝子は1型糖尿病のみならず複数の自己免疫疾患に共通した疾患感受性遺伝子とされている．＋1858C＞T多型はアジア人には存在しないが，近年プロモーター領域に存在する－1123G＞C多型が1型糖尿病[11]や関節リウマチ[12]と関連することが報告されており，＋1858C＞T多型と同様に自己免疫疾患発症の遺伝的素因として重要である可能性が示唆されている．

＜*SUMO4*遺伝子＞

　*SUMO4*は1型糖尿病の疾患感受性遺伝子のひとつであるIDDM5領域から新たに同定された遺伝子である．*SUMO4*遺伝子の＋163A＞G多型は1型糖尿病発症に関連し[13]，日本人での検討では1型糖尿病のみでなくAITDや関節リウマチの疾患感受性遺伝子であることが報告されている[14,15]．

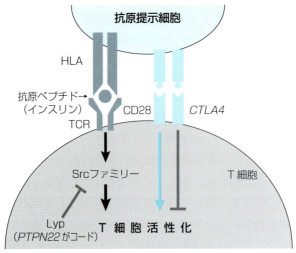

図1 T細胞活性化と1型糖尿病感受性遺伝子
(粟田卓也．1型糖尿病の疾患感受性遺伝子—HLA以外．門脇 孝他編．カラー版 糖尿病学—基礎と臨床．西村書店，2007，pp265-267．より一部改変)

＜Human leukocyte antigen（HLA）遺伝子＞

　HLA遺伝子は免疫応答に関与し，これまで多くの自己免疫疾患において特定のHLA対立遺伝子またはHLAハプロタイプとの関連が報告されている．1型糖尿病において，疾患感受性に最も強く関連する領域はHLA領域であることが明らかにされ，日本人急性発症1型糖尿病では，*DRB1*04:05-DQB1*04:01*，*DRB1*09:01-DQB1*03:03*，*DRB1*08:02-DQB1*03:02*が疾患感受性ハプロタイプとして報告されている．DRB1*0405は関節リウマチにも関連することが報告されており，自己免疫疾患併発の重要な遺伝背景である可能性がある．

　このように，1型糖尿病と他の自己免疫疾患に共通して関連する疾患感受性遺伝子が複数報告されている．免疫反応に影響するこれらの遺伝子多型は，病態の特異性を規定する因子というよりは，むしろ自己免疫疾患の発症基盤に関与し，自己免疫疾患の合併しやすさに関連する可能性が示唆される．

3 他の自己免疫疾患併発例の診療上の注意点は？

＜自己免疫性甲状腺疾患（AITD）＞

　前述したように，AITDは1型糖尿病に合併する自己免疫疾患として最も多く，日本人1型糖尿病と合併する自己免疫疾患の90％以上を占めるとされる．2種以上の内分泌臓器に対する自己免疫疾患を合併する病態を多腺性自己免疫症候群（autoimmune polyglandular syndrome：APS）といい，Addison病を合併せずAITDに1型糖尿病を合併したものはAPS3型に分類される．AITDを合併した1型糖尿病患者の臨床像として，AITD非合併例と比較して女性が多いこと，1型糖尿病の発症年齢に差はないが，発症様式としてはSPIDDM（slowly progressive IDDM）が多いこと，抗GAD抗体陽性，

抗GAD抗体高値例が多いことなどが報告されている[16, 17]．発症順序に関しては，AITDが1型糖尿病に先行する例が多いが，1型糖尿病先行例，同時発症例ともに認められる．抗甲状腺自己抗体は報告によっては1型糖尿病の50％程度に検出されるが，実際に甲状腺機能異常を示す患者はそのうちの約半分とされる．ただし，抗甲状腺自己抗体陽性患者では甲状腺機能異常を伴いやすいため，定期的に抗甲状腺抗体を測定し，陽性時にはTSHも合わせて測定することが勧められる．

したがって，特に女性，抗GAD抗体高値例ではAITDの合併の可能性を考慮し，定期的なスクリーニング検査を行う必要がある．一方で，AITD合併症では，緩徐進行型の発症形式をとることが比較的多いとの報告もあり[18] AITD患者に耐糖能異常を認めた場合にはSPIDDMも考慮し，早期に抗GAD抗体を測定することでSPIDDMの早期診断・治療介入につながる可能性もある．

また，甲状腺機能は血糖値，必要インスリン量にも影響を及ぼすためAITDを合併した1型糖尿病の診療時には注意を要する．一般に，甲状腺機能低下症では十二指腸での糖吸収および肝臓からの糖新生が減少する．また，甲状腺機能低下症状としてしばしば食欲減退を伴うため，低血糖リスクが上昇する．甲状腺機能が安定していない場合には，必要インスリン量を慎重かつ定期的に評価すべきであり，レボチロキシンなどの治療開始後もeuthyroidの状態となるまでインスリン量の評価を繰り返し行う必要がある．

一方，甲状腺機能亢進症では糖吸収および糖新生の亢進により食後の急峻な高血糖が惹起される（oxyhyperglycemia）．さらには遊離脂肪酸とケトン体の産生の亢進も加わるため著明な高血糖を呈さなくても糖尿病性ケトアシドーシス（diabetic ketoacidosis：DKA）を発症しうる．実際，1型糖尿病と甲状腺機能亢進症併発時に血糖値200 mg/dL台でDKAを発症した症例が複数報告されている．

<全身性自己免疫疾患の合併>

関節リウマチや全身性エリテマトーデスなどの膠原病は全身性自己免疫疾患と呼ばれ，頻度は低いものの1型糖尿病との合併例が複数報告されている．

東京女子医科大学糖尿病センター（以下，当センター）で経験した全身性自己免疫疾患を併発した1型糖尿病患者10症例の検討では，10人中7人がさらに他の臓器特異的自己免疫疾患を併発しており（AITD 6人，原発性胆汁性肝硬変1人，シェーグレン症候群3人，自己免疫性肝炎1人），4人で4つの自己免疫疾患を併発していた．また，1型糖尿病発症年齢は1〜70歳（平均21歳），全身性自己免疫疾患診断年齢は21〜58歳（平均38歳）であり，9例で1型糖尿病が先行していた．1型糖尿病発症と全身性自己免疫疾患診断までの期間は症例により異なり，同時診断〜34年（平均20年）と幅があった．このうち2症例では妊娠・出産を契機に全身性自己免疫疾患の臨床症状が明らかとなって診断にいたっていた（表1）．

全身性自己免疫疾患は，発症時の臨床症状に乏しく診断まで時間がかかる場合もあるが，多臓器に障害がみられる疾患であり，早期の治療開始が必要となる症例もある．そのため，日常診療における定期的な診察・問診を心がけることが重要である．1型糖尿

表1 当センターで経験した全身性自己免疫疾患を併発した1型糖尿病10症例

	年齢	併発したSAD	SAD診断年齢（歳）	T1 DM発症年齢（歳）	他の自己免疫疾患
1	70	SSc, SS	55	70	PBC
2	62	SSc	58	58	−
3	44	SSc	41	13	−
4	49	SSc	39	9	AITD
5	42	SLE	35	1	AITD, AIH
6	49	SLE, RA, SS	21	9	AITD
7	48	RA	38	19	AITD
8	43	RA	30	4	−
9	45	RA	39	14	AITD
10	28	AoSD, SS	21	13	AITD

全身性自己免疫疾患　sAD：systemic autoimmune disease
全身性強皮症　SSc：systemic scleroderma
全身性エリテマトーデス　SLE：systemic lupus erythematosus
原発性胆汁性肝硬変　PBC：primary biliary cirrhosis
シェーグレン症候群　SS：sjögren syndrome
成人発症スティル病　AoSD：adult onset Still's disease
自己免疫性肝炎　AIH：autoimmune hepatitis
関節リウマチ　RA：rheumatoid Arthritis

病では多様な他の自己免疫疾患を併発する可能性があることを常に念頭に置き，自己免疫疾患は同一個体および家系内への集積性を認めること，女性に多いこと，妊娠・出産・感染といったイベントを契機に発症することがあること，などに留意して診療を行うことが重要である．また，全身性自己免疫疾患の治療には副腎皮質ステロイドが用いられることも多く，ステロイド量に応じたインスリン量の調節などが必要となることにも留意する．

〔志村香奈子〕

文献

1) Mimura G, et al.: Immunogenetics of early-onset insulin-dependent diabetes mellitus among the Japanese: HLA, Gm, BF, GLO, and organ-specific autoantibodies--the J.D.S. study. Diabetes Res Clin Pract 8: 253-262, 1990.
2) Van den Driessche A, et al.: Type 1 diabetes and autoimmune polyglandular syndrome: a clinical review. Neth J Med 67: 376-387, 2009.
3) Hansen MP, et al.: Type 1 diabetes and polyglandular autoimmune syndrome: A review. World J Diabetes 6: 67-79, 2015.
4) Gambineri E, et al.: Immune dysregulation, polyendocrinopathy, enteropathy, and X-linked inheritance (IPEX), a syndrome of systemic autoimmunity caused by mutations of FOXP3, a critical regulator of T-cell homeostasis. Curr Opin Rheumatol 15: 430-435, 2003.
5) Lindley S, et al.: Defective suppressor function in CD4(+)CD25(+)T-cells from patients with type 1 diabetes. Diabetes 54: 92-99, 2005.
6) Ueda H, et al.: Association of the T-cell regulatory gene CTLA4 with susceptibility to autoimmune disease, Nature 423: 506-511, 2003.
7) Ikegami H, et al.: The association of CTLA4 polymorphism with type 1 diabetes is concentrated in patients complicated with autoimmune thyroid disease: a multicenter collaborative study in Japan. J Clin Endocrinol Metab 91: 1087-1092, 2006.
8) Abe T, et al.: CTLA4 gene polymorphism contributes to the mode of onset of diabetes with antiglutamic acid decarboxylase antibody in Japanese patients: genetic analysis of diabetic patients with antiglutamic acid decarboxylase antibody. Diabet Med 18: 726-731, 2001.
9) Bottini N, et al.: A functional variant of lymphoid tyrosine phosphatase is associated with type I diabetes. Nat Genet 36: 337-338, 2004.
10) Lee YH, et al.: The PTPN22 C1858 T functional polymorphism and autoimmune diseases--a meta-analysis. Rheumatology (Oxford) 46: 49-56, 2007.
11) Kawasaki E, et al.: Systematic search for single nucleotide polymorphisms in a lymphoid tyrosine phosphatase gene (PTPN22): association between a promoter polymorphism and type 1 diabetes in Asian populations. Am J Med Genet A 140: 586-593, 2006.
12) Huang JJ, et al.: A PTPN22 promoter polymorphism -1123 G>C is associated with RA pathogenesis in Chinese. Rheumatol Int 32: 767-771, 2012.
13) Bohren KM, et al.: A M55 V polymorphism in a novel SUMO gene (SUMO-4) differentially activates heat shock transcription factors and is associated with susceptibility to type I diabetes mellitus. J Biol Chem 279: 27233-27238, 2004.
14) Noso S, et al.: Genetic heterogeneity in association of the SUMO4 M55 V variant with susceptibility to type 1 diabetes. Diabetes 54: 3582-3586, 2005.
15) Tsurumaru M, et al.: Evidence for the role of small ubiquitin-like modifier 4 as a general autoimmunity locus in the Japanese population. J Clin Endocrinol Metab 91: 3138-3143, 2006.
16) Horie I, et al.: Clinical and genetic characteristics of autoimmune polyglandular syndrome type 3 variant in the Japanese population. J Clin Endocrinol Metab 97: E1043-1050, 2012.
17) 大崎芳典・他：日本人における1型糖尿病と自己免疫性甲状腺疾患　合併頻度とその発症様式．糖尿病 52：887-893，2009．
18) 野崎剛弘・他：自己免疫性甲状腺疾患を合併したインスリン依存型糖尿病の発症形式と臨床像．糖尿病 36：285-291，1993．

11 糖尿病ケトアシドーシス（DKA）の病態と診断

II 1型糖尿病診療の基本・エッセンス

Summary

- 糖尿病ケトアシドーシス（DKA）は，インスリンの絶対的欠乏と拮抗ホルモンの増加により，高血糖（250 mg/dL 以上），ケトーシス，アシドーシス（動脈血 pH 7.30 以下，重炭酸塩 [18 mEq/L] 以下）をきたした状態である．
- 同症を疑うべき状況は，数日の経過で急激な高血糖症状や意識障害を呈すること，また消化器症状にも注意を要する．
- 1型糖尿病未診断例では，妊娠や各種薬剤の使用歴を確認し，既診断例ではインスリン治療歴，感染などの高血糖の要因を精査する．
- 検査値では，白血球増多や，肝障害，膵酵素上昇，脱水が顕著な場合は血清クレアチニンや血中尿素窒素（BUN）の上昇も認められる．
- 多くの場合，明らかな合併症がなければ，補液による脱水の補正とインスリン投与により速やかに回復するが，合併症として肺水腫，肺動脈血栓症，急性膵炎，横紋筋融解症などに注意を払う必要がある．
- DKA の再発予防のためには，患者教育が欠かせない．

1 DKA の病態とは？

　DKA は，インスリンの欠乏と拮抗ホルモンの増加により，高血糖（250 mg/dL 以上），ケトーシス，アシドーシス（動脈血 pH7.30 以下，重炭酸塩 [18 mEq/L] 以下）をきたした状態と定義されている[1]．ケトン体のうち，アセト酢酸と 3βヒドロキシ酪酸は強い有機酸であり[2]，重炭酸塩による代償機構を超えればアシドーシスに進展する[3]．また水分と Na，K の欠乏が推測される．

2 DKA を疑うべき症状は？

　1～2日の経過で，急激な口渇，多飲，多尿，倦怠感が出現し，脱水，意識障害を呈する．腹痛，悪心など消化器症状を主訴に来院することもあり，経口摂取状況も確認する．典型的な症候としては，代謝性アシドーシスを補正するための過呼吸（Kussmaul 大呼吸），低血圧，頻脈，発熱などがある．体重測定が可能なら，減少の有無を確認する．もし体重測定ができなくても，元の体重の 10％減を念頭に治療方針を検討する．
　1型糖尿病発症時，すなわち初発の DKA では，それまでの糖代謝の状態などは不明なことが多く，確定診断までには経過をみる必要がある．劇症1型糖尿病の発症時は，腹痛など胃腸炎様症状で来院する場合があり，消化器疾患と誤診する可能性があるため

表 1　2014 年 1 月～2016 年 12 月に当センターに 1 型糖尿病で糖尿病ケトアシドーシス（DKA）加療目的に入院した際の原因

発症年齢	40歳未満	40歳以上	合計
n	14	18	32
年齢（歳）	30.9±7.0	56.8±14.3	45.5±17.4
男／女	5/9	5/13	10/22
インスリン注射の中断・減量	5	10	15
消化器症状	5	4	9
尿路感染症	1	0	1
CSII トラブル	1	0	1
1 型糖尿病初発	1	0	1
認知症	0	1	1
不明	1	3	4

注意を要する．診断に際しては，病歴・既往歴，投与中の薬剤を確認するとともに，血算，生化学，血糖値，膵島自己抗体，内因性インスリン分泌能の評価などを行う．1 型糖尿病の発症と関連があり DKA を起こしうる薬剤としては，ステロイド[4]，インターフェロン[5]，最近では免疫チェックポイント阻害薬で悪性疾患に使用されているヒト型抗ヒト PD-1 モノクローナル抗体（ニボルマブ）による発症[6]も報告されている．また劇症 1 型糖尿病は妊娠に関連して発症することがあるため[7]，出産適齢期の女性では，妊娠の有無も確認を要する．

1 型糖尿病の治療中に発症した DKA は，インスリン治療歴，使用インスリンの種類と単位数，通院状況，持続皮下インスリン注入（continuous subcutaneous insulin infusion：CSII）療法におけるルートトラブルなどの有無を確認する．表 1 に 2014 年 1 月～2016 年 12 月に東京女子医科大学糖尿病センターに DKA 加療目的に入院した 1 型糖尿病 32 例の誘因を示す．32 例中 31 例はすでに糖尿病と診断されており，原因として最も多かったのはインスリン注射の中断および不適切な減量であり，嘔吐や下痢といった消化器症状などのシックデイがそれに続いた．また，CSII トラブルも 1 例に認められた．CSII 療法中の 1 型糖尿病患者では，インスリンの中断後 4～12 時間で DKA を発症すると報告されている[2]．CSII 使用中の患者には，適時血糖値のチェックを指導し，常にインスリン注射器も携帯しているが，時として DKA が起こることもある．他に DKA の誘因として考えられる感染，脳梗塞，心筋梗塞，妊娠，薬剤，アルコール多飲などの要因がないか確認する[8]．

DKA の診断に向けた検査は？

はじめに血糖値，血液ガス分析，血液生化学，血算を提出する．血液ガスでは主に，pH と重炭酸塩を確認するが Na，K，Cl も併せて確認しておくと，治療開始後の経過を比較しやすい．注意すべき点は，高血糖による偽性低 Na 血症となることが多く，明確な定義はないが，特に血糖値が 400 mg/dL 以上の場合は，偽性低 Na 血症となること

が考えられるため，補正 Na 値（mEq/L）＝測定 Na 値（mEq/L）＋1.6（測定血糖値（mg/dL）－100）/100 を計算することを覚えておきたい．ケトーシスの評価は尿中アセトン体に加え，可能なら血中ケトン体（分画）も測定することが望ましい．

　他の検査結果では，血算で白血球増多を認めることが多い．これは感染症のない DKA でも起こりうるが[2]，病初期には感染症の有無の判断が難しい．このため血液培養を含む各種培養やフォーカスの精査に加え，炎症反応を確認したうえで，広域抗菌薬の投与を検討するという考えかたもある．

　血液生化学検査では，電解質はもちろんのこと，血中尿素窒素，血清クレアチニンさらにはその比で腎機能および脱水の程度を評価する．膵酵素は 1 型糖尿病発症時の DKA で高率に上昇し[9]，なかでも劇症 1 型糖尿病では 98％に上昇を認めるとされる[1]．また急性膵炎の合併も起こりうるので，中等度以上の膵酵素の上昇や腹痛を伴う場合は，腹部エコーや腹部 CT などによる評価も検討する．肝酵素は劇症 1 型糖尿病では異常高値になりやすいほか，治療開始から 10 日前後をピークに上昇することが多いとされている[10]．クレアチンキナーゼ（CK）は横紋筋融解症の合併で上昇するほか，心筋梗塞でも上昇しうるので，鑑別のため CK-MB 値も提出しておくとよい．糖尿病関連検査では，特に初発の 1 型糖尿病が考えられる場合，HbA1c，抗 GAD 抗体，抗 IA-2 抗体も可能なかぎり早期に提出しておくと，劇症か急性発症かの鑑別診断の一助になる．抗インスリン抗体は，インスリン使用開始 2 週間以内であれば，インスリン開始後でも陽性としての評価が可能である．

　他の検査として，心電図を心筋梗塞の除外や血清 K 値異常の確認のため，胸部 X 線を感染の原因検索や肺水腫の除外のため，また意識障害があれば鑑別のために頭部 CT の施行を考慮する．

　劇症 1 型糖尿病の発症時，消化器症状のみで来院することがあり，急性胃腸炎と診断されることがある．その際，食思不振や体重減少もあるため栄養素の補給や脱水改善を目的として補液されて帰されるケースがある．当然，補液により高血糖が助長され，アシドーシスや脱水がさらに悪化し，命にかかわる可能性もある．このような症例を見逃さないためにも，急性胃腸炎で来院した場合は，尿定性だけでも施行しておいたほうがよい．劇症 1 型糖尿病の発症時であれば，スクリーニング検査として尿糖検査が威力を発揮する．尿が出ない場合は，頻脈や深呼吸，ケトン臭などを確認し，採血検査を施行すべきである．夜間帯で施設によっては，ルチーン採血ができない場合もあるが，簡易血糖測定器は置いてあることが多いので，このような可能性を考えて念のためチェックすることが大切である．

 ## 患者への説明，起こりうる合併症は？

　DKA の加療は持続的な点滴と頻回の血糖，電解質などのモニタリングが必要なことから入院が必須で，意識障害があれば集中治療室への入室も考慮される．

　治療が奏功し明らかな合併症がなければ，速やかに回復し比較的早期の退院が可能な

ことも多い．しかし，死亡率は2.5〜9%とする報告もあり[2]，DKAの程度によっては生命にかかわる可能性を説明しておいたほうがよい．またDKAは，肺水腫，急性呼吸促迫症候群[11]，脳浮腫，肺動脈血栓症[12]，急性膵炎，横紋筋融解症を合併しうる．

　DKAの再発予防のためには，患者教育が欠かせない．詳細は他項にゆずるが，特にシックデイにおける適切な対応，CSII療法での血糖管理や，高齢1型糖尿病患者のインスリン管理，また精神疾患を伴う症例のインスリン注射についても，よく状況を確認しておく必要がある．

（井出理沙）

文献
1) 日本糖尿病学会編：糖尿病における急性代謝失調とシックデイ（感染症含む）．Q20-1 糖尿病ケトアシドーシスの診断と治療はどのように行うか．糖尿病診療ガイドライン2016．南江堂，2016，pp449-450．
2) Wyckoff J, et al.（根元昌実訳）：糖尿病ケトアシドーシスと高浸透圧性高血糖状態．ジョスリン糖尿病学．第2版，メディカル・サイエンス・インターナショナル，2007，pp989-1002．
3) Wallace TM, et al.: Recent advances in the monitoring and management of diabetic ketoacidosis. QJM 97: 773-780, 2016.
4) 大田真理・他：腎移植後の免疫抑制療法中に発症し，サイトメガロウイルス抗原の上昇を認めたIA-2抗体陽性の劇症1型糖尿病の1例．糖尿病52：919-925，2009．
5) 稲田千鶴子・他：ペグインターフェロンとリバビリンとの併用療法中に発症した自己免疫性1型糖尿病の3例．糖尿病50：37-40，2007．
6) 日本糖尿病学会：免疫チェックポイント阻害薬使用患者における1型糖尿病の発症に関するRecommendation（2016年5月18日）．
7) 花房俊昭・他：1型糖尿病調査研究委員会報告―劇症1型糖尿病の新しい診断基準（2012）．糖尿病55：815-820，2012．
8) 小山雄太：高血糖緊急症・低血糖．日本内科学会認定医制度審議会救急委員会編，内科救急診療指針2016．日本内科学会，2016，pp229-233．
9) 川越 倫・他：ケトアシドーシスで発症し血中膵酵素の遷延性高値を示した成人インスリン依存型糖尿病の1例―自験25症例における膵酵素異常の検討．糖尿病33：823-829，1990．
10) Takaike H, et al.: Nationwide survey to compare the prevalence of transient elevation of liver transaminase during treatment of diabetic ketosis or ketoacidosis in new-onset acute and fulminant type 1 diabetes mellitus. Ann Med 40: 395-400, 2008.
11) 近藤照貴・他：糖尿病性ケトアシドーシスで発症し，急性呼吸促迫症候群，急性腎不全，DIC，横紋筋融解症を合併した劇症1型糖尿病の1例．糖尿病49：157-162，2006．
12) 阿部眞理子・他：糖尿病ケトアシドーシスに肺血栓塞栓症を合併した高齢1型糖尿病の1例．糖尿病55：993-997，2012．

12 糖尿病ケトアシドーシス（DKA）の治療

II　1型糖尿病診療の基本・エッセンス

Summary

- DKA の本態は，高血糖，脱水，ナトリウム（Na），カリウム（K）等の電解質異常および代謝性アシドーシスであり，治療は輸液，電解質の補正，インスリン投与の 3 つが原則となる．
- 体重の約 1 割の水分と 10 mEq/kg の NaCl が欠乏しているといわれており，生理食塩水を中心とした十分な輸液と Na の補充が必要である．著明な高血糖時には 110〜120 mEq/L 台の低 Na 血症をしばしば認めるが，偽性低 Na 血症も念頭に置き，補正 Na 値を計算して確認する．
- 代謝性アシドーシス下で高 K 血症を呈するが，インスリンによる血糖是正を開始すると血清 K 値が低下し，致死的な不整脈を惹起することもあるため，K 補充と同時に心電図モニターによる監視が必要となる．
- DKA における重炭酸塩の投与やリン（P）の補充が生命予後や病態の改善に寄与するというデータはないが，P の低下は心筋や骨格筋の筋力低下や呼吸抑制を起こす可能性があり，血清 P 濃度が 1 mg/dL 以下であれば P の補充を行う．
- インスリン治療は，速効型インスリンの持続静脈注射が行われることが多いが，脱水や高血糖，アシドーシスの程度が軽く，嘔気・嘔吐，食欲不振などの消化器症状が顕著でない場合は，はじめから経口での食事摂取や飲水の促進と，皮下注射による強化インスリン療法を行うこともある．

1　輸液，電解質補正をどのように行うのか？

　日本糖尿病学会のガイドラインによれば，DKA の際は，平均して体重の 10％の水分と 10 mEq/kg の NaCl が欠乏しており，生理食塩水を中心とした十分な輸液と Na，K の補充，インスリンの適切な投与が重要であり，原則として，血糖と pH は 1 時間ごと，電解質は 2 時間ごとにモニターするとされている[1〜4]．

　輸液の種類，量などは患者の全身状態，尿量などにより適宜調節が必要であり，東京女子医科大学糖尿病センター（以下，当センター）での輸液の種類の選択等を図 1 に示す．

　初期の 1 時間は生理食塩水 500〜1,000 mL/ 時，2 時間目は 500 mL/ 時，3 時間目以後は 200〜500 mL/ 時程度を目安とする．大量の生理食塩水の投与は脳浮腫をきたすおそれがあるが，治療開始後 24 時間以内の輸液量が 4 L/m^2 以下では脳浮腫は起こらないとされている．ただし，心不全や腎不全症例では上記より減量し，尿量，エコー下での下大静脈径の推移や BNP 等を指標としながら輸液過剰にならないようにする．

　DKA の初期輸液において，生理食塩水と乳酸リンゲル液のいずれを用いても，予後

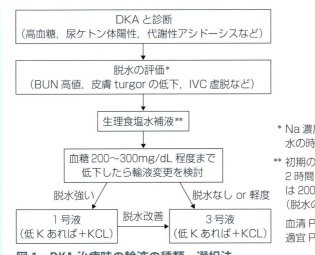

図1 DKA治療時の輸液の種類，選択法

に差はないとされている[5]．

なお，著明な高血糖時には110〜120 mEq/L台の低Na血症をしばしば認めるが，高血糖による偽性低Na血症に助長されていることが多く，補正Na値（mEq/L）＝実測Na値＋(1.6 血糖値（mg/dL）−100)/100を計算する．多くの場合，血糖補正と生理食塩水の補液により速やかに改善を認める．

血糖値が200〜300 mg/dLまで低下すれば，5〜10％ブドウ糖を含む3号液の点滴静注を行う．ただし，明らかにまだ脱水の状態であると考えられるときには，当センターでは2.5〜2.6％ブドウ糖を含む1号液を用いている．

体内総Kは，正常男性で約45 mEq/kg，女性約35 mEq/kgとされており，代謝性アシドーシス下では高K血症を呈する．しかし，インスリン持続静注による血糖是正を開始すると血清Kは徐々に低下し，注意していないと低K血症となり，時としては致死的な不整脈を惹起することもあるため，K補充と同時に心電図モニターによる監視が必要となる．DKA時は一般的に「正常K血症＝細胞内低K」「低K血症＝高度の細胞内低K」を意味するため，血清Kが3.3〜5.0 mEq/Lで，腎機能に異常がないと判断される場合は，輸液中のK濃度を20〜30 mEq/Lに調節して，血清K濃度を4.0〜5.0 mEq/Lの範囲に維持する[2,3,6,7]．血清K 3.3 mEq/L未満となった場合は，20〜40 mEq/hの速度で血清K 3.3 mEq/Lになるまで補充した後，インスリンを投与する[1,2]．

DKAにおける重炭酸塩の投与やPの補充が生命予後や病態の改善に寄与するというデータはない[8〜10]．しかし，Pの低下は心筋や骨格筋の筋力低下や呼吸抑制を起こす可能性があり，血清P濃度が1 mg/dL以下であればPの補充を行う．

また，DKAでは解糖系の抑制により赤血球中2,3-DPG濃度が低下しており，ヘモグロビンと酸素の解離が抑制されている状態であるため，急激なpH是正を行うと酸素解離曲線が左方移動し，組織の酸素供給が障害される．また，重炭酸塩より生じるHCO_3^-とCO_2とでは血液脳関門の通過性に差があるため，重炭酸塩投与は中枢神経系のアシドーシスを悪化させる可能性があるといわれている．したがって，アシドーシスが著し

い場合以外での重炭酸塩の投与は控えるべきであり，当センターでも pH 7 以上で投与しない．

十分量のインスリンとブドウ糖を適切に投与することにより，β-ヒドロキシ酪酸の正常化が早まるとの報告もある[11]．

2 DKA のインスリンの量や投与方法はどのように決めるのか？

インスリン療法は原則，速効型インスリンを生理食塩水に混注する持続静脈インスリン注入にて行われる．日本糖尿病学会のガイドライン[12]によると，50〜75 mg/dL/ 時の速度で血糖低下させることを目標として 0.1 U/kg/ 時の速度で開始し[1〜5]，血糖の低下が不十分，もしくは過度な場合は点滴の速度を調節するとされている．しかし，実際には体重 60 kg の人の場合，速効型インスリン 124 U/ 日の開始速度で入ることとなり，血糖低下速度が早すぎることが多い．当センターでは，普段のインスリン使用量がわかっている症例においては，1 日の基礎インスリン量をもとに持続注入速度の目安を決め，1 日の総インスリン量をもとにインスリン効果値を算定し，ボーラスのインスリン量の目安を決めている（表 1）．1 型糖尿病発症時など，適切なインスリン量が不明な

表 1　DKA 治療時のインスリン持続注入スケール例（通常時のインスリン使用量がわかるとき）

例）持効型溶解インスリン 12 単位（総インスリン 34 単位/日）を使用している症例	
→インスリン持続注入* のベースは 0.5 U/時程度（持効型溶解インスリン 12 単位÷24 時間）は必要．スケール使用時のインスリン効果値** は 50 mg/dL/U 程度と考えられるため，それをふまえてインスリン持続注入メニューを作る．	
◆インスリン持続注入開始速度：ベース 0.5 mL/時から開始	
◆血糖スケール（※ 血糖測定時間：0, 3, 6, 9, 12, 15, 18, 21 時）	
50 mg/dL 未満	50% ブドウ糖 20 mL 静注＋インスリン持続注入中止
50〜80 mg/dL	補食あるいは 50% ブドウ糖 20 mL 静注＋インスリン持続注入中止
81〜200 mg/dL	ベース 0.1 mL/ 時減量
201〜250 mg/dL	経過観察
251〜300 mg/dL	1 mL ボーラス
301〜350 mg/dL	2 mL ボーラス＋ベース 0.1 mL/時増量
351〜400 mg/dL	3 mL ボーラス＋ベース 0.1 mL/時増量
401〜450 mg/dL	4 mL ボーラス＋ベース 0.2 mL/時増量
451 mg/dL〜	5 mL ボーラス＋ベース 0.2 mL/時増量

* インスリン持続注入時：速効型インスリン 0.5 mL（50 単位）＋生理食塩水 49.5 mL　計 50 単位/50 mL（1 mL/時＝1 U/時）とする．
** 速効型あるいは超速効型インスリン 1 単位で下がる血糖値のこと．【1,700÷1 日総インスリン量】で概算する．インスリン枯渇例で使用される．
・血糖 80 mg/dL 未満となった場合には血糖 80 mg/dL 以上になるまで 15 分おきに再検
・インスリン持続注入中止後は血糖 150 mg/dL 以上になった時にベース 0.4 mL/時から再開
※ DKA 治療初期は 1 時間ごとに血糖値測定．血糖値が安定してきた段階では，2〜3 時間ごとに血糖値測定で経過観察している．なお，上記スケールは血糖 201〜250 mg/dL を目標としている．

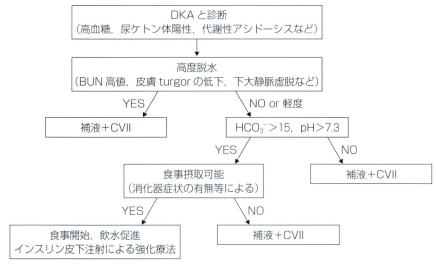

図2 当センターにおけるDKAの治療選択と流れ

例においては，インスリン持続注入のベースの開始速度は0.4〜1.0 U/kg/日程度を目安としている．

血漿浸透圧が正常化し，意識状態が改善するまでは血糖値は250〜300 mg/dLに維持し，その後は150〜200 mg/dLを目標とする．

ただし，脱水や高血糖，アシドーシスの程度や，嘔気・嘔吐，食欲不振などの消化器症状の有無によっては，はじめから経口での食事摂取や飲水の促進と，皮下注射による強化インスリン療法によって治療を行うこともある（図2）．

通常は，脱水，電解質異常，アシドーシスが補正され，消化器症状等の消失により食事摂取が可能になり，通常のインスリン療法に戻せるようになれば，DKAの治療は終了となる．

3 DKA治療後はどのようなことに気をつけるか？

1）肝胆膵酵素上昇

DKAのみで膵酵素の上昇を認めることがあり，特に劇症1型糖尿病では約98％の症例で発症時になんらかの血中膵外分泌酵素（アミラーゼ，リパーゼ，エラスターゼ1など）の上昇を認める．中等度以上の上昇や腹部症状を伴う場合は，速やかに画像検査を行い急性膵炎などの鑑別診断が必要である．

また，DKAの治療中に肝酵素の一過性上昇を認めることもしばしば経験され，新規発症の劇症1型糖尿病では60.4％，急性発症1型糖尿病では29.1％の患者で認めたとの報告がある[13]．原因としては，高血糖状態による脱水にて生じる肝障害，脂質代謝に異常をきたすことで生じる脂肪肝，さらにインスリン枯渇状態のところに急激にインスリンが投与されることにより，肝臓の脂質合成転写因子であるsterol regulatory

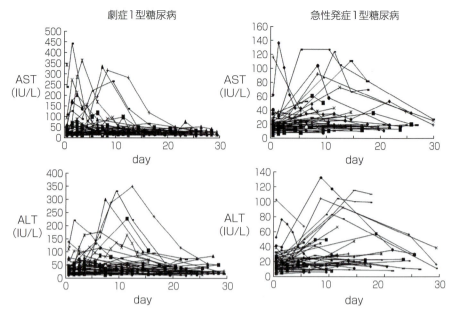

図3 ケトーシス，もしくはケトアシドーシス発症の劇症1型糖尿病と急性発症1型糖尿病の肝トランスアミナーゼの臨床経過
(文献13) より改変)

element-binding protein (SREBP)-1c が刺激され，肝臓内脂肪酸合成を促進し脂肪肝が生じることなどが考えられる．DKA に対するインスリン加療開始5日から15日後をピークに AST および ALT の一過性上昇がみられるが，多くの場合1カ月以内に自然改善するため経過観察でよい（図3）．

2) 治療後神経障害

治療後有痛性神経障害（post-treatment painful neuropathy：PPN）とは，発症機序は不明であるが，急激な血糖コントロールの改善後にみられる有痛性神経障害のことであり，海外では治療関連神経障害（treatment-induced (related) diabetic neuropathy）と呼ばれている．海外では1型糖尿病女性に多く，失恋などの精神的動揺を契機に食事療法やインスリン療法を厳格に行うことで PPN を発症することが多い[14]のに対し，わが国では，インスリン療法による血糖コントロール後に多い．当センター86症例の報告では，治療前 HbA1c の平均値は約14％で，およそ2カ月の間に9.2％まで低下すると同時に急性疼痛を発症し，平均1年で疼痛が軽減している[15]．

DKA 患者においては，発症以前より HbA1c が高値のコントロール不良の患者も多く，発症時には急激な血糖コントロールを行わざるを得ない状況であるため，PPN を発症することも少なくない．激痛による不眠，食欲不振，体重減少，うつ傾向になることもあるため，有痛性神経障害に準じた薬物療法を開始すると同時に，数カ月から1年以内に改善する見込みを説明することが重要である．

3) 脱毛・抜け毛

　成書には明確に書かれていないが，当センターにおいてDKA発症後に脱毛症状を訴える患者を経験した．特に女性では発症から半年後くらいまで同症状が続くことがある．脱毛といっても円形脱毛症のように頭皮が明らかになるほどのものではなく，DKA前と比較して洗髪時や髪の毛をとかすときに抜け毛が多くなるという症状である．原因は明確でないが，前述のごとくDKAでは体液や電解質の10％が喪失されるほどの全身の細胞危機の状況であり，毛根細胞が一時的に障害を受けることや，精神的ストレスによるものなどが疑われる．

　本症状は，1型糖尿病発症後インスリン治療を開始して間もない患者，特に女性には不安感の増加につながることがある．多くの場合，発症半年後くらいまでには落ち着き，以前と同程度に戻る．かならず元に戻るということについても，不安を和らげるよう説明することが大切である．

4　再発予防において重要な対策は？

　DKAには，前述のとおり多種多彩な原因がある．再発予防には，それらの原因を解明し，その原因に対して対策を講じていく必要がある．

　インスリン注射の中断の要因も，精神的な原因から病識不足までさまざまである．近年では，インスリンポンプの普及が進み，インスリン治療のオーダーメイド化が進む一方，ポンプの回路閉塞等の不具合によりインスリン供給が滞り，DKAを引き起こすケースが増えるとの報告もある[16]．

　そういったシステムトラブルによるものや病識不足によるインスリン中断であれば，正しい対処のしかたやインスリンの打ち方などの指導をすればよいことが多いが，精神的な原因による場合，解決に難渋し再発を繰り返す症例も少なくない．特に1型糖尿病の小児は糖尿病でない小児と比較して，うつ病等を含む心理社会的な異常の有病率が有意に高い（56％ vs 20％，$p<0.0001$）という報告がある[17]．また，平均年齢13.1±2.7歳の1型糖尿病患者477人を対象とした研究において，約17％でうつ症状を認めたとの報告もある[18]．思春期という多感な時期では，"インスリンを打つと太る"といった思い込みからインスリンを自己中断したり，就職，受験，対人関係とさまざまなトラブルによる精神的ストレスから拒食につながり，ケトアシドーシスに至る症例も少なくない．

　神経性過食症の1型糖尿病女性に，外来診療だけでなく，入院による適切なメンタルケアも行うことで，有意に抑うつや不安傾向，過食の頻度が減り，HbA1cも下がるとの報告があり[19]，症例によっては精神科医などにコンサルテーションのうえ，積極的に入院加療を検討することも重要と考えられる．

　以上をふまえ，DKAの再発予防には，病識不足や身体的な原因に対する医学的介入

だけでなく，精神的な原因に対しても，ときには入院加療も検討しつつ，辛抱強く患者の訴えを傾聴していくことが重要である．

（菊地俊介）

文献
1) Trachtenbarg DE: Diabetic ketoacidosis. Am Fam Physician 71: 1705-1714, 2005.
2) Kitabchi AE, et al.: Hyperglycemic crises in adult patients with diabetes. Diabetes Care 32: 1335-1343, 2009.
3) Kitabchi AE, et al.: Management of hyperglycmic crises in patients with diabetes. Diabetes Care 24: 131-153, 2001.
4) Wolfsdorf J, et al.: Diabetic ketoacidosis in infants, children, and adolescents: a consensus statement from the American Diabetes Asosiciation. Diabetes Care 29: 1150-1159, 2006.
5) Van Zyl DG, et al.: Fluid management in diabetic acidosis-Ringer's lactate versus normal saline: a randomized controlled trial. QJM 105: 337-343, 2012.
6) De beer K, et al.: Diabetic ketoacidosis and hyperglycaemic hyperosmolar syndrome-clinical guidelines. Nurs Crit Care 13: 5-11, 2008.
7) Stoner GD: Hyperosmolar hyperglycemic state. Am Fam physician 71: 1723-1730, 2005.
8) Gamba G, et al.: Bicarbonate therapy in severe diabetic ketoacidosis: a double blind, randomized, placebo controlled trial. Rev Invest Clin 43: 234-238, 1991.
9) Morris LR, et al.: Bicarbonate therapy in severe diabetic ketoacidosis. Ann Intern Med 105: 836-840, 1986.
10) Fisher JN, et al.: A randomized study of phosphate therapy in the treatment of diabetic ketoacidosis. J Clin Endocrinol Metab 57: 177-180, 1983.
11) Wiggam MI, et al.: Treatment of diabetic ketoacidosis using normalization of blood 3-hydroxybutyrate concentration as the endpoint of emergency management. A randomized controlled study. Diabetes Care 20: 1347-1352, 1997.
12) 日本糖尿病学会：糖尿病診療ガイドライン 2016．p450，南江堂，2016．
13) Takaike H, et al.: Nationwide survey to compare the prevalence of transient elevation of liver transaminase during treatment of diabetic ketosis or ketoacidosis in new-onset acute and fulminant type 1 diabetes mellitus. Ann Med 40: 395-400, 2008.
14) Gibbons CH, et al.: Treatment induced diabetic neuropathy-a reversible painful autonomic neuropathy. Ann Neurol 67: 534-541, 2010.
15) 高橋良当・他：糖尿病における治療後有痛性神経障害 86 例の病態．糖尿病 41：165-170，1998．
16) Chen R, et al.: Level of glycemic control and pregnancy outcome in type 1 diabetes: a comparison between multiple daily insulin injections and continuous subcutaneous insulin infusions. Am J Obstet Gynecol 197: 404.e1-404.e5, 2007.
17) Khandelwal S, et al.: Psychosocial illness in children with type 1 diabetes mellitus: prevalence, pattern and risk factors. J Clin Diagn Res 10: SC05-SC08, 2016.
18) Sendela J, et al.: Prevalence of depressive symptoms in school aged children with type 1 diabetes –a questionnaire study. Psychiatr Pol 49: 1005-1016, 2015.
19) Takii M, et al.: An integrated inpatient therapy for type 1 diabetic females with bulimia nervosa: A 3-year follow-up study. J Psychosom Res 55: 349-356, 2003.

III 1型糖尿病診療のクリニカルパール

13 治療

1 強化インスリン療法のうち MDI, CSII, SAP をどのように選択しているか

Summary

- 健常人におけるインスリン分泌は，1日を通じて安定して分泌される基礎分泌（basal secretion）と，食後の血糖上昇に対応する追加分泌（bolus secretion）がある．
- 健常人のインスリン追加分泌は，食後の血糖値の上昇に対して1時間以内にピークとなり，約3時間で基礎値に戻る．
- 1型糖尿病では，その追加分泌と基礎分泌とがともに廃絶しているため，健常人に近づけるための基礎分泌と追加分泌のインスリン補充療法が必要となる．
  強化インスリン療法（intensive insulin therapy）は，インスリン注射のみならず，食事内容の調整や運動を行い，血糖自己測定を駆使し血糖値をかぎりなく正常値に近づけるという治療法である[1]．
  可能なかぎり頻回に血糖測定をし，これを可能なかぎり速やかにインスリン療法に反映させ，血糖値を可能なかぎり正常値に保つという目的でインスリンを使用するというものである．
- 基礎分泌を中間型や持効型溶解インスリンで補い，追加分泌を超速効型あるいは速効型インスリンで行う頻回注射療法（multiple daily injection：MDI）と，持続皮下インスリン注入療法（continuous subcutaneous insulin infusion：CSII）がある．
  さらに皮下連続式グルコース測定（continuous glucose monitoring：CGM）機能を搭載したインスリンポンプ療法（sensor augmented pump：SAP）が2014年4月にわが国で保険適用となり，糖濃度を連続的にみながらインスリン治療をすることが可能となった．

1 東京女子医科大学糖尿病センターでの実際

東京女子医科大学糖尿病センター（以下，当センター）へ通院している約1,400人の1型糖尿病の治療法の内訳は，MDI 92.7％，CSII 4.6％，SAP 2.7％である．1型糖尿病発症直後の患者は，全例でまずMDIから導入することとしている．小児思春期の患者では，インスリンポンプで紹介されたり，特殊な症例を除いてほぼ全例がMDI治療を行っている．成人以降でMDIからCSIIやSAPへ変更する患者がいるが，挙児希望，妊娠中，低血糖により意識消失を繰り返す，無自覚低血糖，暁現象などペン型インスリンでは改善が難しい患者に対して，CSIIなどへの変更を検討することが多い．

1) 外来での指導体制

MDI，CSII，SAP いずれの治療法も外来での導入が可能である．治療法の選択はそれぞれの利点，問題点を患者に示し，その患者に合った治療法を相談して決定する必要がある．しかし，器械トラブルや震災時などに備え，当院では必ずペン型インスリンは使用できるようになった後に，必要があればインスリンポンプ療法へ切り替えている．後述のようにインスリンポンプを入院で導入する場合もある．

患者が安全でかつ有効なインスリン治療を行うためにはセルフマネジメント教育が必要であり，知識の伝達だけでなく，問題解決を行いながら加療することが重要である．それを実践するためには専門的な知識を持った医師，看護師，管理栄養士など多職種からなる医療チームが必要である（表1）．

表1 当院の外来での体制

①個別指導	医師：一般外来，小児・ヤング外来，CSII・SAP 外来 看護師：インスリン自己注射・インスリンポンプ手技の指導，血糖自己測定の指導，CGM の装着，治療開始後のカウンセリング 栄養士：カーボカウントも含めた栄養指導
②集団指導	掲示物（ポスター），教育講演会，ヤンググループミーティング，妊娠と糖尿病の勉強会

2) 入院での治療方針をどう決めるか

外来と同様に治療法の選択はそれぞれの利点，問題点を患者に示し，その患者の日常生活や性格に合った治療法を相談して決定する必要がある．表2のような患者には入院加療で血糖コントロールを行っている．入院加療を考慮する患者とは，外来で教育が困難または困難と考えられる患者である．

治療方針を決めるために次の検査により評価する．
- 食事負荷試験：内因性インスリン分泌の程度を評価
- 糖尿病性細小血管障害：神経障害，網膜症，腎症の評価
- CGM：1日の血糖変動を評価．最低3日間装着し，その結果によってインスリン量を調整する．

表2 入院での血糖コントロール対象患者

・入院加療が必須な患者
糖尿病ケトアシドーシス 　シックデイ時にインスリン自己管理が困難
・入院加療を考慮する患者
1型糖尿病発症時 　糖尿病合併妊娠 　ケトーシス 　インスリンポンプ導入時 　小児のインスリン自己注射開始時 　他疾患による高血糖時（ステロイド投与，膵摘後）

2 実際の治療とそのアウトカム

1）1型糖尿病に対する基本的なインスリン治療

（1）ペン型インスリン製剤（図1）

＜追加インスリン＞

現在 MDI に使用するインスリンには，速効型ヒトインスリン（レギュラーインスリン）と超速効型インスリン（インスリンアスパルト，インスリンリスプロ，インスリングルリジン）がある．速効型インスリンと超速効型インスリンの違いは図1のようであり，超速効型インスリンのほうが皮下注射後の発現が15分と速く，最大作用時間が約1時間と短い．食後の高血糖を改善する点，食直前投与が可能で使用が容易である点から現在では主流となっている．カーボカウントで得られたカーボ量に対して追加インスリンを投与し，血糖コントロールを行うこともある．

＜基礎インスリン＞

中間型インスリン（中間型ヒトインスリン（NPH インスリン），中間型インスリンアナログ）と持効型溶解インスリンアナログ製剤（インスリングラルギン（100 U/mL，300 U/mL，450 U/1.5 mL），インスリンデテミル，インスリンデグルデク）がある．中間型インスリンは，作用発現時間1.5時間，最大効果発現4〜12時間で作用持続時間18〜24時間である．中間型インスリンはその作用持続時間から，基礎インスリンとして1日1〜2回程度注射投与していたが，作用時間中（6時間後ほど）にピークがありその際に低血糖を起こす問題があった．特に就寝前に投与すると夜中から明け方に低血糖を起こしやすく，その後早朝にかけての高血糖を認めることもあった（ソモジー効果）．持効型溶解インスリンはその問題を改善するためにピークの少ないインスリンとして開発された．

＜混合型インスリン＞

超速効型または速効型インスリンと中間型インスリンをさまざまな割合で配合した製

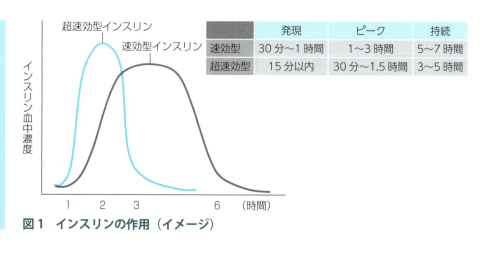

図1 インスリンの作用（イメージ）

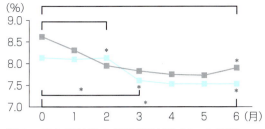

図2 SAP開始後の前治療別HbA1cの推移

剤に加え，近年超速効型インスリンアナログ製剤（インスリンアスパルト）と持効型溶解インスリンアナログ製剤（インスリンデグルデク）の配合薬が発売された．作用，効果発現時間はそれぞれのインスリンの特性を併せ持つ．混合製剤であるため，混合されていない製剤に比べると強化インスリン療法が難しい場合が多いが，患者によっては十分な効果が得られている．

(2) インスリンポンプ療法（CSII）

CSIIはポンプ内に（超）速効型インスリンをセットし，皮下に留置したカニューレから持続的に体内にインスリンを注入して血糖コントロールを行う．現在国内で使用可能な機器はパラダイム722（メドトロニック社）およびTOP-8200（トップ社）である．

ペン型インスリン頻回注射療法との大きな違いは基礎（ベーサル）レートを時間ごとに変更設定できる点，追加（ボーラス）インスリンでは0.1単位刻みの細かい投与量の設定ができる点，ペン型の追加インスリンと同様に注入するノーマルボーラス，設定した時間でインスリンを投与するスクエアボーラス（トップ社ではロングボーラスに相当），これら2つの組み合わせであるデュアルボーラス（トップ社ではカップルボーラスに相当）の設定で注入することが可能である点である．インスリンポンプ療法ではMDIと比較して低血糖の頻度を減らし，HbA1cを低下させたとの報告がある[2]．

(3) SAP

前述したCSIIにリアルタイム皮下連続式グルコース測定（CGM）が連携したインスリンポンプ療法である．現在国内ではミニメド620G（メドトロニック社）が使用可能である．センサーで測定した糖濃度データがワイヤレスでインスリンポンプに送信され，ポンプ画面に表示される．そのためリアルタイムに糖濃度や血糖変動を把握できる．また，あらかじめ設定した高・低血糖の閾値に近づいた際と，その値になったときに知らせるアラート機能がある．MDIやCSIIに比べて血糖コントロールが改善し，低血糖が減少したと報告されている[3]．また，センサーを装着している時間が長いほど，血糖コントロールや血糖変動が改善するとの報告もある[4]．

当センターでSAPを開始した患者では，SAP開始前の治療法がMDI，CSIIにかかわらず，半年間でHbA1cが有意に低下した（図2）．

3 臨床のクリニカルパール

1) 当センターでの使い方の応用方法
(1) ペン型インスリン製剤
＜追加インスリン＞

　それぞれの超速効型インスリンにはわずかな違いがあり，インスリングルリジンの効果発現が最も速いといわれる．当院ではそれぞれの患者の生活や食事のパターンなどを聴取し，食後の血糖変動や患者の使用感なども合わせてインスリン製剤を選択している．

　一方，速効型インスリンは注射後30分程度で効果が発現し，作用時間が5～7時間と超速効型よりやや長い．次の食前に血糖が上昇する場合，炭水化物が少なくたんぱく質が多い食事や食事に時間がかかるとき，糖尿病神経障害の胃不全麻痺により胃内容物の排泄遅延がみられる場合などでは速効型を使用することが多い．食事の内容や食事にかける時間，前後での活動量を総合的に考えて，超速効型や速効型インスリンの投与量と種類を決める必要がある．

　午前中はインスリンが効きにくく，夜間は効きやすいので，追加インスリン量を自己調整する際にはその点も念頭に置いて指導する必要がある．

＜基礎インスリン＞

　持効型溶解インスリンのなかでも若干のピークがあるものや持続時間には違いがある（**図3**）．製剤の特性としてインスリンデテミルでは3～14時間後にピークがあるといわれるが，実臨床では6時間前後に小ピークがあり，作用時間においても24時間より短く20時間程度であることが多い．インスリングラルギンは明らかなピークがないとされるが，4～6時間後に小ピークがあり，作用持続時間もやはり24時間より短い．

　就寝中に低血糖の頻度が高い症例では，持効型溶解インスリンを就寝前ではなく夕食前，さらには昼，朝食前へずらして投与する．また，インスリンデテミルのように持続時間が短めのインスリン製剤では，朝と夕に1日2回に分けて投与することも多い．

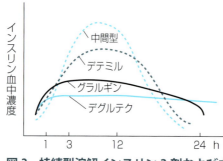

	投与後時間（hr）		
	作用発現時間（hr）	ピーク	持続時間（hr）
デテミル	1	3-14	約24
デグルテク	0	―	>42
グラルギン	1	―	>24
中間型	1.5	4-12	18-24

図3　持続型溶解インスリン3剤および中間型インスリンの薬物動態

活動量が日によって大きく違う，日中に激しい運動をするなど行動パターンが大きく違うときは基礎インスリン投与量を増減することを指導している．夜間のソモジー効果や暁現象がみられるときは血糖コントロールが不安定となる場合があり，前者では投与時間を早める，もしくは1日2回投与にして朝を多めの割合で投与する．後者では早朝起床時に超速効型か速効型インスリンを少量食前投与するか，インスリンポンプへの変更を考慮する．

インスリンの効き具合に季節変動がみられる患者も比較的多い．夏は効きやすく，冬は効きにくくなるため，季節に合わせて基礎インスリン量を増減するよう指導する．

女性では，月経周期によりインスリンの作用効果が変化する．女性ホルモンのエストロゲンはインスリンの効きをよくし，プロゲステロンはインスリンの効きを悪くする働きがある．月経が終了する頃になるとエストロゲンが上昇（卵胞期）し，インスリンが効きやすくなるため低血糖に注意する．排卵後，月経2週間前頃からプロゲステロンが上昇し（黄体期），インスリンが効きにくくなるため，インスリン注射や量を増やす必要がある．1型糖尿病女性を対象にした調査では，70％の患者が月経前に血糖が上がり，約半数の患者が月経初日に血糖が下がったとの報告がある[5]．そのため，月経のある女性においてはこのような月経周期を考慮したインスリンの注射の指導を行う必要がある．

<混合型インスリン>
製剤の取り違いがないというメリットがあり，厳格なコントロールよりも低血糖の危険性の回避が優先される高齢者では有用なこともある．また，未就学児や小学生低学年でインスリン自己注射が困難な患児では，朝夕混合製剤の2回法，もしくは帰宅後おやつ時に（超）速効型を注射する3回変法を行う．患児が自ら自己注射できるようになってから，昼食時のインスリン注射を開始するのでも，十分その後のコントロールを行っていくことは可能である．患児の発育に応じた無理のないインスリン注射を指導していくことも大切である．

(2) インスリンポンプ療法

インスリンポンプは基礎インスリン量を時間ごとに変更できる点，追加インスリンも注入速度やパターンが変更できる点がMDIと大きく異なる．そのため当センターでは，暁現象やソモジー現象などで夜間に血糖が大きく変動する場合や，無自覚低血糖発作を繰り返す場合などにおいてMDIよりインスリンポンプへの切り替えを考慮している．また，SAPにおいては上記に加えて，経済的にも負担となるため，患者の希望も加えて変更を検討している．

具体的な基礎インスリンの調整方法としては以下が考えられる．①ソモジー効果がある場合は血糖が下がり始める前から基礎インスリン量を減らす，②逆に暁現象がある場合は明け方より基礎インスリンを増量する．③運動時は運動開始前より基礎インスリン量を減量し，運動後は元の基礎インスリン量に戻さず，少し減らした量まで戻す．④運動量が極端に多い場合は次の日の朝まで基礎インスリンを少なめに投与する．

また，平日・休日など個人の生活パターンに合わせて数種類の基礎インスリンのパターンを設定できるため，あらかじめ設定しておいてもよい．

　追加インスリンの調整方法は次のように行っている．①水泳や入浴時にインスリンポンプを数時間外すときには，その間のインスリン不足を補うために追加インスリンを少量補充することで対応する．②コースディナーなど長時間にわたる食事時には数時間かけて注入するスクエアボーラス，もしくは糖質の食事前に追加インスリンを注入する．③カレーライス，ラーメンなど糖質も脂質も多い食事ではデュアルボーラスの使用を勧めている．

(3) その他

　強化インスリン療法において体重増加や過体重の1型糖尿病患者が増えてきている．特に成人例では，適切な食事量の指導が必要である．

　インスリンを注射することで，体重が増加することを気にしてインスリン量や炭水化物摂取量を極端に減量する患者もいる．特に小さい頃に食事制限を受け，自由に食べられなかった経験を持つ患者は，過食傾向になる場合もある．このような摂食障害を招かないために，心理状態の把握や栄養面の指導と管理も重要である．体重増加により肥満，高血圧，脂質異常症といった動脈硬化の危険を助長させる病態を併発することのないよう，ある程度の食事内容の指導を行うことも必要である．

〈保科早里〉

文献
1) 平田幸正：糖尿病の治療．第 2 版，文光堂，2003．
2) Jeitler K: Continuous subcutaneous insulin infusion versus multiple daily insulin injections in patients with diabetes mellitus: systematic review and meta-analysis. Diabetologia 51: 941-951, 2008.
3) Bergenstal RM, et al.: STAR 3 Study Group. Effectiveness of sensor-augmented insulin-pump therapy in type 1 diabetes. N Engl J Med 363: 311-320, 2010.
4) Pickup JC, et al.: Glycaemic control in type 1 diabetes during real time continuous glucose monitoring compared with self monitoring of blood glucose: meta-analysis of randomised controlled trials using individual patient data. BMJ 343: d3805, 2011.
5) 内潟安子：月経周期とインスリン治療．Diabetes Journal 27：34-37, 1999．

13 治療

2 その他の付加的治療（内服薬）の国内外での現状

Summary

- 1型糖尿病はインスリンの絶対的欠乏状態であるため，インスリン治療が不可欠である．現在わが国でインスリンに加えて1型糖尿病に保険適用のある経口血糖降下薬はα-グルコシダーゼ阻害薬（α-glucosidase inhibitor：α-GI）のみである．
- 内因性インスリン分泌能が徐々に低下する緩徐進行1型糖尿病（SPIDDM）ではインスリン分泌が枯渇していない症例もあり，他の経口血糖降下薬でも効果が期待される可能性がある．
- 1型糖尿病でも病態から考えて好ましい場合は，適応外使用を申請して使用している例がある．

1 治療薬別にみた一般的な作用機序：1型糖尿病における治療の可能性と実臨床での経験

） α-グルコシダーゼ阻害薬

（1）作用機序

食事により摂取された炭水化物は小腸においてαアミラーゼにより二糖類に分解され，さらに小腸粘膜上皮細胞に存在する二糖類分解酵素（α-グルコシダーゼ）により単糖類に分解された後に小腸壁から吸収される．このα-GIはα-グルコシダーゼの作用を競合的に阻害することで，糖の分解・吸収を遅らせる作用をもつ．

（2）1型糖尿病における適応

・食後早期に急激に血糖上昇する，または炭水化物摂取量が多い患者で超速効型インスリンのみで食後高血糖が是正されない場合

・SPIDDMで内因性インスリン分泌が残存している患者において軽食などでインスリンを使用しない場合

＜症例＞

75歳女性

既往歴：特記事項なし

経過：20歳時BMI 18.8 kg/m^2，過去最大BMI（71歳時）24.8 kg/m^{2}であった．毎年健診を受けていたが異常を指摘されたことはなく，72歳時の健診ではじめてHbA1c 7.3％と高値を指摘，糖尿病と診断された．食事療法のみでHbA1c 6.9％に改善した．73歳頃から口渇，多尿，体重減少（−2 kg/2カ月）を認め，近医受診しHbA1c

13.3％，随時血糖 388 mg/dL，抗 GAD 抗体陽性であり，経過から SPIDDM と診断された．インスリン 4 回法（25 単位/日）を開始され，HbA1c 6〜7％まで低下したが，インスリン投与回数を減らしたいという希望があり当院へ紹介された．初診時の HbA1c は 11.4％であった．外来でインスリン 3 回法（インスリンリスプロ朝 6 単位，昼 8 単位，インスリンリスプロミックス 25 夕 14 単位）へ変更した後，さらにインスリン 2 回法（インスリンリスプロミックス 25 朝 10 単位，夕 6 単位），ボグリボース 0.6 mg 内服へ切り替え，HbA1c 6.6％まで低下したが，さらにインスリン注射回数を減らしたいという希望があり，再度当科に入院した．朝食負荷試験で空腹時 C ペプチド 1.22 ng/mL，負荷 120 分後 C ペプチド 3.21 ng/mL と内因性インスリン分泌は保持されていた．しかし抗 GAD 抗体 251 U/mL（ELISA 法）と高値であったことから，今後内因性インスリン分泌が低下する可能性が否定できないため，インスリン注射は継続することとし，最終的にインスリン 1 回法（インスリンリスプロミックス 25 朝 12 単位），シタグリプチン 100 mg，ボグリボース 0.6 mg で退院した．現在 HbA1c 6.0％であり，低血糖なく QOL も改善して良好に経過している．

2) ビグアナイド薬

（1）作用機序

　血糖降下作用の一部に AMP キナーゼの活性化を介した細胞内シグナル伝達系を刺激する経路が考えられている．この経路により肝臓における糖新生抑制，脂肪酸合成の抑制をきたす．また，消化管からの糖吸収抑制や骨格筋においては糖輸送担体（GLUT4）の細胞膜上への移行を促進，あるいは GLUT4 の発現を促進することなどにより，筋肉内のブドウ糖取り込みを増加させると考えられている．

（2）1 型糖尿病に対する研究報告

　1 型糖尿病にメトホルミンを使用したランダム化比較試験のメタ解析において，メトホルミンの使用により HbA1c の低下は認めなかったものの，1 日インスリン使用量が有意に減少したと報告された[1]．さらに，肥満や過体重者を対象としたサブ解析では，HbA1c も有意に低下した．有害事象として胃腸障害が最も多く，コントロール群よりも多くみられたが，低血糖はメトホルミン群で多い傾向にあるものの，有意ではなかった[1]．

<症例>

44 歳女性

既往歴：特記事項なし

　経過：18 歳時に過去最大 BMI 32.4 kg/m^2 であったが，その後徐々に体重が減少し，20 歳時の BMI は 24.8 kg/m^2 であった．25 歳時急に口渇，多飲，多尿，体重減少（−4 kg/2 週間）を認めたため近医受診，随時血糖 300 mg/dL であり糖尿病と診断された．精査の結果，内因性インスリン分泌はすでに枯渇しており，1 型糖尿病と診断された．インスリン 4 回法を開始されたが，途中で 3 回法およびメトホルミン 750 mg/日の併用へ変更された．しかし，HbA1c 7.5〜9.0％とコントロール不良で体重も徐々に増

加傾向であった．32歳時に東京女子医科大学糖尿病センターへ転医．初診時ヒトインスリンR朝10単位，昼6単位，インスリンアスパルト30ミックス 夕14単位投与，メトホルミン750 mg/日内服し，HbA1c 9.7%，BMI 30.5 kg/m^{2}であった．1型糖尿病であることからメトホルミンの内服は中止とし，インスリン4回法へ変更した．インスリン量は漸増し，43歳時インスリン4回法（ヒトインスリンR 30～38単位/日，インスリングラルギン28～30単位/日）で，HbA1c 8.0%程度，BMI 29.2 kg/m^{2}であった．肥満の改善が認められず，メトホルミンは1型糖尿病患者では禁忌であることと，その投与によって起こりうる副作用を患者および家族に十分説明のうえ，同意が得られたため，同年よりメトホルミン250 mg/日より内服併用を開始した．投与開始から約1年後にはBMI 29.0 kg/m^2，インスリン量はヒトインスリンRまたはインスリンアスパルト34～38単位，インスリンデグルデク28～32単位と体重変動やインスリン量の変化は認めなかったが，HbA1c 7.4%と改善傾向である．

3）DPP-4阻害薬
（1）作用機序
DPP-4は全身のさまざまな組織の細胞膜上をはじめ，可溶性蛋白として血液中にも存在する．糖代謝においてはインクレチンとして知られる消化ホルモン管が病態上重要である．インクレチンは食事摂取時に消化管から分泌されて膵β細胞からのインスリン分泌を促進するホルモンで，小腸上部の十二指腸・空腸の粘膜上皮細胞に存在するK細胞から分泌されるGIP（glucose-dependent insulinotropic peptide）と下腹部小腸の回腸粘膜上皮細胞に存在するL細胞から分泌されるGLP-1（glucagon-like peptide）の2種類が知られている．これらのインクレチンは分泌後に組織中や血中のDPP-4により速やかに不活化されるため，その半減期は1～数分と非常に短い．DPP-4阻害薬はそのDPP-4活性を阻害することでインクレチンの不活化を抑制し，血糖低下効果を増強させることを目的として開発された薬剤である．

（2）1型糖尿病に対する研究報告
1型糖尿病患者におけるDPP-4阻害薬の併用で，HbA1cの低下およびインスリン必要量の減少が報告されている[2]．また，DPP-4阻害薬は高血糖時にグルカゴン抑制し，低血糖時の糖拮抗調節（counter regulation）には影響を及ぼさない[3]．

＜症例＞

51歳女性

既往歴：47歳腎盂腎炎

経過：20歳時BMI 18.2 kg/m^2，過去最大BMIは45歳時の26.2 kg/m^{2}であった．46歳より口渇，多飲，多尿症状を自覚していたが放置，47歳時に腎盂腎炎で入院した際にHbA1c 13.7%と高値であり，初めて糖尿病と診断された．その際すでに内因性インスリン分泌低下を指摘され，インスリン2回法を開始された．同年加療継続目的に当センター初診した．初診時インスリンアスパルト30ミックス34単位/日投与し，HbA1c 6.9%，BMI 23.8 kg/m^{2}であった．また，抗GAD抗体（RIA法）5.5 U/mLであ

り，経過からSPIDDMと診断した．48歳時HbA1c 8.4％，BMI 26.3 kg/m^{2}であり血糖コントロール目的に入院した．入院後インスリン3回法（インスリンアスパルト朝18単位，昼6単位，インスリンアスパルト50ミックス 夕16単位）およびメトホルミン750 mg併用を開始した．その後も血糖コントロール不良，肥満を認めたため，インスリン4回法（インスリンアスパルト37単位/日，とインスリンデグルデク18単位/日），メトホルミン1,000 mgへ増量，シタグリプチン100 mgの内服併用が開始された．その後徐々に血糖コントロール改善，インスリン量を漸減し，51歳現在，BMI 28.1 kg/m^2，インスリン投与量はインスリンアスパルト16単位/日，インスリンデグルデク16単位/日と減量傾向でHbA1c 8.0％と改善傾向である．食事負荷試験で負荷前，Cペプチド0.81 ng/mL，負荷120分後，Cペプチド0.50 ng/mLとインスリン分泌の低下は認めたものの，枯渇はしていなかった．なお，SPIDDMに対しても，ビグアナイドおよびDPP-4阻害薬は禁忌（または適用外）であり，それらの使用に際しては十分な説明と同意が必要である．

4) GLP-1受容体作動薬
（1）作用機序
　GLP-1受容体作用を増強させることにより膵β細胞からのインスリン分泌を促進する．GLP-1はインスリン産生と分泌を促進する作用以外に，膵β細胞の増殖や新生の促進，グルカゴン分泌抑制，胃排泄遅延作用，中枢を介して食欲の抑制など血糖値を下げる働き，さらには心筋保護作用を有する可能性が報告されている．

（2）1型糖尿病に対する研究報告
　1型糖尿病においてGLP-1受容体作動薬を使用した報告[4]では，対照群と比較してHbA1cの変化に差は認めなかったものの，顕著に体重が減少した．肥満や過体重者で目標血糖コントロールに達していない患者においては有用とされている[4]．

5) SGLT2阻害薬
（1）作用機序
　健常人においては近位尿細管のSGLT2の働きにより糸球体から濾過されたブドウ糖のほとんどが再吸収されるため，尿糖排泄は認めない．しかし，高血糖状態ではSGLT2の再吸収を超えた分のブドウ糖が尿糖として排出される．SGLT2阻害薬はそのブドウ糖再吸収を阻害し，尿糖排泄量を増加させることで血糖降下作用をきたす．糖尿病患者においてはSGLT2発現率が増加し，ブドウ糖再吸収が亢進しているといわれており，2型糖尿病の治療には効果的である．

（2）1型糖尿病に対する研究報告
　1型糖尿病でSGLT2阻害薬を使用した報告では，低血糖発作を増やすことなく，1日インスリン使用量減少，体重減量した報告や[5]，酸化ストレスから引き起こされる糖毒性からβ細胞保護につながる可能性があるという報告がある[6]．現在1型糖尿病で第Ⅲ相臨床治験が行われている．

1型糖尿病患者においても肥満者が多くなってきていることが問題となっている．多くの場合，血糖コントロールも不良である．インスリン注射のみならず，本人の食生活にも問題がある場合が多い．1型糖尿病では，2型糖尿病のような厳格な食事制限が必要ないといわれてきたが，小児期・成長期はともかく，成人後は1型糖尿病といえどもメタボリックシンドロームを併発する可能性がある．インスリン以外の糖尿病薬による血糖コントロールは，現時点では保険適用外も多いが，インスリン注射を必ず行ったうえで病態面で適切と考えられる場合は，併用により血糖コントロールや肥満の改善，さらにはインスリン量の減少などが見込まれるため，一考に値すると考えられる．

〔保科早里〕

文献

1) Liu W, et al.: The effect of metformin on adolescents with type 1 diabetes: A systematic review and meta-analysis of randomized controlled trials. Int J Endocrinol: 3854071, 2016.
2) Ellis SL, et al.: Effect of sitagliptin on glucose control in adult patients with Type 1 diabetes: a pilot, double-blind, randomized, crossover trial. Diabet Med 28: 1176-1181, 2011.
3) Farngren J, et al.: Vildagliptin reduces glucagon during hyperglycemia and sustains glucagon counterregulation during hypoglycemia in type 1 diabetes. J Clin Endocrinol Metab 97: 3799-3806, 2012.
4) Janzen KM, et al.: GLP-1 Agonists in type 1 diabetes mellitus. Ann Pharmacother 50: 656-665, 2016.
5) Stands AT, et al.: Sotagliflozin, a dual SGLT1 and SGLT2 Inhibitor, as adjunct therapy to insulin in type 1 diabetes. Diabetes Care 38: 1181-1188, 2015.
6) Cheng ST, et al.: The effects of empagliflozin, an SGLT2 inhibitor, on pancreatic β-Cell mass and glucose homeostasis in type 1 diabetes. PLoS One 11: e0147391, 2016.

13 治療

3 移植療法（膵島移植，膵臓移植）

Summary

- 移植療法である膵島移植と膵臓移植は1型糖尿病の根治療法である．
- 膵島移植は侵襲が少なく，より安全性が高い治療法であるが，通常複数回の移植が前提となる．
- 最終膵島移植後かならずしもインスリン離脱は達成されず，血糖コントロールの安定化が最終目標となる場合も多い．
- 膵臓移植は，強化インスリン療法によっても管理が困難な，1型糖尿病患者における不安定な血糖日内変動を完全に正常化する．
- 糖尿病患者に対する膵移植成績は近年著しく向上しているが，欧米と比較し臓器提供が少ないわが国では，移植までの待機期間が長期化している．
- 膵臓移植後に1型糖尿病が再発することが最近注目されている．

1 東京女子医科大学における膵臓移植の経験

　当施設では，1990年にわが国初の臨床膵臓移植（膵腎同時移植）に成功し，その後1994年までに11例の膵臓移植（膵腎同時移植7例，腎移植後膵移植4例）を行った[1]．当時は全例心停止ドナーからの提供であり，脳死ドナーに比べ，摘出時の移植臓器の虚血がより高度と考えられたが，それでも11例中8例でインスリン注射からの離脱が可能であった（表1）[1]．

　1997年10月16日に「臓器移植法」が施行されて以降，わが国でも法的に脳死移植が可能となり，2001年から2016年までの16年間に膵腎同時移植48例，腎移植後膵移植6例，計54例の脳死膵臓移植を経験している．このうち9例で移植膵機能が低下ないしは喪失し，インスリン注射を再開したが，2016年12月31日現在45例で移植膵が生着しており，インスリンなどの糖尿病薬なしで正常血糖を維持している（表1）．

2 実際の治療とそのアウトカム

　インスリン分泌が廃絶した1型糖尿病に対しては，頻回インスリン注射療法（MDI）あるいは持続皮下インスリン注入療法（CSII）による，強化インスリン療法が必須である．ただしインスリン療法の限界として，①インスリン注射を行っても適切な食事療法・運動療法の継続が終生必要であること，②皮下投与したインスリンの血中動態は日

表1 東京女子医科大学における膵臓移植の経験

	1990〜1994年 (N=11)		2001〜2016年 (N=54)	
移植時年齢（歳）	34±5		43±7	
性別（女性/男性）	6/5		37/17	
提供者				
・心停止	11	(100.0%)	0	(0.0%)
・脳死	0	(0.0%)	54	(100.0%)
術式				
・膵腎同時移植	7	(63.6%)	48	(88.9%)
・腎移植後膵移植	4	(36.4%)	6	(11.1%)
転帰				
・生着（2016年12月31日現在）	0	(0.0%)	45	(83.3%)
・膵機能喪失	11	(100.0%)	9	(16.7%)
・拒絶	5	(45.5%)	0	(0.0%)
・血栓	3	(27.3%)	1	(1.9%)
・膵周囲膿瘍	0	(0.0%)	1	(1.9%)
・移植膵炎	0	(0.0%)	4	(7.4%)
・1型糖尿病再発	1	(9.1%)	2	(3.7%)
・死亡	2	(18.2%)	1	(1.9%)

差変動が大きく，MDIあるいはCSIIによっても，生理的なインスリン分泌パターンを模倣することが困難であること，③正常の血糖日内変動を目指すほど低血糖の危険が高くなること，などがあげられる[2]．

現行のインスリン治療では達成不可能な，ほぼ正常の血糖日内変動を達成しうる根治療法として，これまですでに臓器移植である膵臓移植と細胞移植である膵島移植が臨床例で行われており，さらに今後はiPS細胞などによる再生医療への期待が高まっている．

1）膵島移植

(1) 膵島移植の概要

膵島移植は，提供された膵臓より膵島を分離し，これを経皮・経門脈的に肝臓内へ点滴の要領で輸注する細胞移植である[3]．膵島移植は後述する膵移植に比較し侵襲が少なく，より安全性が高い治療法といえる．ただし通常1回のみの移植ではインスリン治療からの離脱が困難であり，複数回の移植が前提となる．また最終膵島移植後もかならずしもインスリン離脱は達成されず，血糖コントロールの安定化が最終目標となる場合も多い．

(2) 膵島移植の現状

世界中で行われた膵島移植は，Collaborative Islet Transplant Registry（CITR）[4]に登録される．最新の報告では，1999年から2012年までに，北米，欧州およびオーストラリアの計37施設において，846例の患者に膵島移植が行われている．846例中686例が膵島単独移植（islet transplant alone：ITA）であり，その他の178例は腎移植を行った後に膵島移植（islet after kidney transplantation：IAK）が行われた[4]．

上記846例における膵島移植回数は，246例（28%）で1回のみ，424例（49%）で2回，170例（20%）で3回，24例（3%）で4〜6回であった[4]．膵島移植後長期

にわたる成績はいまだ十分といえず，インスリン離脱率は後述の膵臓移植に著しく劣っている（図1）[5]．このため血糖コントロールがきわめて不良な1型糖尿病患者に対する血糖安定化が，膵島移植の実質的な治療目標と考えられてきた．ただし最近の移植成績は著しく向上しており，2007年から2010年までに行われた膵島移植の3年後におけるインスリン離脱率は44％まで改善している[6]．今後さらなる成績の向上が期待される．

わが国での膵島移植の経緯については，日本膵・膵島移植研究会膵島移植班の報告[7]に詳述されている．わが国の膵島移植黎明期といえる2004年から2007年までに，18例の患者に対して計34回の膵島移植が行われた．このうち一時的にもインスリン療法の離脱が可能であったのは3例のみであり，空腹時血清Cペプチド0.3 ng/mL以上と定義される膵島生着率は，移植後3年で22.2％と報告されている．

その後，膵島分離酵素の問題から一時わが国での膵島移植が中断されたが，2012年に先進医療B「重症低血糖発作を合併するインスリン依存性糖尿病に対する脳死または心停止ドナーによる膵島移植」として，東北大学，福島県立医科大学，国立病院機構千葉東病院，京都大学，大阪大学，および福岡大学の6施設による多施設共同研究が開始された．この研究では，2012年から2015年までに8回の膵島移植が行われているが（図2）[7]，成績は臨床試験終了後に公表されるため，現時点では不明である．

膵島移植のレシピエント選択基準のうち重要な項目は，①1型糖尿病の発症後5年以上経過し，②インスリン分泌が枯渇していること，その定義として，血中Cペプチドの基礎値が0.1 ng/mL未満であり，グルカゴン負荷後も血中濃度の上昇がみられないこと，③強化インスリン療法，すなわち1日4回あるいはそれ以上のMDIもしくはCSIIを実施していること，④過去12カ月間に重症低血糖発作が1回以上発症していること，とされている[6]．

(3) 膵島移植の課題

前述したように，複数回の移植を前提とする膵島移植に対し，わが国での提供臓器不足はきわめて深刻である．さらにインスリン離脱に必要な膵島量を確保しうる膵島分離効率の改善，生着後の拒絶や自己免疫機序による膵島障害の予防や対策なども，今後の課題である．またわが国では膵島移植が保険診療の対象になっておらず，現時点では先進医療により移植費用が賄われている[7]．長期的には医療費の問題が生じてくる．

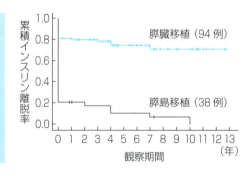

図1　膵臓移植と膵島移植の累積インスリン離脱率の比較

両移植後5年時におけるインスリン離脱率は膵臓移植（94例）73.6％に対し膵島移植（38例）9.3％と後者で明らかに低い結果であった（p<0.001）．

（文献5）より引用・改変）

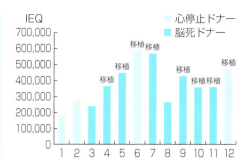

図2 先進医療B「重症低血糖発作を合併するインスリン依存性糖尿病に対する脳死または心停止ドナーによる膵島移植」における膵島分離結果

2012年6月から2015年12月までに心停止下提供による4件，脳死下提供による8件，計12件の膵島分離が行われ，膵島収量が300,000 IEQ以上であった8件で，膵島移植が行われた．

(文献7) より)

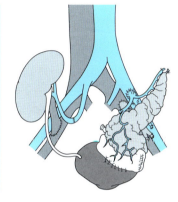

図3 膵腎同時移植の術式

移植膵は十二指腸とともに腸骨窩におき，十二指腸とレシピエントの膀胱に吻合することによって膵液を膀胱内にドレナージする．最近ではレシピエントの小腸に吻合することが多い．移植腎は対側の腸骨窩におく．

2) 膵臓移植

(1) 膵臓移植の概要

膵臓移植は，死体あるいは生体ドナー（提供者）から摘出された膵の全体あるいは一部を移植する臓器移植に分類される（図3）．移植前に感度以下であった血中Cペプチド値が移植膵の血流再開直後から上昇し，移植膵からのインスリン分泌が確認される（図4)[8]．多くの患者で，移植後数カ月以内にインスリン注射が不要となり，ほぼ正常の血糖日内変動を示す結果，経口ブドウ糖負荷試験の血糖反応やHbA1cも正常化する（図5）．このような劇的な糖代謝の改善は，強化インスリン療法では達成不可能であり，また頻回のインスリン注射や血糖自己測定，さらには高・低血糖症状からも解放される結果，QOLが著しく改善する[8]．

(2) 膵臓移植の分類と適応

膵臓移植はその提供者によって，脳死あるいは心停止ドナーから膵臓を移植する死体膵臓移植と，生存する血縁者から提供された膵臓の一部を移植する生体（部分）膵臓移植に分類される．また，レシピエントの糖尿病腎症の病期から，①腎不全に至った後に腎移植と同時に行う膵腎同時移植（simultaneous pancreas and kidney transplantation：SPK），②生体あるいは死体腎移植を行った後に膵移植を行う腎移植後膵移植（pancreas transplantation after kidney transplantation：PAK），さらには③腎症がないか，腎症の比較的早期に膵のみの移植を行う膵単独移植（pancreas transplantation alone：PTA）の3カテゴリーに分類されている．

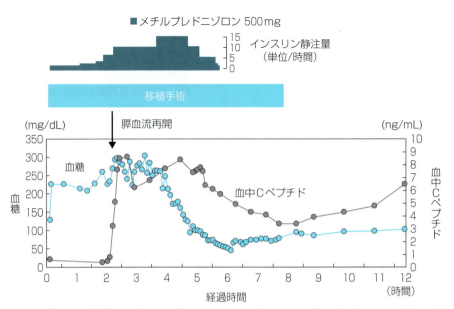

図4 膵腎同時移植例の術中・術直後における血中Cペプチド値および血糖値の推移
術直前まで血中Cペプチドは感度以下であり，術中は持続インスリン静注によって血糖管理を行った．移植膵動静脈を吻合し，血流を再開直後からCペプチドが上昇，それに伴い血糖値が低下したため，インスリン投与を中止した．以後インスリンや経口血糖降下薬の使用を必要とせず，以後正常血糖の維持が可能であった．
(文献8)より)

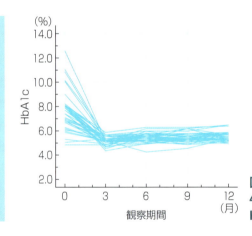

図5 当施設における脳死下膵臓移植40例における移植後12カ月までのHbA1c値の推移

(3) 膵臓移植の申請から移植まで

膵臓移植を希望する糖尿病患者に対する適応評価基準は，移植関係学会合同委員会と膵臓移植中央調整委員会による「膵臓移植に関する実施要綱」[9]に記載されている．インスリン分泌が著しく低下した糖尿病患者で，透析療法中の場合には膵腎同時移植，すでに腎移植を受けている場合には腎移植後膵移植の適応となる．腎不全がなく，インスリン依存状態の糖尿病患者で，インスリンを用いたあらゆる治療手段によっても血糖値が不安定であり，代謝コントロールがきわめて困難な状態が長期にわたって持続している場合に，膵単独移植が考慮される．

患者が膵腎同時移植，腎移植後膵移植，あるいは膵単独移植のいずれかを希望する場合には，患者の医療施設（レシピエント医療施設，通常糖尿病専門医）で検討のうえ，

適応ありとされた場合，必要書類を膵臓移植中央調整委員会に提出する．中央調整委員会は地域適応検討委員会に適応判定を依頼，地域適応検討委員会が中央調整委員会に判定結果を報告し，その結果をもとに中央調整委員会は主治医に判定結果を報告する．移植適応ありと判定された場合，主治医は移植実施施設（移植外科）へ患者を紹介し，その施設での移植の可否の検討を依頼する．わが国での膵臓移植認定施設は**表2**に示す17施設である．移植実施施設で移植可能と判定された場合，日本臓器移植ネットワークに登録し，以後膵臓移植を待機することになる．

（4）膵臓移植の現状

1966年にミネソタ大学ではじめて臨床膵臓移植が施行されて以来，2010年12月までに全世界で37,105例以上の膵臓移植が行われている[10]．そのうち25,030例は米国で行われており，年間1,000例を超える膵臓移植が米国のみで行われている[11]．

わが国では諸外国に比べて臓器提供がきわめて少なく，1997年の「臓器の移植に関する法律」の施行前に脳死膵臓移植1例と心停止膵臓移植14例，同法施行後，法的にも脳死移植が可能となって以降も，2000年4月から2010年6月までに脳死膵臓移植62例，心停止膵臓移植2例，生体部分膵臓移植15例が行われたのみであった．2010年7月に同法の一部が改正され，本人の臓器提供意思が不明な場合でも家族の承諾があれば臓器提供が可能となり，以後年間30件前後の膵臓移植が行われるようになった[12]．2000年4月から2015年12月までに，脳死下あるいは心停止下膵臓移植が246例，生体膵臓移植が27例，計273例の膵臓移植がわが国で行われている[12]．

膵臓移植の成績について，2007年に米国で行われた膵臓移植の5年生着率は，膵腎同時移植73.3％，腎移植後膵移植65.1％，膵単独移植52.9％であった[11]．わが国では，

表2　わが国における膵臓移植実施認定施設と各施設における2000年から2015年までの移植実施数

施設名	死体膵臓移植	生体膵臓移植	合計
北海道大学	9	0	9
東北大学	8	0	8
福島県立医科大学	3	0	3
獨協医科大学	1	0	1
東京女子医科大学	44	0	44
東京医科大学八王子医療センター	0	0	0
国立病院機構千葉東病院	19	18	37
新潟大学	1	2	3
名古屋第二赤十字病院	12	0	12
藤田保健衛生大学	47	2	49
京都府立医科大学	9	0	9
京都大学	0	0	0
大阪大学	38	1	39
神戸大学	8	0	8
広島大学	6	0	6
香川大学	3	0	3
九州大学	38	4	42

1997年以前に行われた主として心停止膵臓移植15例の成績は不良であり，現時点で全例が移植膵機能喪失あるいは死亡にいたっている．2000年4月から2015年12月までに行われた脳死下あるいは心停止下膵臓移植246例の5年生存率は95.8％，移植膵5年生着率は73.9％と報告されている[12]．特に膵腎同時移植の5年生着率は81.9％であり[12]，良好な成績が得られるようになった．

3) 膵臓移植の効果

膵臓移植後は，耐糖能障害をきたしうる免疫抑制薬の継続使用にもかかわらず，経口ブドウ糖負荷試験で正常型を示すことが多い[8]．当施設で施行した脳死膵臓移植患者のうち12カ月以上生着した40例におけるHbA1cは，移植前の7.6±1.6％（4.8〜12.6％）から移植後ただちに低下し，12カ月後には5.5±0.4％（4.9〜6.5％）まで有意に低下した（$p < 0.001$，図5）．その他，低血糖時の糖拮抗調節（counter regulation）障害の改善[13]，経口糖負荷あるいは静注アルギニン負荷時のグルカゴン奇異性上昇の消失[8]，さらにはインスリン抵抗性の改善[14]などが確認されている．

糖尿病合併症に対する効果として，まず神経障害に関しては，膵臓移植後改善ないしは進行を抑制しうるとの報告が散見される[15]．糖尿病網膜症の経過については，移植後の血糖正常化によっても不変であるとの報告が多い[16]．これは，移植時すでに進行した増殖網膜症を認める症例がほとんどであるためと考えられる．腎症に関しては，Fiorettoら[17]が，1型糖尿病患者に膵単独移植を施行したところ，移植前の腎糸球体に認められていた糖尿病性変化が移植の10年後に明らかな改善が認められたことを報告している．われわれは，腎のみの移植を行った糖尿病患者における移植腎の腎症再発所見が，膵腎同時移植例ではみられなかったことから，膵臓移植の移植腎における腎症再発予防効果の可能性を報告した[18]．

大血管障害に関しては，Biesenbachら[19]が，心筋虚血・脳血管障害などの発症率が，膵臓移植の10年後に有意な低下を認めたことを報告しており，膵臓移植がもたらす血糖正常化が大血管障害の進展も予防しうると考えられる．

4) 膵臓移植の問題点と今後の展望

現在，膵臓移植希望者の選択基準による優先順位は，①親族，②ABO式血液型，③HLAの適合度，④膵臓移植術式，⑤待機期間，⑥搬送時間であり，待機期間の優先度が低い結果，登録後の待機期間が長期化している．2017年7月31日現在，207例の1型糖尿病患者が膵臓移植を希望し日本臓器移植ネットワークに登録されている一方で，これまでの登録者累計622例のうち，55例が膵臓移植を受けることなく死亡している[20]．

膵臓移植後の問題として，外科的合併症や，拒絶反応の早期診断がいまだ容易でないことに加え，1型糖尿病の再発などがあげられる．膵臓移植後免疫抑制薬の治療下においても1型糖尿病が再発することは，1996年にTydénらがはじめて報告している[21]．わが国では九州大学から1例の症例報告があり[22]，当施設においても数例経験している（表1）．

生体部分膵臓移植に関しては，血糖コントロールがきわめて不安定な状態が長期にわたって持続し，死体膵臓移植の待機が困難な場合にはじめて考慮される．健康な提供者が膵部分切除を受けることになるため，将来の糖尿病発症が懸念される．

　前述した，移植までの待機期間が長期化している現状では，今後，重症低血糖発作の有無や血糖の不安定性を考慮したレシピエントの選択の優先順位を考慮する必要がある．1型糖尿病の再発症例は，いまだ報告数が少なくその実態や再発機序は不明である．現在わが国の生着例における多施設前向き研究が行われている．

（入村　泉，馬場園哲也，吉田直史）

文献

1) 馬場園哲也・他：膵・膵島移植の現状．ホルモンと臨床 47（夏季増刊）：162-166，1999．
2) Fatourechi MM, et al.: Clinical review: Hypoglycemia with intensive insulin therapy: a systematic review and meta-analyses of randomized trials of continuous subcutaneous insulin infusion versus multiple daily injections. J Clin Endocrinol Metab 94: 729-740, 2009.
3) Robertson RP: Islet transplantation for type 1 diabetes, 2015: what have we learned from alloislet and autoislet successes? Diabetes Care 38: 1030-1035, 2015.
4) Collaborative Islet Transplant Registry. http://www.citregistry.org/
5) Lehmann R, et al.: Glycemic control in simultaneous islet-kidney versus pancreas-kidney transplantation in type 1 diabetes: A prospective 13-year follow-up. Diabetes Care 38: 752-759, 2015.
6) Barton FB, et al.: Improvement in outcomes of clinical islet transplantation: 1999-2010. Diabetes Care 35: 1436-1445, 2012.
7) 日本膵・膵島移植研究会膵島移植班：膵島移植症例登録報告（2016）．移植 51：178-186，2016．
8) 馬場園哲也・他：膵移植後のインスリン依存型糖尿病患者における膵内分泌機能．糖尿病 35：909-917，1992．
9) 移植関係学会合同委員会，膵臓移植中央調整委員会：膵臓移植に関する実施要綱（2010年12月改訂）．http://www.ptccc.jp/youkou.php
10) Gruessner AC: 2011 update on pancreas transplantation: comprehensive trend analysis of 25,000 cases followed up over the course of twenty-four years at the International Pancreas Transplant Registry (IPTR). Rev Diabet Stud 8: 6-16, 2011.
11) Kandaswamy R, et al.: OPTN/SRTR 2013 Annual Data Report: pancreas. Am J Transplant 15 (Suppl. 2): 1-20, 2015.
12) 日本膵・膵島移植研究会膵臓移植班：わが国膵移植症例登録報告（2016）．移植 51：171-177，2016．
13) 朝長　修・他：インスリン依存型糖尿病患者に対する膵移植後の糖拮抗調節．糖尿病 38：839-846，1995．
14) 青木かを里・他：膵移植はインスリン依存型糖尿病におけるインスリン抵抗性を改善する．糖尿病 39：137-146，1996．
15) Kennedy WR, et al.: Effects of pancreatic transplantation on diabetic neuropathy. N Engl J Med 322: 1031-1037, 1990.
16) Ramsay RC, et al.: Progression of diabetic retinopathy after pancreas transplantation for insulin-dependent diabetes mellitus. N Engl J Med 318: 208-214, 1988.
17) Fioretto P, et al.: Reversal of lesions of diabetic nephropathy after pancreas transplantation. N Engl J Med 339: 69-75, 1998.
18) Nyumura I, et al.: A long-term prevention of diabetic nephropathy in a patient with type 1 diabetes after simultaneous pancreas and kidney transplantation. Clin Transplant 23 (Suppl. 20): 54-57, 2009.
19) Biesenbach G, et al.: Progression of macrovascular disease is reduced in type 1 diabetic patients after more than 5 years successful combined pancreas-kidney transplantation in comparison to kidney transplantation alone. Transpl Int 18: 1054-1060, 2005.
20) 日本臓器移植ネットワーク．ttps://www.jotnw.or.jp/
21) Tydén G, et al.: Recurrence of autoimmune diabetes mellitus in recipients of cadaveric pancreatic grafts. N Engl J Med 335: 860-863, 1996.
22) Ishida-Oku M, et al.: A case of recurrent type 1 diabetes mellitus with insulitis of transplanted pancreas in simultaneous pancreas-kidney transplantation from cardiac death donor. Diabetologia 53: 341-345, 2010.

13 治療

4 再生医療――今後の展望

Summary

- 1970年に登場した遺伝子工学は，ヒトの蛋白質を大量に合成できる革新的なテクノロジーとして，それまでの低分子医薬品とは異なるバイオ医薬品を作り出すことになった．しかし，バイオ医薬品が一般的になるまでには，それから20年にわたる研究開発の苦闘が必要であった．
- インスリンが大量合成され，1型糖尿病治療を具体化させた．低分子医薬品が人類の多くの患者を治療しながら，バイオ医薬品の時代を経て，先端医療は徐々に細胞治療・組織治療にその興味の対象を移行させてきている．
- 膵臓からのインスリン分泌，つまり内因性インスリン分泌の著しい低下や枯渇を認める1型糖尿病患者では，生命維持のためにインスリン治療が必要になる．しかし，現状では，インスリン治療を駆使しても血糖コントロールが困難な症例も多く，合併症の進展を認めたり，重症低血糖を繰り返す症例も少なくないことから，根治治療となりうる細胞・組織治療の開発が強く期待されている．

1 実際の治療とそのアウトカム

1) 膵臓移植と膵島移植

現在，内因性インスリンの枯渇した糖尿病患者に対して，膵臓・膵島移植などの外科的治療が行われており，移植された膵β細胞からの血糖値に応答したインスリン分泌により，血糖値の制御が可能となる．体内にインスリン分泌が保たれることで，血糖値が制御され糖尿病患者のQOLの向上と同時に，細小血管障害などの合併症の進行抑制が実現されている．

しかし，膵臓・膵島移植は改善しなければならない課題も多く残されている．膵臓移植に関しては，臓器移植としての手術の侵襲，術後合併症を考慮した集学的な周術期管理が必須である．膵島移植は，膵臓移植と比較し低侵襲であるが，1人の患者に対し複数のドナーが必要になり，また，膵島分離の不確実性や移植後の生着不全を認め，複数回の移植を必要とする症例も多い．手技の安定化，細胞の効果的な移植法に加え，細胞の長期生着に対して革新的な技術開発が期待されている．そのいずれも，ドナー不足は深刻であり，その解決策が求められる．

2) 再生医療を用いた膵細胞移植

ヒトの体内で血糖を低下させるホルモンはインスリンのみであり，インスリンの産生

と放出の役割を担っているのは膵β細胞である．そのため，膵β細胞の特性を有する細胞，あるいは血糖値に応じたインスリンを分泌する機能を有した細胞の再生が新たな治療法として期待される．

これまで，既存の膵β細胞を培養・増殖させることが試みられてきたが，発生が複雑で培養効率も悪いことから，新たな細胞の供給源として，自己複製能と多分化能を有する胎生幹細胞（ES細胞，iPS細胞）を用いた分化誘導法の研究が急速に進んでいる．一方，がん化を否定する技術に基づく安全性などに関しても，次第に担保されつつあるものの，かならずしも完全なものとなっていない．この意味で身体の間葉系幹細胞の分化あるいは遺伝子導入細胞の利用に関しても重要な研究対象となっている．

3）インスリン産生細胞の分化誘導

これまで，多能性幹細胞であるES細胞からインスリン産生細胞への分化誘導の報告が多くなされており，マウスES細胞のインスリン産生細胞への分化や[1]，ヒトES細胞を分化誘導して得られた膵前駆細胞をSCIDマウスに移植することで，内分泌細胞や外分泌細胞に分化したという報告もある[2]．

人工多能性幹細胞（iPS細胞）からのインスリン産生細胞の誘導も報告されており，ヒトiPS細胞からグルコース応答性のある膵島様細胞塊が分化誘導できたという報告がある[3]．ヒトiPS細胞からグルコース応答性インスリン分泌能を保持する成熟膵島細胞を作製したという報告もなされた[4]．

膵β細胞の再生に関しては，さまざまな研究が現在進行中である．多能性幹細胞の発見，分化・培養方法の開発によって，膵島様細胞によるインスリン依存性の糖尿病の治療が近い未来に実現する可能性が見えてきたことは事実である．今後は，前述したように，より確実な膵島細胞分化誘導系の確立とともに，安全性を確実なものとする技術の完成が必要である．

4）多能性幹細胞の移植

現在，膵島移植に際しては効果的な移植技術がなく，長期間にわたり効果的なインスリン分泌を担保するためには大量の移植細胞が必要となっている．今後，膵島様細胞の移植に際しても，移植細胞の培養技術と同時に，生体内で長期に機能維持できる移植技術の革新的な手法の開発が必要となっている．すなわち，培養して増幅した細胞を，その構造と機能を維持させて，いかに効率的に回収し，移植するかという点は技術開発の重要なポイントであろう．

移植細胞の拒絶反応を回避し，生着の保護のために細胞を免疫隔離膜に封入して移植するマイクロカプセル化方法も，1980年代にそのコンセプトと具体例が示されて以来，少しずつ進化し，開発検討が行われている．カプセル内の細胞代謝を確保するためには，酵素とグルコースの供給は必須であるが，血管を経由せず拡散で供給することは困難で，長期の機能維持がかならずしも実現されていない[5]．

一方で，膵島細胞を門脈内に注入し移植する方法では，炎症反応により約60％の移植膵島が消失するとの報告がある[6]．また細胞注入では，注入した95％の細胞が生着

できないという報告もあり，細胞回収の際に行う酵素処理によって細胞外基質が障害されることが影響している可能性が示唆される．このため，培養で得られた移植細胞の効率のよい移植方法の開発が求められている．

5）細胞シート工学

　細胞を培養皿上で培養した後に，その細胞を治療に利用するためには，ディスパーゼやトリプシンなどの酵素処理が必要である．この際，培養皿と培養細胞の界面に存在する接着蛋白質を酵素で破壊して細胞を剥離・回収することになる．しかし，この酵素処理の過程で，重要な細胞膜蛋白質も同時に破壊されてしまうため，構造と機能が低下した細胞しか回収することができない．このため，回収細胞の懸濁液を身体の目的部位に注射で移植しても，ほとんどの細胞は流れてしまい目的部位に留まる細胞は多く見積もっても数％，事実はそれ以下である．

　Okanoらは，水中，32℃で相転移（水溶性から不溶化する）する温度応答高分子（ポリN-イソプロピルアクリルアミド：PIPAAm）を培養皿表面上に均一で超薄膜化させて固定させることに成功した[7]．この表面上では，37℃で細胞が接着・増殖するのに対し，20℃にすると脱着する．したがって，37℃で単層の細胞シートを作った後に酵素処理することなく，温度低下（37℃→20℃）のみで細胞シートを培養皿からはく離・回収できる（図1）．この細胞シートの培養皿面はフィブロネクチンを主体とする接着蛋白質がしっかりと保持され，まるで片面が接着ノリとなっているメンディングテープのような細胞シートを回収することができ，貼り付けて100％の細胞を体の目的部位に移植することに成功している．この細胞シートを用いた回収，操作，移植，積層化などの技術の基盤が整備されてきており，この技術を細胞シート工学と呼び，世界に先駆け

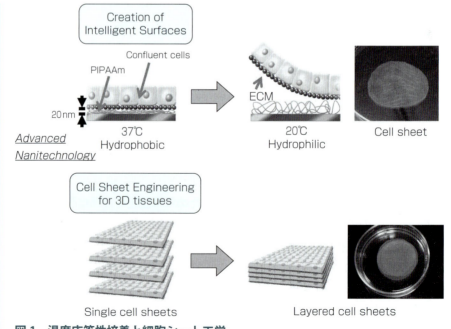

図1　温度応答性培養と細胞シート工学

た系統的研究を展開している．

　すでに，細胞シート工学は角膜上皮，食道上皮，心筋，歯根膜，軟骨，食道，中耳などの再生医療のヒト臨床研究に用いられており，その治療効果が明らかとなっている．

　細胞シート工学を用いてマウスの単離膵島細胞をシート状組織へと再構築し，皮下移植を行った．この方法では100％の細胞を皮下に移植でき，皮下の膵島細胞シートで血糖制御能を有する膵島組織を構築することが報告された[8]．同報告では，細胞シート工学を用いた膵島細胞の回収時に良好な細胞間接着を有する膵島細胞のシート状配列と，細胞内の豊富な分泌顆粒が確認された．また，得られた膵島細胞シートをラットの皮下および大網上に移植し，2週間後の組織学的評価によって移植したシートの生着が確認された．これらの報告により，膵島細胞シートは，血流の乏しい皮下組織，脂肪に富み脆弱な組織である大網上など，さまざまな部位に生着可能である可能性が示唆された．移植に際して，従来の移植方法と比較し，細胞シートを貼り付ける方法できわめて効果的な細胞移植を実現している．

6）肝細胞シート工学

　細胞シート工学を用いた研究報告の中で，2007年のOhashiらは，マウス肝細胞シートを肝臓以外の異所部位に移植し，門脈血流を受けない部位でも肝細胞の長期生着を確認した[9]．血液凝固因子遺伝子をウイルスベクターで導入した肝細胞をシート化し，血友病のマウスの皮下に移植し，症状の改善を認めた．また，Tatsumiらは血管内皮前駆細胞にレンチウイルスベクターで血液凝固遺伝子を導入した細胞からシートを作製し，血友病を有するマウスの皮下に移植したところ，症状の改善を認めている[10]．肝細胞においては，肝臓以外の腎臓被膜下や皮下に作製された肝細胞から機能的な肝組織を作製する肝組織工学が進められている[9, 11]．

7）異所性膵組織の可能性

　現在，ES細胞やiPS細胞などの胎生幹細胞から膵島細胞への分化誘導の研究が幅広くなされている．しかしながら，内分泌機能を有する膵臓の再生には，さらなる膵島組織内での移植・細胞とオリジナルの細胞間でのネットワーク構築の解明と，再生，分化・誘導技術の向上が求められている．

　細胞シート工学では，単層の細胞シートを積層化して立体化することにより，膵島細胞のさらなる機能付加の可能性が示唆される．最近，Shimizuらは東京女子医科大学・早稲田大学共同先端生命医科学研究所（TWIns）で積層化した細胞シートの立体構造化を成功させ，しかも立体構造化組織内に血流を確保する毛細血管網の誘導に成功している[12, 13]．大きな完全な膵臓や肝臓の作製の前に，小さな3次元膵臓や肝臓を作り，異所的にこの小さな臓器で治療することから治療を始めることを目指している．この後に，iPS細胞研究とのリンクにより，大きな臓器作製に向かって再生医療研究を進めていくことを考えている．

まとめ

　インスリン依存性の糖尿病患者に対する，再生医療を用いた新規治療法として，培養細胞を用いた血糖感受性を有するインスリン分泌細胞の移植の発展が期待されている．
　血糖感受性を有し，ホルモン分泌機能を持つ細胞の分離培養技術と細胞シート工学を組み合わせることによる細胞移植効率の向上と，より確実な膵島細胞移植のための細胞シートの作製が，新たな糖尿病治療に向けて着実に進んでおり，糖尿病治療の新展開が期待されている．

〈加藤ゆか，岡野光夫〉

文献

1) Lumelsky N, et al.: Differentiation of embryonic stem cells to insulin-secreting structures similar to pancreatic islets. Science 292: 1389-1394, 2001.
2) Brolen GK, et al.: Signals from the embryonic mouse pancreas induce differentiation of human embryonic stem cells into insulin-producing β-cell-like cells. Diabetes 54: 2867-2874, 2005.
3) Tateishi K, et al.: Generation of insulin-secreting islet-like clusters from human skin fibroblasts. Biol Chem 283: 31601-31607, 2008.
4) Takeuchi H, et al.: Endodermal differentiation of human pluripotent stem cells to insulin-producing cells in 3 D culture. Sci Rep 4: 4488, 2014.
5) Narang AS, et al.: Biological and biomaterial approaches for improved islet transplantation. Pharmacol Rev 58: 194-243, 2006.
6) Barshes NR, et al.: Inflammation-mediated dysfunction and apoptosis in pancreatic islet transplantation: implications for intrahepatic grafts. J Leukoc Biol 77: 587-597, 2005.
7) Okano T, et al.: A novel recovery system for cultured cells using plasma-treated polystyrene dishes grafted with poly (N-isopropylacrylamide). J Biomed Mater Res 27: 1243-1251, 1993.
8) Shimizu H, et al.: Bioengineering of a functional sheet of islet cells for the treatment of diabetes mellitus. Biomaterials 30: 5943-5949, 2009.
9) Ohashi K, et al.: Engineering functional two-and three-dimensional liver systems in vivo using hepatic tissue sheets. Nat Med 13: 880-885, 2007.
10) Tatsumi K, et al.: A novel cell-sheet technology that achieves durable factor VIII delivery in a mouse model of hemophilia A. PLoS One 8: e83280, 2013.
11) Ohashi K, et al.: Liver tissue engineering at extrahepatic sites in mice as a potential new therapy for genetic liver diseases. Hepatology 41: 132-140, 2005.
12) Sakaguchi K, et al.: In vitro engineering of vascularized tissue surrogates. Sci Rep 3: 1316, 2013.
13) Sekine H, et al.: In vitro fabrication of functional three-dimensional tissues with perfusable blood vessels. Nat Commun 4: 1399, 2013.

14 食事・食べかたをどう指導するか

III 1型糖尿病診療のクリニカルパール

Summary

- 1型糖尿病の治療の基本は，インスリン注射療法によるインスリン補充である．
- 合併症・生活習慣病の予防には，健常人が健康維持増進や疾病予防のために食事を管理するのと同様に，適量かつ十分な栄養バランスのとれた食事を習慣づけることが大切である．

1　1型糖尿病患者の適正摂取エネルギー量をどうとらえるか

　必要摂取エネルギーと各種栄養素量，適正な三大栄養素（たんぱく質，脂質，炭水化物）の配分は，厚生労働省「日本人の食事摂取基準（以下，食事摂取基準）」[1]を参考に算出する．

　ライフステージに合わせた身体活動レベルを把握し，食事摂取状況のアセスメントを慎重に行い，体重の変化や体格（BMI）から摂取量と消費量のエネルギー収支を把握し，適正摂取エネルギー量を調整していく必要がある（図1）．

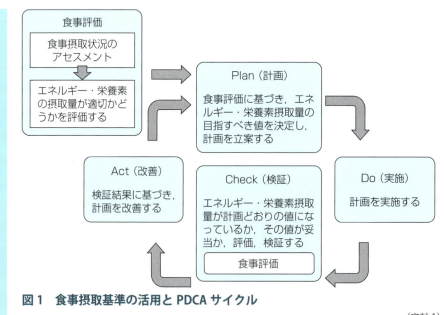

図1　食事摂取基準の活用とPDCAサイクル

（文献1）より）

2 栄養指導の注意点

1) 幼児・学童期

　年齢・性別・身長・体重と活動量を総合的に考慮し，特に若年発症の患者では特段の配慮を行う必要がある．栄養アセスメントが不十分で摂取量と消費量の評価を怠った一方的な栄養指導では，消費量が増えた場合，食事量を増やさず指示された量をかたくなに守って料理する母親と，それだけを食べる子どもは，食事療法を実行するほど体重が減り，発育や成長の妨げとなる可能性もある．

　初回の栄養指導では，発症前の食生活の状況，患者個人の食事摂取量を把握し，これまでの食事摂取量や栄養素バランスを評価し，加味したうえで栄養素量を提示する．きょうだいがいる場合は，食事は同じメニューでよく，おやつも分け隔てなく同じ内容でかまわない．

　ただし，おやつはお菓子と加糖飲料をセットにすると，糖質の過剰摂取により食後高血糖をきたしやすくなる．また，幼児期ではおやつのエネルギー量が多くなると次の食事までにお腹がすかなくなり，食べムラの原因にもなる．おやつも1日の必要エネルギー中に含むため，飲みものは無糖飲料とするように習慣化する，袋菓子は皿に取り分けあらかじめ食べる量を決めておく，蒸したさつまいもやくだものをおやつの時間に食べるなど，家族ぐるみで食習慣を見直し，エネルギー量を調整する．乳製品は，学校給食で牛乳を飲む以外に，夜間の低血糖の予防にヨーグルトを食べるなど工夫が必要である．

2) 思春期から進学・就職の時期

　一般的に高校生までは，家族と一緒に暮らして，（母）親が作った食事を食べていることが多く，食事量もある程度の範囲で安定しているのでインスリン量の見積もりがしやすい．しかし，大学・専門学校への進学や就職を機に親元を離れ独り暮らしを始めると，外食や中食の機会が多くなり，自分の食事の適正量がわからなくなってしまうことがある．さらに就職などで生活パターンが変わる場合，たとえば社会人になりデスクワーク中心の仕事で活動量が少なくなったにもかかわらず適切な食事量やインスリン量を考えることができず，食べたい量に合わせてインスリンを打つスタイルのまま肥満を助長してしまうようなケースもある．

　摂取する栄養素のバランスを考えることも大切である．筆者らは，20〜49歳の1型糖尿病患者120人〔平均HbA1c（JDS）6.9±0.8％〕の食事摂取状況から，血糖コントロールとエネルギー摂取量および三大栄養素（炭水化物，たんぱく質，脂質）/エネルギー比率の関係を検討した（図2）[2]．その結果，HbA1cは総エネルギー摂取量と相関しなかったが，炭水化物/エネルギー比率と負の相関があり，脂質/エネルギー比率とは正の相関を認めた．さらに，HbA1cを従属変数とし，BMI，インスリン注射量，総エネルギー摂取量，三大栄養素/エネルギー比率を独立変数として重回帰分析（ステップワイズ法）を行ったところ，炭水化物摂取量が有意な関連因子として残った（$\beta =$

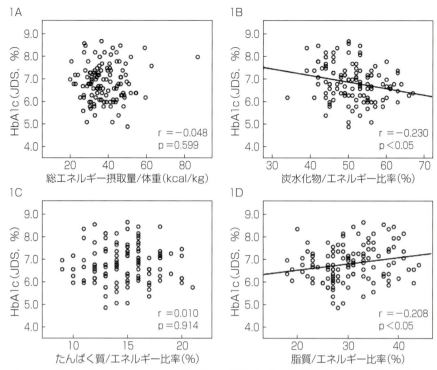

図2 血糖コントロールとエネルギー摂取量および三大栄養素エネルギー比率の関係
(文献2) より

−0.234, $p<0.01$). 1型糖尿病患者の血糖コントロールにおいて，炭水化物/エネルギー比率が比較的高く，脂質/エネルギー比率が少ないほうが血糖コントロールは良好であることが判明した．すなわち，1型糖尿病患者においても炭水化物の推奨摂取量をとり，栄養バランスの整った食事を習慣づけることが大切と考えられる．

しかしながら，実生活では毎食，主食，主菜，副菜がそろい，三大栄養素のバランスが整った食事ができるとは限らない．おにぎりやめん類のみの単品メニューで炭水化物中心の食事になることもあれば，宴席などで炭水化物が少なくなることや，野菜が不足がちになることもある．

栄養指導では，はじめに理想的な三大栄養素の配分を説明し，血糖値が最も上昇しやすい炭水化物については，糖質と食物繊維から構成されていること，その比率も食物によって異なることを理解してもらう．

さらに実際の食生活の場面を想定して，糖質が少ない場合は，低血糖になりやすいこと，相対的に脂質やたんぱく質が多くなることを説明する．特に脂質摂取量が多いと胃排泄時間が遅延し，さらには遊離脂肪酸の上昇によりインスリン感受性が低下し[3]，血糖コントロールが悪化する可能性がある．また総エネルギー摂取過多で肥満の助長にもつながる．このような偏りのある食事への注意喚起は，健常人と同様に1型糖尿病患者に対しても必要である．

3）アルコール摂取と血糖コントロール

アルコールは，そのものの作用やアルコールの代謝に伴い血糖値に影響を与えることがわかっている．アルコールは 7 kcal/g のエネルギーを持ち，数時間かけて徐々に代謝され，血糖値として緩やかに上昇する．そのためアルコールのみでも，血糖値は上昇し，過剰の飲酒は摂取エネルギー過多につながる．実際にはカクテルやサワーなどアルコール飲料に添加される糖質，ビールやワイン・日本酒に含まれる糖質が血糖を上昇させる原因になることが多い．

血糖上昇にかかわる反面，野菜のみ（食物繊維中心），ナッツ類（脂質中心），刺身・生ハム・チーズ（たんぱく質中心）など，糖質が含まれていない食品とアルコール飲料だけでは，追加インスリンの注射後に低血糖を起こすことがある．予防には，いも料理・パンなど糖質を含んだつまみをはじめに食べるか，糖質を含んだ料理が出てくるタイミングでインスリンを注射する必要がある．

近年流行りの「糖質ゼロ」「糖質オフ」※のアルコール飲料の場合も，追加インスリンを注射するときには，適度な糖質の摂取が必要である．アルコール摂取時は酔いにまかせて気がゆるみ，予測した食事量よりも過剰に摂取することあれば，酔いの程度によっては眠前定期の基礎インスリンの打ち忘れもある．1 型糖尿病に限らず過剰な飲酒は控えるに越したことはない．

※ 厚生労働省の栄養表示基準では糖質が 100 mL 中に 0.5 g 以下であれば「糖質ゼロ」の表示が許可され，100 mL 中に糖質が 2.5 g 以下であれば「糖質オフ」の表示が許可されている．

4）カーボカウントによる栄養指導

（1）カーボカウントとは

食事中の炭水化物量を把握して食後の血糖値を調整する方法をカーボカウントと呼ぶ．

（2）カーボカウントの活用法

食品，料理に含まれる糖質の目安量を見立てられるようになるためには，フードモデルを利用して視覚的にも認識できるよう，また食品成分表示のラベルから糖質量を読み取れるように，実践に則して説明している．

炭水化物中の糖質を含む食品の鑑別・量を把握することは，追加インスリン量を決めるうえで大切である（図 3）．カーボカウントを利用するメリットは，特に 1 型糖尿病を発症して間もない患者の場合，食事療法の一環として詳細な計算を必要とせず，糖質量を把握できれば，インスリン調節の目安となるので，早期に適切なインスリン量の見積もりが可能となる実践的なツールといえる．さらに持続皮下インスリン注入（CSII）療法においてもカーボカウントがより効果的に活用されている[4]．

（3）カーボカウントの限界

食後の血糖上昇を惹起する糖質に対する投与インスリン調整には限界がある．たとえば，焼肉屋で肉ばかりを食べて主食などの糖質を摂取しなかった場合など，糖質が少ない高たんぱく・高脂質の食事の場合は，食後すぐに血糖は上がらない．とんかつ・唐揚

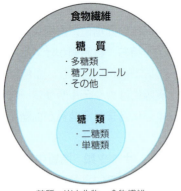

図3 炭水化物と糖質および食物繊維の関係

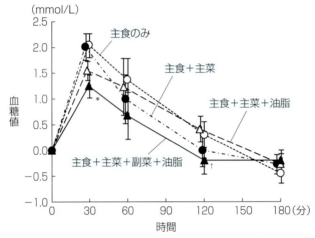

図4 食事の組み合わせによる血糖値の変動

(文献5), p.1635 Fig 1 より作図)

げ・天ぷら・中華料理の定食であれば，あんや衣の糖質も考慮する必要がある．また，油脂を含んだメニューのほうが，おにぎりやパンなど単品メニューよりも血糖値は上昇しにくい（**図4**）[5]．生クリームを多く使用したケーキは油脂が多く，小豆と砂糖が主な原料となる糖質中心の和菓子よりも，血糖値の上昇が長時間になりやすい（**表1**）．コース料理の場合は，いもやかぼちゃなど糖質を多く含む料理や主食を食べるタイミングでインスリン注射をする．途中でインスリン注射を打ちにくい場合は，食事のはじめにパンなどの糖質をオーダーして食べるなど注意をはらう必要もある（**表2**）．このようにインスリンの作用動態を把握しておくことで，食事内容から追加インスリンの種類と量を経験に基づき工夫して調整できるよう，医師と相談しながら指導を行っている．

5）食習慣の指導を大切に

患者の食生活背景を考慮せず，算出された食事摂取量の説明のみを初回の栄養指導で行ってしまうと，これまでの食事の楽しさを奪い，食事制限を強いることになる．「食べてはいけない」と思うことで，隠れ食いをしたり，補食のおやつ目的に故意に低血糖

表1　インスリンの種類の選択と量の調節に工夫が必要な食事パターンの例

1. 揚げものや油脂を多く使った脂っこいメニュー
2. 主食が少なく肉・魚料理や大豆製品など，たんぱく質と脂質中心のおかず食いとなる食事
3. おにぎり，うどん・そば，トーストのように糖質中心の単品メニュー
4. 主食は食べないが，いも類やかぼちゃなど糖質を多く含むおかずが多い食事
5. 乳製品など脂肪を多く含む洋菓子のおやつ
6. 和菓子のように原材料が小豆，砂糖など糖質中心のおやつ

表2　糖質摂取が予測しにくい食事パターン

1. すぐに糖質を摂取しない食事パターン
    - コース料理
    - 食事のときに野菜から食べ始める「ベジタブルファースト」の食べ方
    - 宴席などで糖質を多く含む食べものがはじめに出てこないとき
2. 糖質の算出に注意がいる食事
    サラダ中心の食事のように，大量の野菜から算出された炭水化物量でインスリン量を決定すると，食物繊維の含有量が多く，糖質量は少ないため，食事中または食後すぐに低血糖になりやすい

を誘発することもある．母親の作る計量された食事であれば，基礎カーボカウントですむが，友だちとの会食，特別な日のごちそうや，忙しいときに短時間ですませる食事，食欲がなく欠食するなど，規則正しい食事が難しい環境，年代になると，食事量をすばやく見積もり，インスリン量や注射を打つタイミングなどの調節も必要になってくる．さまざまな食生活，行動パターンに対応できるような指導をしていくことが大切である．

3　症例

＜11歳発症1型糖尿病　就職後26歳にして，はじめて自分で食事内容とインスリン量の見直しができた男性Aさん（図5）＞

生来肥満傾向であった．1型糖尿病発症当初，母親が作った料理で一定の食事量を保持していた（BMI 24.4 kg/m^2）．中学校ではサッカー部に所属し，高校入学後は早朝・夜までの練習で運動量が増え，低血糖が多くなり補食が当たり前となっていた．インスリンの調整，低血糖の予防や食事量や内容について栄養指導を実施してきたが，体重減少には至らなかった．

高校卒業後，家業を継いだ後もしばらくサッカーを続けていたが，資格試験の勉強とともにサッカーを止めることになり活動量が減っていた．活動量が減っても食事とインスリン量を変えていなかったため高血糖に対して追加インスリンを打ち，低血糖を引き起こしては補食するという悪循環のまま，体重は増加する一方で（BMI 30.8 kg/m^2），HbA1c（NGSP）は7～8％で推移していた．

26歳で試験勉強に区切りがつき，HbA1c 9％まで悪化した血糖コントロールの改善と体重の減量に取り組むようになった（BMI 31.2 kg/m^2）．このとき，主食中心の食事になっていたことや夜間に低血糖が多いことから，栄養バランスを見直し食事内容を変

年齢（歳）	13〜15	16〜18	20〜25	26	27	28
ライフステージ	中学生	高校生	就職 →			
運動の習慣	サッカー部		特に運動なし	夜のジョギング開始 →		特に運動なし
栄養指導		開始 →		食事量の見直しに納得される →		
総エネルギー量（kcal/日）	1,800〜2,200	2,000〜2,500		1,800〜2,000		
食品交換表：表1（U/食）	3〜4	4〜5		2〜4		
BMI (kg/m^2)	24.4	24.8	30.8	31.2	29.1	28.4
HbA1c (%)(NGSP)	11.7	7〜8		9	7.5	7.5
ビグアナイド系経口血糖降下剤	−	−	1,500 mg	中止	−	−
追加インスリン	速効型 22.5	速効型 40-44	速効型 40-45	超速効型 35-40	超速効型 35-40	超速効型 35-40
基礎インスリン	中間型 8〜9	持効溶解型 20→40	持効溶解型 40→46	持効溶解型 46→30	持効溶解型 30	持効溶解型 33

28歳時，神経障害，網膜症，腎症は認めず

図5　11歳発見1型糖尿病，就職を機に活動量の低下によって，食事量の見直しとインスリン量の調整を行った男性Aさん

えインスリン量を調整した．また，カーボカウントを参考にすることで自分が設定する追加インスリン量の適量を判断できるようになった．

　食事量とインスリン量調整の効果はすぐに現れ，低血糖に対する補食分の摂取エネルギーが減り体重を減らすことが可能になった（BMI 28.4 kg/m^2）．自己調整で血糖コントロールがHbA1c 7.5％まで改善したことも自信となり，今後は運動を再開し，さらに体重を落としたいと意欲的である．

　合併症を予防し，食生活の習慣に乱れが生じないようコントロールすることが栄養指導の目的ではあるが，患者の困りごとを把握し，一人ひとりのライフステージを尊重し，ときには患者の理解可能な時期を待ちながら，支援することも大切であろう．

（柴崎千絵里）

文献
1) 厚生労働省：日本人の食事摂取基準 2015 年版．http://www.mhlw.go.jp/bunya/kenkou/syokuji_kijyun.html, 2014.
2) 柴崎千絵里・他：1型糖尿病患者における三大栄養素エネルギー比率と血糖コントロール．糖尿病 55: 6-11, 2012.
3) Laxminarayan S, et al.: Bolus estimation--rethinking the effect of meal fat cotent. Diabetes Technol Ther 17: 860-866, 2015.
4) 柴崎千絵里・他：1型糖尿病患者へのカーボカウントを用いた栄養指導のポイント．糖尿病 8：59-66，2016.
5) Kameyama N, et al.: Effects of consumption of main and side dishes with white rice on postprandial glucose, insulin, glucose-dependent insulinotropic polypeptide and glucagon-like peptide-1 responses in healthy Japanese men. Br J Nutr 111: 1632-1640, 2014.

15 摂食障害（過食症を含む）とそのケア

Summary

- 糖尿病に摂食障害を併発すると，血糖コントロールは著明に悪化し，糖尿病合併症の頻度も高くなるなど，重大な問題を生じる．
- 若い1型糖尿病患者の約1割が摂食障害を併発しているといわれるなど，糖尿病は摂食障害発症のリスクファクターの1つである．
- 摂食障害を併発した糖尿病患者の治療はたいへん難しいとされているが，摂食障害にも重症度に差があり，「むちゃ食い障害」の患者のなかにはもともとの精神病理は重くなく，厳格な糖尿病管理が主たる原因となり医原性に摂食障害を生じたと思われる者も少なくない．
- これらの患者に対しては，糖尿病や人生の負担を軽減する対応により，摂食障害および血糖コントロールの改善が期待できる．

1 摂食障害とは

　摂食障害とは，体重・体型への過度のこだわりと，それに関連した食行動の異常（体重増加を防ぐための不適切な代償行為を含む）を特徴とする病態だといえる．食行動の異常には拒食や過食がある．体重増加を防ぐための不適切な代償行為には，自己誘発性嘔吐，下剤・利尿剤・やせ薬などの乱用，食事制限，過度の運動などがあるが，糖尿病患者に特徴的なものとしては，意図的にインスリン注射を省略・減量する insulin omission（後出）が重要である[1〜3]．

　若い女性の間で，体重・体型が自己評価の大きなポイントとなっている今日，摂食障害を発症する女性は少なくないが，糖尿病女性患者においてはその頻度はより大きく，血糖コントロールへの悪影響が大きいなど大きな問題となっている．

　体重・体型へのこだわりが大きいほど，摂食障害の精神病理は大きく，食行動の異常や体重増加を防ぐための代償行為も顕著で，血糖コントロールなど身体面の悪影響も大きく，対応や治療もいっそう困難となる傾向がある．

1) 摂食障害の病型

　摂食障害はその症状により，以下のような病型に分類される．単純化して説明しているので，正確には診断基準を参照されたい．

・**神経性やせ症**：極端な体重減少を伴うもの．拒食タイプ（摂食制限型）と過食タイプ（過食・排出型）がある．前者は極端な食事制限や過活動などで禁欲的にやせようとするもので，後者は自己誘発性嘔吐や insulin omission などにより食べたことを帳消しにしてやせようとするものであり，多くは過食を伴う．

- **神経性過食症**：過食および体重増加を防ぐための不適切な代償行為を頻繁に繰り返す．体重は正常範囲である．
- **過食性障害（むちゃ食い障害）**（以下，むちゃ食い障害と略す）：頻繁に過食を行うが，体重増加を防ぐための不適切な代償行為は定期的には行わない．肥満を伴う傾向あり．過食をしても，体重増加を防ぐための不適切な代償行為を行わないのは，体重・体型に対するこだわりが神経性過食症よりは小さいからだといえる．

2 糖尿病への摂食障害の併発（特に1型糖尿病における）

　九州大学病院心療内科（以下，九大心療内科と略す）には，平成6年以後20年近くの間に，約250人の心理社会的問題を抱えた1型糖尿病患者が全国各地から紹介され受診した（その半数以上が東京女子医科大学糖尿病センターから）．そして，その実に約4分の3が摂食障害を併発した患者（そのほとんどが女性）であった．このように摂食障害患者の割合が多かった理由として，①摂食障害を併発した患者は突出して血糖コントロール不良であり，主治医からすれば最も気がかりであるが，通常の糖尿病患者への対応では効果がなく，②摂食障害の専門家といわれる先生に紹介してもいい結果が得られないことが多く，③そのうえ，食事や体重の問題を抱えている（特に若い女性の）糖尿病患者は意外に多いことなどがあげられる．そこで，これらの患者を積極的に受け入れ治療する数少ない施設である九大心療内科に，多くの患者が集まったということだと思われる．

1) 1型糖尿病女性患者における，神経性過食症とむちゃ食い障害の病態の比較

　九大心療内科を受診した1型糖尿病患者のうち，神経性過食症の患者とむちゃ食い障害の患者を比較したところ，心理的にも行動的にも医学的（HbA1cがより高値）にも，神経性過食症の患者のほうが重症であることが確かめられた[1]．

2) 摂食障害を併発した1型糖尿病患者の特徴

　表1に，文献や筆者の実際の経験から得た，摂食障害を併発した1型糖尿病患者の特徴について示した．
　一般の若い女性における摂食障害の割合は，調査によって変動があるが，平均すると

表1　摂食障害を併発した1型糖尿病患者の特徴

1. 若い1型糖尿病女性患者の約1割が摂食障害を併発（摂食障害とまでいえなくても，食事や体重に関する重大な問題を抱えている患者を加えると，約3割）．
2. ほとんどの症例で，血糖コントロールは著しく不良．慢性合併症の頻度も高い．
3. 過食タイプの摂食障害が多い．
4. Insulin omission（インスリン省略）という糖尿病特有の，体重増加を防ぐための不適切な代償行為を行う患者が多い．
5. 糖尿病のコントロール不良と，摂食障害の存在が互いに悪循環をなし，治療は非常に難しいとされている．

2〜3％くらいであり，1型糖尿病における1割というのはその数倍であり明らかに多く，1型糖尿病であることは摂食障害発症のリスクファクターであるといえる．

Insulin omission は，全身の代謝状態を著しく悪化させることによってやせるという，究極のダイエット法である．インスリン注射を省略したり大幅に減量すれば，いくら食べてもやせられるのである．そのことを患者たちは体験的に知ったり，他患者からの情報で知る．ただし，やせることができる代わりに血糖コントロールは著しく悪化する．筆者の研究によると，摂食障害を伴う1型糖尿病女性患者において，insulin omission はHbA1cを最も上昇させる行動であった（過食よりも大きな影響を与えていた）[1]．その結果，いずれ重篤な慢性合併症に悩まされることになる[3]のであるが，少なからぬ若い女性患者が，合併症のリスクよりもやせられるほうを取り insulin omission をやめることができないのである．しかし，この重大な行動を患者はひた隠しにすることが多く，またこの行動について糖尿病治療者の間でも十分に知られていないので，顕著な高血糖の背後にあるこの行動の存在が明らかにされることは少ない．患者がまさかそのような自己破壊的行為をしているとは思い至らず，高血糖の原因を他に帰してしまう医療者も少なくない．

3） 1型糖尿病と2型糖尿病における摂食障害の病型の比較

九大心療内科を受診した摂食障害を併発した女性糖尿病患者の摂食障害の病型では（図1）[4]，1型糖尿病では神経性過食症が，2型糖尿病ではむちゃ食い障害が多くなっている．

これらは，一般の糖尿病治療施設における傾向もある程度反映していると思われるが，摂食障害を併発した糖尿病患者の治療をしている数少ない施設である九大心療内科を受診した患者の集計であることを考慮に入れる必要がある．すなわち，一般糖尿病治

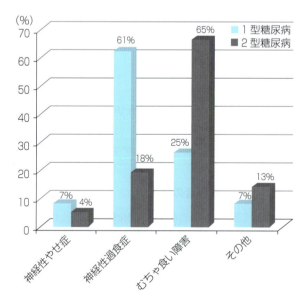

図1 摂食障害を併発した女性糖尿病患者の病型（九大心療内科受診者の集計）

（文献4）より）

療施設においても，実際に1型糖尿病では神経性過食症が，2型糖尿病ではむちゃ食い障害が多い傾向があると思われるが，その一方で，専門施設に紹介する場合，より治療に難渋している患者が多くなるのが自然であり，1型糖尿病における神経性過食症の患者の頻度の突出した高さはそのことも加味されており，一般施設においてはそこまで高頻度ではないかもしれないと考えている．

3 なぜ1型糖尿病の若い女性患者に摂食障害が多いのか

1）よくされる説明

説明としてよくいわれるのは，①糖尿病管理のための食事制限，②糖尿病治療による体重増加，③insulin omissionの存在，④抑うつ・劣等感など心理的要因，⑤心理的成長の阻害などである．

食事を厳しく制限されれば食べたくなるのは自然なことであり，食事制限は過食の原因となる．かつての「糖尿病＝食事制限」というような教育が，起こさなくてもいい摂食障害を産んでしまった可能性も否定できない（①）．

1型糖尿病発症時には体重が減少するが，治療が始まると急激に回復する．また，血糖値が安定しない患者の場合，血糖コントロールの改善に伴い体重が増加する．その体重増加に患者は恐怖をいだく（②）．

Insulin omissionという簡単で確実にやせることのできる方法を手にした場合，それをやめることは困難である（③）．

摂食障害は心の病気であり，心が健全に育っていない場合に発症することが多い（⑤）．

これらの説明以外に，筆者は以下のような仮説と，研究結果を提出している．

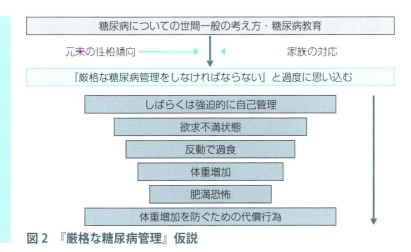

図2 『厳格な糖尿病管理』仮説　　　　　　　　　　　　　　　　　　（文献5）より）

2） 仮説と研究結果
(1)『厳格な糖尿病管理』仮説[5]（図2）
(2)『1型糖尿病＝トラウマ』仮説[5]

糖尿病が患者にとってすべてであるというくらい大きな存在になっており，患者がとても太刀打ちのできない，常に自分を脅かす存在となっていることが少なくない．患者は糖尿病に対処できない自分に無力感・絶望感・罪悪感を持ち，周囲からの疎外感・孤立無援感に苦しみ，糖尿病はトラウマのような存在となってしまう．摂食障害はこのような絶望の状態から，患者を一時的であっても心理的に救い出すという一面を持っているといえる．たとえば，過食している間は何も考えずにすむので，患者は一時的に苦悩から解放される．

(3) 1型糖尿病の発症年齢との関係：重症の摂食障害を併発している患者と，摂食障害を併発していない患者の，1型糖尿病の発症年齢の比較（女性患者）

統計学的な解析により，7歳から18歳までに1型糖尿病を発症した女性患者（特に10代前半に発症した患者）は，後に重症の摂食障害（神経性過食症および神経性やせ症）を発症するリスクが大きいことが明らかになった[6]．ただでさえ発達上の大きな課題を抱え心理的にも不安定になりやすいこの時期に，1型糖尿病という別の大きな問題も抱えてしまうことが人生に適応していくことを難しくさせ，摂食障害の発症につながるように思われた．

4 臨床のクリニカルパール：摂食障害を併発した糖尿病患者の治療[5]

1） 重症度と治療段階

一口に糖尿病に併発する摂食障害といっても，その重症度には患者によって大きな差がある．提供できる治療のうちのどの治療の段階で改善するかということと，患者のもつ精神病理との間に関連がある．神経性やせ症や神経性過食症の患者は，むちゃ食い障害の患者に比べて，概して精神病理が重い（図3）．

2） 外来カウンセリング

受診した糖尿病患者すべてに対して，初診時に表2に要点を示したカウンセリング

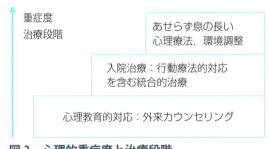

図3　心理的重症度と治療段階

表2 外来カウンセリングの要点
—糖尿病とうまく付き合えない患者に対する，基本的な考え方・対応

1. 糖尿病への思い・恨みを引き出し，時間をかけて聞く．
2. 傷ついた自己評価の回復を援助する．
3. 悲観的すぎる糖尿病像を排し，希望が持て受け入れやすい糖尿病像を示す．
4. 糖尿病と楽に付き合うことの大切さを教える．
5. 家族とのコミュニケーションの回復・改善をはかる．
6. 患者の自主性を尊重し，患者なりのセルフケア法をみつけていくことを援助する．外来通院も入院も強要しない．

を行う．これらの要点は，摂食障害を併発した多数の1型糖尿病患者のカウンセリングを行うなかで，自然と整理され明確になったものである．しかし，その後は，摂食障害を併発した患者に限らず，心理社会的問題を抱え糖尿病とうまく付き合っていけない患者全般に適用できるものであると考えるようになり，そのような患者に対する基本的な治療姿勢を示すものとなっている．

遠方からの患者が多かったため，外来受診は1回のみとなることも少なくなかった．その可能性を考え，できるかぎり患者の話を聞き，伝えたいことを伝えようと力を尽くす．このカウンセリングは，患者の糖尿病や人生の負担をできるだけ軽減させ，糖尿病と楽に付き合ってもらうことを，主な目的としている．

・**外来カウンセリングが奏功する患者**

正直なところ，過食を長期間繰り返し改善がなかった患者が，1回の外来受診のみで著明な改善があるとは期待していなかった．しかし，九大心療内科初診後，過食がほとんどなくなりHbA1cも改善した患者についての報告が，紹介医から少なからず届くようになった．もちろんそのような患者ばかりではないが，外来初診時に筆者が行っていた対応が効を奏した患者もいたのである．どのような患者がそうなるかといえば，診断でいえば「むちゃ食い障害」の患者であり，臨床的な印象でいえば，表2に示したような筆者の対応への反応に手ごたえがあり，ある程度こちらの話に理解を示し肯定的に受け入れてくれた患者であった．

3）入院治療：行動療法的対応を含む統合的治療

初診後数カ月～半年過ぎても改善がみられなかった患者は，主治医から九大心療内科への再受診が勧められた．再診時，入院治療が必要であることを説明・説得し，同意が得られれば，心理面・行動面に焦点を当てた入院治療を施行した．入院治療については専門的になるので，ここでは具体的には紹介しないが，関心のある方は拙著などを参照していただきたい[5, 7]．入院治療が必要となった患者は，摂食障害の診断でいえば「神経性過食症」であることが多く，入院治療は「神経性過食症」を伴った1型糖尿病患者に概して有効であった．

4）あせらず息の長い心理療法，環境調整

「神経性過食症」を併発した患者の大半は，上記の入院治療を1, 2回行うことで，

摂食障害はほぼおさまり，血糖コントロールも改善した．しかし，なかには複数回の入院を繰り返しても摂食障害が持続し治療に長期間を有する患者もいた．パーソナリティ障害的側面が顕著な患者，心理的発達が著しく遅れている患者，知的問題や環境の問題など糖尿病を受け止めるための資源が乏しい患者などであった．

おわりに

　一般に，神経性やせ症や神経性過食症の患者は重篤な精神病理を持っており，糖尿病に併発した場合はさらに病態は複雑となり治療困難性も高まり，摂食障害の専門家であっても改善させることは容易ではない．しかし，糖尿病に併発したむちゃ食い障害の場合，もともとの精神病理はさほど重くないことも多く，糖尿病にかかわる一般の医療者にも対応は不可能ではないと考える．これらの患者のなかには，糖尿病であること，特に食事制限を強制されることなどにより，医源的に摂食障害を生じさせられたような患者も少なくない．そのような患者を生じさせないためには，患者の身になればとても耐えられないような自己管理を強制しないことが大切である．

　すでにむちゃ食い障害を生じてしまった患者に対しては，表2に示したような患者の負担を軽減させ，糖尿病と楽に付き合ってもらうことを援助する対応が有効である．このような対応を地道に続けていくことにより，少しずつ患者に変化が生じてくることも少なくないのではないかと思われる．また，神経性やせ症や神経性過食症に対しても，このようなカウンセリング的な対応だけでは目に見えた改善は難しいにしても，対応の基本として生かせることは少なくないのではないかと思われる．

（瀧井正人）

文献

1) Takii M, et al.: Differences between bulimia nervosa and binge-eating disorder in females with type 1 diabetes: the important role of insulin omission. J Psychosom Res 47: 221-231, 1999.
2) Takii M, et al.: Classification of type 1 diabetic females with bulimia nervosa into subgroups according to purging behavior. Diabetes Care 25: 1571-1575, 2002.
3) Takii M, et al.: The duration of severe insulin omission is the factor most closely associated with the microvascular complications of type 1 diabetic females with clinical eating disorders. Int Eat Disord 41: 259-264, 2008.
4) 瀧井正人:「むちゃ食い障害」を併発した2型糖尿病女性患者の病態と治療. 心身医学 53; 247-255, 2013.
5) 瀧井正人:糖尿病の心療内科的アプローチ. 金剛出版, 2011.
6) Takii M, et al.: The relationship between the age of onset of type 1 diabetes and the subsequent development of a severe eating disorder by female patients. Pediatr Diabetes 12: 396-401, 2011.
7) Takii M, et al.: An integrated inpatient therapy for type 1 diabetic females with bulimia nervosa: A three-year follow-up study. J Psychosom Res 55: 349-356, 2003.

16 1型糖尿病の運動療法

Summary

- 2型糖尿病の運動療法は食事療法と並んで治療の根幹であり，多くのエビデンスが示されている．一方で，1型糖尿病患者への運動療法の有効性に関するエビデンスは多くない．その背景には，両者の病態の違いに伴う治療方針の違いがあげられる．
- 2型糖尿病では，インスリン分泌の低下，あるいはインスリン感受性の低下（インスリン抵抗性）に相対的インスリン分泌低下が加わってインスリン作用不足をきたし，慢性の高血糖状態に至る[1]．そのため，インスリン抵抗性の改善が期待される運動療法は効果的である．
- Japan Diabetes Data Management Study Group（JDDM）研究によれば，日本人1型糖尿病患者においても2型糖尿病と同様に，過去十数年の観察において body mass index（BMI）の経年的な上昇が報告されており[1]，1型糖尿病患者のインスリン抵抗性をふまえた治療も考慮すべき時期であろう．その中で個々の1型糖尿病患者についての適切な運動療法を議論する必要がある．
- 近年，糖尿病の療養を取り巻く環境は格段進歩し，日本人1型糖尿病患者の血糖管理状況も改善傾向を認めている[1]．運動療法は，血糖コントロールのみならず血圧低下，脂質改善，体力・QOL向上にも寄与するなど，さまざまな効果をもたらすと考えられており，1型糖尿病治療に運動療法を取り入れることで患者が受ける恩恵は大きいと考えられる．

東京女子医科大学糖尿病センターにおける1型糖尿病患者の運動の実態

海外でのメタ解析では1型糖尿病患者における運動療法には血糖コントロールの改善効果は示されていない[2]．東京女子医科大学糖尿病センター通院中の糖尿病患者において"国際標準化身体活動質問票（IPAQ, short version）から推定した身体活動量"とBMIや代謝指標の相関を検討したところ，男女とも1型糖尿病では2型糖尿病と比べて身体活動量（総METs）が少なく，2型糖尿病では身体活動の増加に伴いBMI・HbA1c・中性脂肪が低下し，HDL-Cが上昇したが，1型糖尿病患者にはこの関係を認めなかった．これは，①病態の違いに伴うインスリン抵抗性改善効果等が占める重要性の違い，②1型糖尿病における身体活動量の増加（運動など）に伴う低血糖リスクの上昇と低血糖に対する補食の増加，③身体活動内容による低血糖リスク等の違いを示しているのかもしれない．われわれのデータからは，1型糖尿病に運動療法を指導する際，運動の種類（有酸素運動，レジスタンス運動など），運動を行う時間帯（食前，食後など）や1回あたりの継続時間も考慮し，低血糖リスクを最小限に抑えながら行う必要性がある．

2 運動療法の基本

1) 運動療法の意義

現代生活においては，身体活動量が大幅に減少している．その結果，メタボリックシンドローム，2型糖尿病，高血圧症，脂質異常症といった生活習慣病が増加している．肥満1型糖尿病患者も増加しており，1型糖尿病患者においても食事療法・運動療法が有益であるケースが増えている．

運動療法は1型糖尿病患者においても，糖代謝に影響を与えるだけでなく，脂質代謝の改善，肥満の解消，心血管危険因子の改善[3～5]，血液循環の改善，心肺機能の促進，心理的ストレスを解消する，などの効果が期待できる．

わが国では，医療技術の向上や少子化などにより高齢化が進んでいる．1型糖尿病患者においてもインスリン製剤の開発の進歩，治療の向上により平均寿命は延伸してきているため，患者の高齢化が進むに従いサルコペニアなどの問題が注目されており，運動療法の重要性が増しているといえる．

2) 運動療法の効果

・運動療法の急性効果：代謝が良好に維持されている患者では，筋肉においてブドウ糖や遊離脂肪酸の利用が亢進し，運動後に血糖値が低下する．

・運動療法の慢性効果：インスリン抵抗性を改善させる．この効果は3日以内に低下し1週間で消失する．

・筋収縮により糖輸送担体（glucose transporter：GLUT）4が筋細胞膜上へtranslocationし，糖取り込みが促進される．

・運動による筋肉でのエネルギー需要の増加により，インスリン非依存的にブドウ糖が筋肉へ供給される．

・エネルギー消費量が増加し，減量効果が期待できる．

・脂質改善（中性脂肪の低下，HDL-Cの増加），血圧低下により，動脈硬化の抑制効果が期待できる．

・運動により筋肉量・筋力が増加し，基礎代謝量の増加，サルコペニアの予防が期待できる．

・体脂肪量の減少により，脂肪細胞から分泌されるアディポカインである遊離脂肪酸，TNF-αの分泌低下，アディポネクチンの分泌亢進が期待できる．骨格筋ではミオカインの分泌に影響し，動脈硬化の抑制につながる．

・心理的ストレスの解消につながる．

3) 運動療法の実際

糖尿病治療のための運動処方は，糖尿病型，患者の病状・合併症・体力・生活習慣などにより個人で異なる．したがって，運動処方を作成する際にはこれらの情報を十分に収集することが重要である．

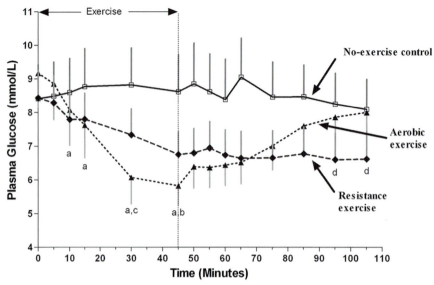

図1 運動後の血糖値の推移（1型糖尿病患者のCGMsによる測定値）

Mean±SE plasma glucose during the experimental sessions (represented by box) and 60 min of recovery (n=12 for aerobic exercise and no-exercise control; n=11 for resistance exercise). □, no-exercise control; ◆, resistance exercise, ▲, aerobic exercise. aStatistically significant change from baseline in aerobic exercise. bStatistically significant change from baseline in resistance exercise. cStatistically significant difference between no-exercise control session and aerobic session. dStatistically significant change throughout recovery after aerobic exercise. Differences were only considered statistically significant if still significant after Bonferroni corrections for multiple comparisons. During exercise, participants were provided with glucose tablets if blood glucose fell to < 4.5 mmol/L.

（文献6）より）

患者の状態に応じて，運動の「種類」，「強度」，「時間」，「頻度」などを決定する．

(1) 運動の種類

運動の種類は，大きく分けて有酸素運動と無酸素運動に分類される．

有酸素運動は歩行（ウォーキング）・ジョギング・水泳などで，無酸素運動はレジスタンス運動が代表的である．

両者ともに糖代謝改善効果が期待されるが，1型糖尿病患者では，運動に伴う低血糖やそれに伴う補食の増加も重要な問題である．1型糖尿病患者における運動後の血糖値の推移をCGMを用いて検討した研究では，レジスタンス運動のほうが運動後の血糖値の低下が緩やかである[6]という報告もあり（図1），1型糖尿病患者の運動療法には適している可能性もある．

レジスタンス運動を先に行い，有酸素運動を後に行うことで，低血糖リスクを抑えることができる可能性がある．

(2) 運動の強度

運動強度は，患者の病態や体力に合った運動強度を選択する．

一般的に最大酸素摂取量（VO_2 max）50％前後の運動が適しているといわれている．

50％強度の運動は運動中の血圧上昇も軽度で心負担も軽く，血中乳酸の蓄積もほとんど認められない．最大酸素摂取量が測定できない場合は，50％強度の目安として，①心拍数（138－年齢/2）回／分，②ボルグ・スケール（主観的運動強度）11（楽であ

る）〜13（ややきつい）を用いる．

（3）運動の時間と頻度

　糖代謝に対する影響を重視する際は，1回 20〜60 分，週 3〜5 回以上行い，2日以上続けて運動を休まないように推奨されている．

　1型糖尿病患者では，運動に伴う低血糖リスクを考慮し，食後 1〜3 時間に行うことが望ましい．

（4）運動療法の適応と禁忌

　糖尿病の運動療法は主に合併症の発症予防を目的としており，合併症を有する患者への運動処方は確立されていない．しかしながら，運動療法の効果は糖代謝改善以外にもあり，特に1型糖尿病患者では，糖代謝改善以外の効果を期待して運動処方を行うケースが多い．合併症の状態に応じて，適切な運動指導を行う必要がある．

3　運動療法にあたっての留意点

1）メディカルチェックを行う

　運動開始前にメディカルチェックを行うことで，患者の健康状態を把握し，運動による事故や病態の悪化を予防する．また，運動療法を行ううえでの課題を把握し指導に役立てる．

　循環器系のメディカルチェックも重要である．1型糖尿病患者では，年齢，発症年齢，血管合併症の進展状況も様々であり，共通のスクリーニング方法は確立していない．個々の患者のリスクを総合的に判断し，心電図検査，レントゲン検査，心臓エコー検査，循環器内科へのコンサルトなどを検討する必要がある．

2）インスリン治療中における運動療法実施に際しての注意事項（表1）

　1型糖尿病患者が運動療法を行う際には，運動前後のインスリン量の調整，運動前後

表1　インスリン治療中における運動療法実施に際しての注意事項

①インスリン
・注射部位：原則として腹壁注射（運動筋上の皮下は避ける）
・量：運動前に basal insulin を減量する（インスリンポンプでない場合はやや難しい）．基礎インスリンも前日から減らすなど対応は可能 　　食事後 2〜3 時間以内に運動する場合，bolus insulin を減量する（運動量に応じて 2/3〜1/2 にまで減量する） 　　夜間低血糖，運動後の後発低血糖を減らすために，運動後，basal/bolus insulin を減量する
②補食
必要に応じて運動前・中・後に補食を配分する 補食は炭水化物を主体とする
③運動前後の血糖自己測定
運動前に 300 mg/dL 以上→運動不可 　運動中の低血糖→運動前・中の補食の増加，あるいはインスリンの減量 　運動後の低血糖→運動後の補食の増加，あるいはインスリンの減量

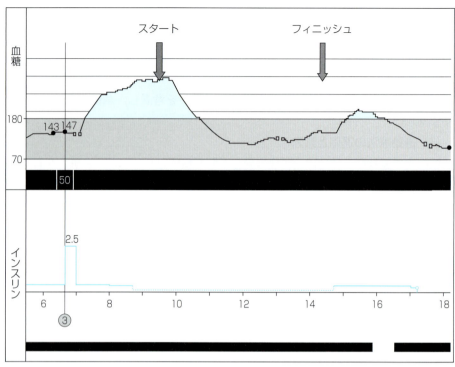

図2　1型糖尿病のフルマラソン実施時の血糖変動の一例

の血糖測定，運動前・中・後の補食を組み合わせて低血糖に留意する必要がある．

　持続皮下インスリン注入（CSII）はインスリン頻回注射（MDI）と比較して，基礎インスリン量の調整が容易であり，低血糖を起こしにくい可能性がある．CSIIを使用してインスリン量の調整を行い，1型糖尿病患者における低血糖リスクの軽減を検討した研究もある[7]．

4　症例：1型糖尿病患者の運動（マラソン）施行の一例

　1型糖尿病患者のフルマラソン実施の血糖変動を図2に示す．

　本症例ではSAPを使用している．スタート30分前からbasalを30％に減量し，途中にドリンク・バナナ・パンなどを補食している．フィニッシュ後は基礎インスリン量を通常に戻し，夜間は75％に減量している．こういった細かい調整により大きな血糖変動なく経過しているが，すべての患者で可能なわけではない．本症例は1型糖尿病の医療従事者であり，過去にもフルマラソンの経験があるためCSIIを使用することで基礎インスリン量の調整を可能にしている．1型糖尿病患者での運動療法が可能であることを示す症例として，重要な一例と考えられる．

おわりに

　１型糖尿病患者における運動療法の意義についてはエビデンスが十分でなく，一定の見解が得られていない．特にわが国では，論文等の報告もほとんどないのが現状である．糖尿病治療の進歩に伴う高齢１型糖尿病患者の増加，生活習慣の欧米化に伴う肥満１型糖尿病患者の増加，医療費の高騰など，１型糖尿病患者を取り巻く環境も大きく変わってきている．そういった状況下で，１型糖尿病患者に対する運動療法の意義も大きくなっていく可能性がある．２型糖尿病患者との病態の違いに即して，より安全で効果的な運動療法の検討が期待される．

〔栗田守敏，中神朋子〕

文献
1) 糖尿病データマネジメント研究会ホームページ．http://jddm.jp/
2) Kennedy A, et al.: Does exercise improve glycaemic control in type 1 Diabetes? A systematic review and meta-analysis. PLoS One 8: e58861, 2013.
3) Shin KO, et al.: Exercise training improves cardiac autonomic nervous system activity in Type1 diabetic children. J Phys Ther Sci 26: 111-115, 2014.
4) Chimen M, et al.: What are the health benefits of physical activity in type 1 diabetes mellitus? Diabetologia 55: 542-551, 2012.
5) Quirk H, et al.: Physical activity interventions in children and young people with Type 1 diabetes mellitus: a systematic review with meta-analysis. Diabe Med 31: 1163-1173, 2014.
6) Yardley JE, et al.: Resistance versus aerobic exercise: acute effects on glycemia in type 1 diabetes. Diabetes Care 36: 537-542, 2013.
7) Mc Auley SA, et al.: Insulin pump basal adjustment for exercise in type 1 diabetes: a randomised crossover study. Diabetologia 59: 1636-1644, 2016.

17 低血糖（無自覚性低血糖・重症低血糖）

III　1型糖尿病診療のクリニカルパール

Summary

- 東京女子医科大学糖尿病センター（以下，当センター）が実施した大規模研究（DIACET 2012）では，1型糖尿病患者の97.9％が低血糖を，51.7％が無自覚性低血糖を経験しており，インスリン治療中の2型糖尿病患者よりも明らかに高率であった．
- HbA1cが低い，日々の血糖変動が大きい，診断時年齢が若い，eGFRが低値といった項目が，低血糖のリスク因子になることが明らかとなった．
- 低血糖は70 mg/dL未満と規定されることが多いが，症状を認める閾値は患者や状況により異なる．
- 低血糖による症状は交感神経症状と中枢神経症状に大別される．血糖値が低下しても症状を呈さない場合や血糖値が低くなくても症状を呈する場合があり，血糖値を適切な領域に下げられず治療に難渋することがある．
- 交通事故や低血糖への恐怖により治療が阻害されるといった副次的な影響もある．
- 1型糖尿病患者の低血糖の特徴として，インスリン投与に関連した低血糖が多いこと，グルカゴンの反応性分泌の低下，無自覚性低血糖が多いことなどがある．
- 低血糖の治療は経口での糖質摂取，グルカゴン注射，ブドウ糖の静脈注射などの方法がある．
- 低血糖昏睡や重症低血糖を認めた場合は，治療内容の見直しを考慮する．
- インスリン投与量の調節には責任インスリンの考えかたが重要であるが，数日間の血糖値の傾向をみて判断するべきである．
持効型溶解インスリンへの変更，就寝前の乳製品摂取なども検討し，糖尿病性胃腸障害にも留意する．
- 低血糖を検出する方法として，血糖自己測定（SMBG），CGMなどが有効である．BAGTなどのトレーニング法も有効性が報告されている．

1　東京女子医科大学糖尿病センターでの実態

　当センターで2012年に実施した大規模コホート研究（DIACET 2012）において，低血糖の要因分析を行った結果を表1に示す．1型糖尿病患者の97.9％が低血糖を経験し，51.7％は無自覚性低血糖を経験していた．インスリン治療中の2型糖尿病患者での頻度はそれぞれ69.3％，20.3％であった．過去1年以内に低血糖治療のために医療機関を受診した患者は，1型糖尿病で13.4％，インスリン治療中の2型糖尿病で4.6％と，1型糖尿病において約3倍の頻度であった．
　多重ロジスティック回帰分析では，表1に示す項目が独立したリスク因子としてあ

表1 インスリン使用患者における低血糖の有無および要因分析（DIACET 2012）

	1型糖尿病 (n=1,412)	インスリン治療中の2型糖尿病 (n=2,804)	p値
年齢（歳）	43±15	64±12	<0.001
罹病期間（年）	19.4±11.1	20.6±11.0	<0.001
HbA1c（%）	7.8±1.2	7.8±1.2	n.s.
インスリン量（単位/kg/day）	0.71±0.33	0.50±0.36	<0.001
低血糖あり（%）	97.9	69.3	<0.0001
無自覚低血糖（%）	51.7	20.3	<0.0001
低血糖による受診（1年以内）（%）	13.4	4.6	<0.0001
無自覚低血糖のリスク因子*	血糖値CV，HbA1c 診断時年齢，eGFR	血糖値CV，HbA1c，女性 BMI，1日インスリン量 自律神経障害あり	
低血糖による受診のリスク因子*	血糖値CV	血糖値CV	

Mean±SD. Unpaired t-test chi-square test or Mann Whitney U test. *多重ロジスティック回帰分析
血糖値CV（変動係数）＝過去5回分の受診時血糖値の標準偏差/同平均値

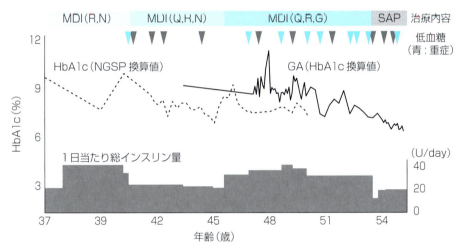

MDI：頻回インスリン注射，R：速効型インスリン，N：中間型インスリン，Q：超速効型インスリン，
G：インスリングラルギン，
SAP：sensor-augmented insulin pump，GA：グリコアルブミン

図1 症例の経過

げられた．両病型ともHbA1cが低めで血糖変動が大きい患者で無自覚性低血糖のリスクが高く，さらに1型糖尿病では診断時年齢が若くeGFRが低下している患者でもリスクが高いことが明らかとなった．低血糖による受診については，両病型とも受診時の血糖値の変動が大きい患者でリスクが高いという結果であった．

＜症例＞
【無自覚性低血糖がSAPにより減少した症例】（図1）
　50代女性．25歳時に1型糖尿病と診断された．インスリン4回法（レギュラーインスリンまたはインスリンリスプロ3回，中間型インスリン1回）を行っていたが血糖

コントロールに難渋し，HbA1c（JDS）9〜11％程度が続いた．39歳時には慢性腎不全となった．

41歳頃から夜間低血糖による意識消失を反復するようになり，低血糖による交通事故を起こした．

46歳時に生体腎移植を受けた．同年，中間型インスリンをインスリングラルギンに変更したところ，重症低血糖はやや減少したが，グリコアルブミン（GA）27〜30％と血糖コントロール不良であった．48歳時にグラルギンを1日2回投与に変更後も無自覚性低血糖が持続した．

53歳時，海外旅行中に重症低血糖となり救急搬送され，以降，重症低血糖による救急搬送や低血糖による転倒などを繰り返した．GAは20〜24％程度であった．さらに低血糖を誘因とした冠攣縮性狭心症を発症した．

54歳時，SAP導入目的に当センター入院した．入院時インスリン4回法（インスリンリスプロ3回，インスリングラルギン1回）で計19単位/日のインスリンを使用していたが，SAP開始後は13単位/日程度までインスリン必要量が減少し退院となった．

現在，SAP導入後2年弱となるが，低血糖を時折認めるものの，重症低血糖は56歳時の1回のみとなっている．

本症例は頻発する重症低血糖に難渋した症例である．当初使用していた中間型インスリンをインスリングラルギンに変更することで重症低血糖はやや減少したが，その後も重症低血糖による救急搬送などが頻回にあった．ボーラスインスリンとして当初は速効型インスリン（R），その後インスリンリスプロ（Q）を使用したが，胃腸障害もあるため血糖変動にちょうど合わせることが難しく，昼食前にQとRを併用するなどしていた．それらの努力も虚しく重症低血糖を回避するために血糖コントロール目標を高めに設定せざるを得ず，HbA1c 8〜9％前後に相当するコントロール不良の状態が続いていた．

SAP療法により，QとRを併用したようなボーラス注射（デュアルウェーブボーラス）や，低血糖が起きやすい時間帯だけ基礎インスリン量を減らすといった細かな基礎インスリン量の調整が可能となり，低血糖を避けながら徐々に全体の血糖コントロールを改善することに成功した．

さらに低グルコースアラートを使用することで，無自覚性低血糖時による意識消失などの回避が期待された．SAP導入後は低血糖の頻度，GA・インスリン投与量はいずれも低下・減少した．本症例は，SAP開始前はインスリンポンプによる治療に抵抗があったが，入院下にSAPを開始した．開始後も手技力不足もあり継続が危惧された時期があったが，徐々に慣れてSAP療法の効果が発揮された症例である．

表2　正常耐糖能者の低血糖症状

分類	血糖値	症状	機序
交感神経症状	55 mg/dL 程度	発汗，動悸，不安感，熱感，空腹感	カテコラミン分泌
中枢神経症状	50 mg/dL 程度	眠気，疲労感，霧視，不安感，抑うつ，不機嫌，周囲との不調和	ブドウ糖の欠乏症状，精神症状
大脳機能低下	30 mg/dL 程度	痙攣，意識消失，昏睡，死亡	大脳機能の低下

(文献 10), 11) を基に作成)

2　実際の治療とそのアウトカム

1) 低血糖の概要

　低血糖の定義はさまざまであるが，臨床の場では 70 mg/dL 未満と規定されることが多い．特にインスリン使用者において，症状を自覚する閾値は個々の患者や状況によって異なり，また，低血糖症状がときによって異なることもあり，症状のみによって低血糖を規定することは困難である．

　低血糖による症状はカテコラミン分泌に伴う交感神経症状と，ブドウ糖の欠乏に伴う中枢神経症状に大別される（表2）．ただし，特にインスリン使用者では表中の血糖値のとおりに症状を呈するものではない．より低い血糖値でも症状を呈さずに突然意識障害に至る患者（無自覚性低血糖）や，逆に血糖値が低くないにもかかわらず（100 mg/dL など）低血糖症状を認めて補食をするために HbA1c が上昇してしまう患者などがいる．

　無自覚性低血糖の要因として，インスリン拮抗ホルモン分泌の低下や自律神経障害が考えられている[1]．また，低血糖による直接的な症状のみならず，自動車運転中の意識消失による交通事故や，低血糖への恐怖による不安，さらには不安により積極的な血糖降下治療を回避してしまうなどの副次的な影響もある[2]．高齢の 2 型糖尿病患者では，重症低血糖歴が認知症のリスクと関連したとする報告があるが，小児・思春期の 1 型糖尿病患者における関連は明らかでない[1]．

　重症低血糖は，回復のために他者の手助けを必要とするような重度の認知機能障害と定義される[1]．

2) 1 型糖尿病患者の低血糖の特徴

　1 型糖尿病患者の低血糖の特徴として，①内因性インスリンが枯渇しており体外からのインスリン投与によって引き起こされる低血糖が多い，②グルカゴン反応が低下している，③無自覚性低血糖が多い，④乳幼児は低血糖の認識や対処ができないことがある，といった点があげられる．

　正常では膵臓からのインスリン分泌は血糖値の低下によって抑制されるが，体外から注射したインスリンは血中に残存するため，血糖低下時にも高インスリン血症が持続することとなる[3]．

　グルカゴン分泌は肝臓の糖新生に関与しており，その分泌低下は低血糖からの回復の

障害となるが，診断後 5 年以内にほぼすべての 1 型糖尿病患者で低血糖への正常なグルカゴン反応が失われるとされる[3]．

罹病期間が 10 年以上の 1 型糖尿病患者は自律神経障害をきたしていることが多く，無自覚性低血糖の原因のひとつであるほか，肝臓でのグリコーゲン分解，糖新生も障害される[3]．1 型糖尿病には若年の患児も多いが，特に 6 歳未満の患児は低血糖を認識し表現することや対処ができないので，血糖コントロール目標の設定や運動の管理を行ううえで注意が必要である[4]．

3）低血糖の治療

①血糖値を測定（可能な場合）し，②経口摂取可能であれば，ブドウ糖などの糖質を摂取する．③経口摂取不能な場合は家族や周囲の人がグルカゴン注射（筋肉注射）を行う．④それでも回復しない場合は，医療機関救急搬送し，ブドウ糖 10～20 g の静脈注射をおこなう．

グルカゴン注射は医療機関外で発生した重症低血糖に有効であるが，わが国の 1 型糖尿病患者における所持率は 15.9％と低く，十分普及しているとはいえない[5]．自宅等で対処する必要があると考えられる患者の家族にはあらかじめ処方し，方法を指導しておく．主な副作用は消化器症状（嘔気，嘔吐，腹痛など）である[6]．

4）治療内容の見直し

低血糖昏睡や重症低血糖を認めた場合は，治療内容を見直すことが推奨されている[1]．

インスリン投与量の調節については，低血糖となった時間帯にどのインスリンが最も影響しているかを考慮し，そのインスリンの減量を考慮する「責任インスリン」と呼ばれる考えかたが有用である[7]．ただし，活動量や食事内容が一定であったとしても日によって血糖値の日差変動が大きい例もしばしばあるので，数日間の血糖値の傾向をみて判断するべきである．

現在，わが国で処方可能な持効型溶解インスリンにはインスリングラルギン（100 単位/mL，300 単位/mL），インスリンデテミル，インスリンデグルデクがあり，持続時間やピークの有無などが異なる．持続時間のより長い製剤に変更することで夜間低血糖が減少したとする報告[8]もあるが，平日と休日で活動量が大きく異なる患者など，生活パターンによっては適さない場合もあると考えられる．夜間の低血糖については，就寝前に乳製品などを摂取させることで回避できる場合がある．

この他，1 型糖尿病患者において特に注意すべき点としては，胃内容の排出遅延を認める「糖尿病胃腸症」と呼ばれる病態がしばしば存在し[9]，食後の血糖上昇が遅延するケースがあることである．超速効型インスリンではタイミングが合わないことがあるので，速効型インスリンの食直前，あるいは食直後投与への変更などを考慮する．

5）低血糖の予防のために

低血糖を予防する方法として，SMBG の習得，CGM による深夜・早朝などの低血糖

の把握などが有効である[10, 11]．SMBGは頻回に測定すればよいのではなく，どのようなときに血糖値が下がりやすいかを指導すべきである．その情報源としてCGMによる血糖変動のデータが有効である．

詳細は他項に譲るが，CGMは皮下の間質液のブドウ糖濃度を持続的に測定・記録する機器で，医療機関で後方視的に結果の表示・解析を行う「プロフェッショナルCGM」と，患者自身が測定値をリアルタイムに見ることができる「パーソナル（リアルタイム）CGM」がある．パーソナルCGMを搭載したインスリンポンプであるSAPでは，低血糖のおそれがあるときや血糖値が低下傾向にあるときにアラートで知らせる機能があり，無自覚性低血糖の発見に役立つことが期待される．すでに海外では，低血糖時に自動でインスリン注入が止まるインスリンポンプも使われており，重症低血糖の抑制効果が報告されている．今後パーソナルCGM単体についても，わが国への導入が予定されている．

血糖値に関する症状の認識や解釈の精度を改善することを目的としたBGAT（blood glucose awareness training）は，心理教育的なプログラムによって，重症低血糖の減少やQOL（quality of life）の改善が期待されるトレーニングのひとつである[12]．

〈髙木　聡，三浦順之助〉

文献
1) American Diabetes Association: 6. Glycemic targets. Diabetes Care 40（Suppl. 1）: S48–S56, 2017.
2) American Diabetes Association: 3. Comprehensive medical evaluation and assessment of comorbidities. Diabetes Care 40（Suppl. 1）: S25–S32, 2017.
3) McCrimmon RJ, et al.: Hypoglycemia in type 1 diabetes. Diabetes 59: 2333-2239, 2010.
4) American Diabetes Association: 12. Children and adolescents. Diabetes Care 40（Suppl. 1）: S105–S113, 2017.
5) Murata T, et al.: Glucagon underutilized among type 1 diabetes mellitus patients in Japan. Diabetes Technol Ther 15: 748-750, 2013.
6) EAファーマ株式会社．グルカゴンGノボ注射用1mg添付文書．
7) 三浦順之助：責任インスリン．ノボケアCircle．No.17．2016．（website）
8) Vora J, et al.: Insulin degludec versus insulin glargine in type 1 and type 2 diabetes mellitus: A meta-analysis of endpoints in phase 3a trials. Diabetes Ther 5: 435-446, 2014.
9) 荒木一郎：糖尿病に伴う胃排出障害の病因に関する研究．金沢大学十全医学会雑誌 97：204-217，1988.
10) 日本糖尿病学会編：糖尿病診療ガイドライン2016．南江堂，2016.
11) 日本糖尿病学会編：糖尿病専門医研修ガイドブック．改訂第6版，診断と治療社，2014.
12) Cox DJ, et al.: Blood glucose awareness training（BGAT-2）: long-term benefits. Diabetes Care 24: 637-642, 2001.

18 不妊治療と1型糖尿病

Ⅲ　1型糖尿病診療のクリニカルパール

Summary

- 生殖年齢の男女が妊娠を希望し，ある一定期間，避妊することなく通常の性交を継続的に行っているにもかかわらず，妊娠の成立をみない場合を不妊という．
- 男性・女性それぞれに不妊の原因があるが，多くの因子が重複している場合，明らかな原因が特定できない場合が多い．
- 妊娠年齢の高齢化と生殖補助医療の発達により，1型糖尿病女性でも不妊治療を行い，妊娠する症例が増加している．
- しかし，不妊治療に使用するホルモン剤には血糖値に影響を与えるものもあり，血栓症などの副作用も糖尿病患者では発生しやすい可能性がある．1型糖尿病女性では，不妊治療の適応を慎重に検討する必要がある．
- さらに，安全な妊娠・出産のためには，出産に適した年齢やライフプランを考慮し，妊娠に関する教育を早期より開始する必要がある．

1 不妊治療

現在，わが国における女性の平均初婚年齢は29.4歳，第1子出産年齢は30.6歳であり，年々，35歳以上の高齢妊婦の割合が増加している[1]．しかし，年齢とともに妊孕性は低下し，不妊の頻度は25～29歳で8.9％，30～34歳で14.6％，35～39歳で21.9％，40～44歳で28.9％と報告されている[2]．出産年齢の高齢化に伴い，自然と不妊治療が必要なカップルは増え，特に生殖補助医療での出産は著しく増加し，2011年には生殖補助医療による出生児は31人に1人（3.1％）となっている[3]．

不妊症に対しては，原因に応じた治療を行うが，排卵と受精を補助する方法には，タイミング法，排卵誘発法，人工授精，生殖補助医療（体外受精，顕微授精）がある．

①タイミング法：排卵1，2日前の性交が妊娠率を最も高めるため，排卵日を予想して性交のタイミングを合わせる方法である．経腟超音波検査で卵胞のモニタリングを行ったり，補助的に尿中LHを測定して，排卵日を予測する．

②排卵誘発法：排卵誘発剤を使い，卵巣を刺激し排卵を起こさせる方法であるが，(1) 排卵障害のある場合，(2) 排卵障害はないが，タイミング法などでは妊娠しないため治療をステップアップする場合，(3) 生殖補助医療を行うための採卵をする場合（調節卵巣刺激）に行われる．

クロミフェンは下垂体からのゴナドトロピン（FSH，LH）の分泌を促進する．軽度から中等度の視床下部性排卵障害に使用される．内服薬であり，月経あるいは消退出血の5日目から1日50～100 mgを5日間投与すると，通常，投与終了後6日目前後で排卵が起こる．

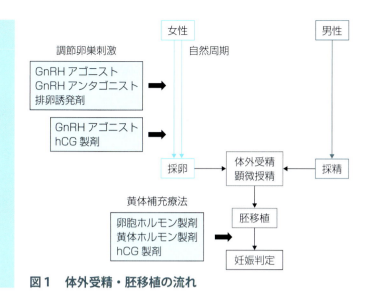

図1　体外受精・胚移植の流れ

　ゴナドトロピン療法は，リコンビナント FSH（rFSH）製剤や閉経期尿性ゴナドトロピン（human menopausal gonadotropin：hMG）を投与して卵胞発育を促進し，卵胞が成熟した時点で LH 作用を有するヒト絨毛性ゴナドトロピン（human chorionic gonadotropin：hCG）を投与し排卵を誘発する方法である．強力な排卵誘発効果があるが，過剰排卵による多胎妊娠や卵巣過剰刺激症候群など，重篤な副作用に注意が必要である．注射製剤であり，通常，月経あるいは消退出血の 5 日目から hMG を 1 日 75〜150 単位連日投与し，卵胞成熟がみられたら，hCG を 5,000〜10,000 単位投与する．

　高プロラクチン性排卵障害に対しては，麦角アルカロイド誘導体であるブロモクリプチンを投与して，プロラクチン分泌を抑制し排卵を誘発する．

　軽症無排卵症に対して，卵胞ホルモン（エストロゲン）製剤と黄体ホルモン（プロゲスチン）製剤を順次または同時に投与するのが，カウフマン療法である．消退出血を数回繰り返した後，治療を中止し，跳ね返り現象で自然排卵が起こることを期待する．

　また，病態にインスリン抵抗性のある多嚢胞性卵巣症候群では，クロミフェン無効例にメトホルミン療法を行うことがある．わが国ではメトホルミン 500〜750 mg/ 日を月経開始から妊娠が確認されるまで使用することが多いが，排卵誘発薬としての保険適用はなく，インフォームド・コンセントや倫理委員会の承認を得て投与することが推奨される．

　③人工授精 artificial insemination：精液または精子浮遊液を子宮腔内に人工的に注入する方法である．乏精子症などの男性不妊，原因不明の不妊などが適応となる．

　④体外受精・胚移植 in vitro fertilization and embryo transfer（IVF-ET）（図1）：成熟卵子を卵巣から採取し，体外で精子と受精させ，2〜8 細胞期まで培養し，子宮に移植し，着床させる．最初は卵管性不妊の治療に用いられたが，現在ではその他の不妊症でも用いられる．移植可能な卵の数を増やす目的で，採卵前に排卵誘発薬を使用する．

　⑤配偶子卵管内移植 gamete intrafallopian tranfer（GIFT）：IVF-ET と同じように採取した卵子と精子を，腹腔鏡下に卵管に移植し，受精・着床を期待する．

⑥顕微授精 microinsemination：体外受精を試みても受精が起こらない受精障害に対して行う．マイクロマニピュレータを用いて，1個の精子を直接卵細胞実質内に注入し受精させる方法が卵細胞質内精子注入法（intracytoplasmic sperm injection：ICSI）である．

⑦凍結融解胚移植：体外受精で得られた余剰胚を低温保存しておいて，新鮮胚で妊娠が成立しなかった場合，その後の周期で融解後の生存胚を移植する．

⑧黄体補充療法：着床には，子宮内環境が構造的・機能的に至適である必要がある．生殖補助医療では，卵巣刺激を行うことが多く内分泌環境が生理的状態とは異なること，採卵により黄体機能不全を引き起こすことにより，黄体補充療法が必要となる．hCG 製剤，卵胞ホルモン，黄体ホルモン製剤を使用する．

2　不妊治療と糖尿病

　不妊の原因（表1）のうち，糖尿病や血糖管理が直接関連するのは，ホルモン異常による排卵因子である．1型糖尿病，特に思春期以降の女性では摂食障害を合併することが多い．心理的問題，過食やむちゃ食い障害による高血糖，極端な体重減少は月経異常，無月経を引き起こし，不妊の原因となる．また，1型糖尿病に合併しやすい甲状腺疾患でも，月経異常，排卵障害，黄体機能不全を認める．

　1型糖尿病を合併しているからといって，不妊治療が受けられないということはない．自然に妊娠する場合と同様に，適切な血糖コントロールや合併症管理がなされていれば，通常と変わらず，不妊治療を受けてよい．ただし，排卵誘発や黄体補充のために投与されるホルモン製剤による血糖変動には注意が必要である（表2）．一般的に卵胞ホルモン（エストロゲン）はインスリン感受性を増強し，黄体ホルモン（プロゲスチン）はインスリン感受性を減弱させるといわれている[4]．このため，特に胚移植後の黄体補充療法を施行している時期の血糖上昇に注意する．ただし，ホルモン剤による血糖上昇

表1　不妊の原因

因子	病態
排卵因子	排卵に関する視床下部―下垂体―卵巣系ホルモン異常 高プロラクチン血症．多嚢胞性卵巣症候群．精神的ストレスや極端なダイエットによる月経不順．甲状腺や副腎など内分泌異常，など
卵管因子	卵管の機能的・器質的異常 性器クラミジア感染症による卵管閉塞や卵管周囲の癒着．虫垂炎などによる卵管周囲の癒着．子宮内膜症による卵管周囲の癒着，など
子宮因子	子宮の形態的・機能的異常 粘膜下筋腫．子宮内膜ポリープによる受精卵の子宮内膜への着床障害．子宮奇形．子宮内腔癒着症（アッシャーマン症候群），など
頸管因子	頸管の形態異常．子宮頸部の手術，奇形，炎症などによる粘液分泌不全，など
免疫因子	抗精子抗体の産生
男性因子	造精機能障害．精路通過障害．副性器障害．性機能障害など
その他	原因不明．染色体異常など

表 2 不妊治療に使用される主な薬と糖代謝への影響

薬剤	作用	添付文書上の糖代謝への影響
排卵誘発薬 　セキソビット®（経口薬） 　クロミッド®（経口薬）	FSH・LH 分泌促進，卵胞成長促進	特に記載なし 特に記載なし
メトホルミン 　メトグルコ®（経口薬）	排卵誘発	禁忌：乳酸アシドーシスの既往，重症ケトーシス，糖尿病昏睡または前昏睡，1 型糖尿病の患者，妊婦または妊娠している可能性のある婦人 慎重投与：ほかの糖尿病用薬を投与中の患者 相互作用：糖尿病用薬（インスリン製剤，スルホニル尿素薬，速効型インスリン分泌促進薬，α-グルコシダーゼ阻害薬，チアゾリジン薬，DPP-4 阻害薬，GLP-1 受容体作動薬，SGLT₂ 阻害薬）併用により低血糖が起こることがある． 副作用：乳酸アシドーシス，低血糖
hMG/rFSH，rFSH 　ゴナピュール®（筋注） 　フォリスチム®（皮下・筋注） 　ゴナールエフ®（皮下注） 　HMG®（筋注）	卵胞発育促進，排卵誘発 （pure FSH） （rFSH） （rFSH） （hMG）	 特に記載なし 特に記載なし 特に記載なし 特に記載なし
hCG 　HCG モチダ®（筋注）	LH サージ誘発	特に記載なし
Gn-RH アゴニスト 　スプレキュア®（点鼻薬） 　ナサニール®（点鼻薬）	LH サージ抑制，卵巣機能抑制	慎重投与：糖尿病の患者 相互作用：糖尿病薬（インスリン製剤，トルブタミド，グリベンクラミド等）の作用を減弱するおそれがある． 副作用：糖尿病の発症または増悪 特に記載なし
Gn-RH アンタゴニスト 　セトロタイド®（皮下注） 　ガニレスト®（皮下注）	LH 抑制，早発排卵抑制	 特に記載なし 特に記載なし
卵胞ホルモン製剤 　プレマリン®（経口薬） 　エストラーナ®（テープ）	黄体機能保持	慎重投与：糖尿病患者 相互作用：血糖降下剤（グリベンクラミド，グリクラジド，アセトヘキサミド等）の作用が減弱することがある． 慎重投与：糖尿病患者
黄体ホルモン製剤 　プロベラ®（経口薬） 　ルトラール®（経口薬） 　デュファストン®（経口薬） 　プロゲデポー®（筋注） 　ウトロゲスタン®（腟用カプセル） 　ルテウム®（腟用座薬）	黄体機能保持	慎重投与：糖尿病の患者 副作用：耐糖能異常 特に記載なし 特に記載なし 特に記載なし 慎重投与：糖尿病の患者 慎重投与：糖尿病の患者
卵胞＋黄体ホルモン製剤 　プラノバール®（経口薬）		慎重投与：糖尿病患者 相互作用：血糖降下剤（インスリン製剤，スルホニル尿素薬，スルフォンアミド系製剤，ビグアナイド薬等）の作用が減弱するおそれがある．

（つづく）

表2 つづき

薬剤	作用	添付文書上の糖代謝への影響
ソフィア®（経口薬）		慎重投与：糖尿病患者 相互作用：血糖降下剤（インスリン製剤，スルホニル尿素系製剤，ビグアナイド系製剤等）の作用が減弱することがある．
トリキュラー®（経口薬）		禁忌：血管病変を伴う糖尿病患者（糖尿病性腎症，糖尿病性網膜症等） 慎重投与：耐糖能の低下している女性（糖尿病患者および耐糖能異常の女性） 相互作用：血糖降下剤（インスリン製剤，スルホニル尿素系製剤，スルフォンアミド系製剤，ビグアナイド系製剤等）の作用が減弱するおそれがある．

は個人差も大きいため，頻回な血糖測定と血糖値に応じたインスリンの増量を行う．その他の時期も，ホルモン剤には嘔気，嘔吐，食欲不振などの副作用が多く，食事摂取が不規則になることがあるため，インスリン量の調整が必要である．さらに，血栓症を発症することもあり，長期糖尿病罹病期間を有する症例や細小血管障害のある症例，血糖コントロール不良の症例への治療は適応を十分に検討する．

3 東京女子医科大学糖尿病センターにおける経験

東京女子医科大学では，日本ではじめて大森安恵（現名誉教授）が「糖尿病と妊娠」の臨床，研究の分野を創設して，1964年にはじめての出産を経験している．その後大森の1997年定年退職までに631分娩例があり，そのうち204分娩例（32.3％）が1型糖尿病であった．糖尿病センター開設以前の1972年に，1型糖尿病の出産に関しても，問題なく子供を出産させるに至っている．不妊に対する体外受精経験は，1993年杏林大学産婦人科に依頼し1回で受胎が成功し，1児を設けている[5]．

2014年4月から2016年3月の2年間の当センターでの1型糖尿病妊婦の出産は53例であった．このうち，クロミフェン使用が1例，タイミング法1例，IVF－ET1例，融解胚移植1例，ICSIを行った症例が1例であった．分娩時平均年齢は32.6±4.2歳（25～40歳），罹病期間は13.9±7.7年（1～31年）であったが，生殖補助医療を行った3例の年齢は35歳，38歳，40歳と高齢出産であった．不妊症治療中の1症例を示す．

<症例> 37歳女性，妊娠歴なし
経過：
　30歳，急激な体重減少（55 → 47 kg），580 mg/dLと高血糖を認め，1型糖尿病と診断された．それまでは順調であった月経が来なくなった．
　31歳，無月経が続くため，内分泌内科で精査を行い，視床下部性性腺機能低下症と診断された．
　32歳，カウフマン療法を行い，月経発来．
　33歳，カウフマン療法終了後も月経は順調であった．

表3 症例の血糖自己測定の結果

	朝食前	後	昼食前	後	夕食前	後	眠前	
1日	70		80		109		63	
2日	88		110		123		80	
3日	120		98	114	51		113	
4日	73	83			92	87	92	
5日	123		112		68		74	
6日	88		68				96	
7日	117				183		102	採卵
8日	234	184	118	70			150	
9日	235		124				173	黄体補充療法中
10日	180		199	233	183		140	
11日	151	222	151		235	180	155	
12日	133		186		131		157	
13日	117		156		190	126		
14日	99		139		97		119	

34歳，結婚．

37歳，不妊治療開始．人工授精で妊娠成立せず，体外授精を施行中である．

糖尿病発症時はHbA1c（JDS値）12％台であったが，その後はインスリン4回法でHbA1c（NGSP値）6％台とコントロール良好である．また，網膜症・腎症は認めていない．

表3に本症例の血糖自己測定の結果を示す．インスリン量を自己調節しているものの，採卵後の黄体補充療法の時期に高血糖を認めており，この時期にさらなるインスリン増量が必要である．

おわりに

女性の社会進出に伴う高齢出産の増加，生殖補助医療の発達・普及により，1型糖尿病女性においても，不妊治療を行う症例が増えてきている．しかし1型糖尿病合併妊娠の場合は高齢であることのリスクに加え長期の糖尿病罹患のリスクが存在し，不妊治療に伴う血栓症などのリスクも非糖尿病女性に比べて高いことが予想される．もとより，生殖補助医療を行っても，40歳の生産率は8.8％，45歳では0.8％と低く[6]，糖尿病女性のデータは現在のところ存在しないが，さらに低い可能性もある．生物学的にみると妊娠・分娩に適した年齢は20歳代，遅くとも35歳までと考えられている．1型糖尿病女性が安全に健康な児を出産するためには，年齢や罹病期間も考慮に入れ，早めにライフプランを含めた妊娠に関する教育を開始する必要がある．

（柳沢慶香）

文献
1) 厚生労働省：平成26年人口動態統計月報年計（概要）の概況．
2) 一般社団法人日本生殖医療学会：不妊症Q＆A．www.jsrm.or.jp/public/index.html
3) 日本産科婦人科学会登録・調査小委員会：ARTデータブック2012年版．https://plaza.umin.ac.jp/~jsog-art/
4) Cagnacci A, et al.: Effects of low doses of transdermal 17 beta-estradiol on carbohydrate metabolism in postmenopausal women. J Clin Endocrinol Metab 74: 1396-1400, 1992.
5) 哲翁たまき・他：体外受精により妊娠出産に成功した糖尿病妊婦の2症例．糖尿病 38：817-822，1995．
6) 日本産科婦人科学会登録・調査小委員会：ARTデータブック2014年版．https://plaza.umin.ac.jp/~jsog-art/

19 妊娠・出産に向かう1型糖尿病の網膜症

III　1型糖尿病診療のクリニカルパール

Summary

- 若年発症糖尿病患者の増加につれて，妊娠・出産を希望する糖尿病患者が増加してきている．
  糖尿病患者の妊娠・出産に関しては，妊娠初期から，できれば妊娠前から糖尿病専門医による適切な指導・管理を受けることにより，大部分の症例において，まったく支障なく，妊娠を継続し出産できるようになっている．
- 重篤な細小血管合併症を有する糖尿病妊婦の管理において，しばしば糖尿病網膜症（以下，網膜症）が重篤となり問題となることがある．
  糖尿病患者の妊娠・出産の管理において，眼科専門医による網膜症の活動性の把握と，活動性の高い場合における密度の濃い眼科的治療が，失明を予防するうえで必須といえる．
- 糖代謝異常妊娠のうち，網膜症の管理のうえで問題となるのは糖尿病合併妊娠である．
  糖尿病合併妊娠では，母体高血糖により母児に種々の合併症が起こる．
  母体では，糖尿病性腎症と網膜症の悪化がしばしば認められる．
  一方で，網膜症の悪化因子として，糖尿病罹病期間，高血糖，高血圧などがあるが，妊娠も悪化因子の1つとされている．
- 網膜症の妊娠による悪化の成因として，血中ホルモンの変化，エストロゲンやプロゲステロンなどの胎盤ホルモンの増加，インスリン様成長因子の増加，血糖コントロールの変化，血液凝固能の亢進などがあげられる．
- 最近は計画妊娠および糖尿病合併妊娠の管理の向上により，網膜症の悪化も軽減している．一方で，妊娠中の血糖の厳格な管理のために，網膜症が一過性に悪化するケースがみられる．通常の網膜症においてもしばしば遭遇する early worsening，すなわち，厳格な血糖コントロールによる一過性の網膜症の増悪が，糖尿病合併妊娠においても認められている．

1　東京女子医科大学糖尿病センターでの経験

1) 糖尿病妊婦の網膜症の実態

東京女子医科大学糖尿病センター（以下，当センター）妊娠外来を2004年8月から同年11月までの間受診した患者を抽出し，そのうち出産に至り，かつ眼底所見の記載があった93例（平均年齢33.8±4.2歳，1型糖尿病68例，2型糖尿病25例）を対象とし，診療記録より調査したところ，妊娠前に網膜症なしが71例，網膜症ありが22例であった．妊娠期間中に福田分類にて網膜症が不変であった77例と悪化がみられた16

例の背景因子では，両群間の妊娠前，第一三半期，第二三半期，出産後のHbA1c値と第二三半期の収縮期血圧について有意差が認められた．視力低下をきたした2例の原因は硝子体出血であった[1]．

さらに出産後5年間の眼底所見の経過を追えた48例（平均年齢33.5±3.9歳，1型糖尿病39例，2型糖尿病9例）について検討を加えた．妊娠前に網膜症なしが36例，網膜症ありが12例であった．妊娠期間中網膜症の悪化がみられた悪化群は5例であった．1例で出産後も網膜症が進行し，網膜光凝固が施行されたが，それ以外の4例は，妊娠前の状態まで改善していた．

2) 厳格な血糖コントロールによる網膜症発症・進展予防

1型糖尿病において，厳格な血糖コントロールが網膜症発症・進展抑制に有効であることのエビデンスとして，Diabetes Control and Complications Trial（DCCT）がある．DCCTでは，6.5年の観察期間中，180人270の妊娠例があった．これを非妊娠者500人と比較して，妊娠による細小血管合併症の変化が検討された[2]．その結果，

- 妊娠による網膜症進展リスクは通常療法群で2.48倍であったのに対して，強化療法群では，1.63倍であった．
- 通常療法群において，3段階以上の網膜症進展のオッズは2.9倍であった．また，オッズ比は，妊娠中期を頂点に産後12カ月まで持続した．
- 通常療法群では，非妊娠患者の31％に対し，妊娠患者は51％に網膜症が進展したが，強化療法群では，非妊娠患者の23％に対し，妊娠患者は31％に網膜症の進展に留まった．
- 通常療法群の8例，強化療法群の5例で，網膜症が重症化した．3例に対して網膜光凝固が施行され，9例は出産後も網膜症が進展した．1例は妊娠前ですでに増殖網膜症で，1例が単純網膜症から可逆的に増殖網膜症に進展している．
- 妊娠後に強化療法へ変更したオッズは2.1倍で，妊娠前より強化療法であったオッズは0.9倍であった．通常療法群において，血糖是正幅による網膜症の進展に相違がみられた．

以上をまとめると，糖尿病患者の妊娠は，一過性に網膜症進展に影響を与え，産後1年まで持続する．強化療法群は通常療法群に比べ，網膜症進展のオッズは低い．妊娠前より強化療法に変更したほうが，網膜症の進展は少ない傾向にある．また，通常療法群の網膜症進展には，early worsening[3]が関与するというものであった．すなわち，妊娠による網膜症の進展は一時的なもので，網膜症の長期予後には影響しないことから，妊娠前後の管理を適切に行うことにより，良好な視機能を維持することが十分に可能であるといえる．

一般的に，妊娠前に網膜症を認めない場合の網膜症の発生率は約20〜40％で，妊娠前から網膜症の認めた場合の網膜症の悪化率は約30〜70％と報告されている[4,5]．

表1 妊娠中の網膜症への対応

①網膜症の合併がなく，血糖のコントロールが良好な場合には，妊娠中1から2回の眼底検査を行う．
②単純網膜症を合併している場合は，2～3カ月ごとに眼底検査を行う．
③増殖網膜症を合併した状態で妊娠し，妊娠の継続を希望する場合には，眼科医との連携が重要であり，光凝固療法などの治療が必要となる場合が多い．
④血糖コントロールが不良な状態で妊娠し，妊娠の継続を希望する場合には，網膜症の合併の有無にかかわらず，2～4週ごとに眼底検査を施行し，必要な場合に光凝固療法などの眼科的治療を行う．
⑤妊娠前に網膜光凝固や硝子体手術を施行し，網膜症が安定している場合には妊娠中に網膜症が悪化する率は少ないが，4週ごとに眼底検査を施行する．光凝固療法などの眼科的治療が必要となる場合もある．

2 実際の治療とそのアウトカム

　網膜症の眼科的治療には，網膜光凝固と硝子体手術がある．糖尿病患者の妊娠・出産に伴う網膜症の進展に対しても，適切な時期に網膜光凝固を施行することで，網膜症を鎮静化することが可能である．硝子体手術においては，手術手技と手術機器の進歩により，術後成績は著しい向上を成し遂げている．
　妊娠中の網膜症への対応は，当センターで編集した「糖尿病の治療マニュアル」[6]の中から表1に転記する．

＜症例＞
　次に，当センターでの症例をあげて，糖尿病網膜症をもつ糖尿病妊婦の管理について述べる．
　8歳時にDKA昏睡で発症した1型糖尿病患者である．眼底検査は，年1回定期的に施行されていて，異常を指摘されたことはなかった．19歳時に当科初診時視力 右0.1（0.5）左1.2（矯正不能）であり，軽度水晶体混濁，両眼眼底に毛細血管瘤が数個認められた．初診後，6カ月ごとに経過を観察している．この間のHbA1cは9.8～15.4％で，中間型インスリンを朝38単位，夕14単位，速効型インスリンを朝2単位を使用していた．28歳時に右眼の部分的な血管閉塞が認められ，網膜光凝固を施行している．
　その後，結婚．HbA1c 7.9～9.5％で推移し，朝 速効型インスリン6単位，昼 混合型インスリン16単位，夕 速効型インスリン6単位，就寝前 中間型インスリン10単位を使用していた．30歳時に妊娠10週が判明し，十分に検討した結果，人工妊娠中絶を施行している．同年に蛍光眼底検査を実施し，右眼に新生血管，左眼に血管閉塞が認められ，網膜光凝固を追加した．
　32歳時に妊娠13週で再診した際には，HbA1cは8.5％で，妊娠継続を希望した．朝 速効型インスリン8単位，昼 混合型インスリン15単位，夕 速効型インスリン8単位，就寝前 中間型インスリン12単位を使用している．妊娠経過中，血管閉塞が疑われる部位に網膜光凝固を随時追加している．血圧上昇（145/100 mmHg）に対してメチルドパ750 mg投与開始となる．しかし，さらに血圧上昇（180/100），蛋白尿（2＋），下肢浮腫がみられ，重症妊娠中毒症となったため，緊急に帝王切開し，女児を無事出産し

た．同年，蛍光眼底検査を実施し，両眼新生血管の増大が認められるも，網膜症の活動性が低下していた．矯正視力両眼 1.2 と良好な視力が維持されている．

　この症例は，計画妊娠でなく，妊娠前の血糖コントロールは良好ではなかった．妊娠前に網膜症が認められていて，すでに網膜光凝固が行われていた．妊娠後，内科，産科による管理が行われ，眼科的にも継続的に網膜光凝固が施行されていた．妊娠中毒症にて帝王切開が行われたが，産後は良好な網膜症の経過をとっている．

　近年，症例に示したような重症例は，内科，産科，眼科管理が向上して少なくなっているが，糖尿病患者の妊娠・出産の管理において，眼科専門医による網膜症の活動性の把握と，活動性の高い場合における密度の濃い眼科的治療が，失明を予防するうえで重要であることに変わりはない．

〈北野滋彦〉

文献
1) 戸田淳子・他：糖尿病妊産婦における網膜症と全身因子の関連についての検討．第 17 回日本糖尿病眼学会抄録集，2011，p133．
2) The Diabetes Control and Complications Trial Research Group: Effect of pregnancy on microvascular complications in the diabetes control and complications trial. Diabete Care 23: 1084-1091, 2000.
3) The Diabetes Control and Complications Trial Research Group: Early worsening of diabetic retinopathy in the diabetes control and complications trial. Arch Ophthalmol 116: 874-886, 1998.
4) Phelps RL, et al.: Changes in diabetic retinopathy during pregnancy. Correlations with regulation of hyperglycemia. Arch Ophthalmol 104: 1806-1810, 1986.
5) 木戸口　裕：妊娠と糖尿病性網膜症．眼科 33：813-842，1991．
6) 佐中眞由美：糖尿病と妊娠．東京女子医科大学糖尿病センター編，糖尿病の治療マニュアル．第 6 版，医歯薬出版，2012，pp402-410．

20 特殊状況下での対応

1 シックデイ

Summary

- 感染症や消化器疾患などによる発熱，嘔吐，下痢や外傷，疼痛により血糖値が変動する状態をシックデイと呼ぶ．
- 1型糖尿病では著しい高血糖からの脱水からケトアシドーシスを引き起こしたり，摂食不良にもかかわらず高血糖であるために高用量のインスリン注射を行った結果重症低血糖を起こすこともある．
- 両リスクを回避するために，シックデイにおけるインスリン量の調整を含めた教育を1型糖尿病発症早期に患者および家族に行い，年1度は確認を行うことが望ましい．

1 実際の治療とそのアウトカム

1）シックデイルール

　シックデイでは感染・発熱などの急性疾患の併発，疼痛，外傷などの身体的・精神的ストレス下での交感神経の緊張や，コルチゾールをはじめとする各種ストレスホルモンや，カテコールアミンの分泌が亢進する．また，血中に炎症性サイトカインが上昇し，いずれもインスリン抵抗性を増大させ，血糖上昇に働く．一方，食欲不振，嘔吐，下痢に伴い食事エネルギーが摂取できないことにより低血糖を起こすこともある．そのためケトアシドーシスを予防することを念頭に，"シックデイルール"として以下を指導する[1]．

①食事が摂れなくても，自己判断でインスリン注射を中止しない
②脱水症を防ぐため，十分な水分を摂取する
③食欲がなくても，極力絶食しないようにする
④血糖測定を頻回に行う
⑤可能なら尿ケトン体や血中ケトン体の測定を行う*
⑥速効型または超速効型インスリンの追加投与のアルゴリズムに基づいて注射を行う
⑦シックデイの原因疾患を治療する
⑧症状が改善しないときは医療機関を受診する（表1）

　*糖尿病ケトーシス，ケトアシドーシスではケトン体として特にβ-ヒドロキシ酪酸が増加するが，尿試験紙による尿中ケトン体測定（尿中アセトン体とアセト酢酸を測定するニトロプルシド反応を利用）では，見かけ上の低反応や偽陽性を示すことがある．血中ケトン体測定はβ-ヒドロキシ酪酸を測定するため尿中測定よりも有用性が高い[2]．血糖もケトン体も測定できる簡易測定器（プレシジョンエクシード®）が市販されており使用することができる．

表1　主治医に連絡すべきとき

- 嘔吐や下痢が半日以上続く場合
- 食事，水分摂取が不可能なとき
- 高熱が2日以上のとき
- 血糖高値（350 mg/dL以上）が持続する場合
- 短期間で体重が減少し，尿量が減少したとき
- 意識混濁がみられるとき

表2　患者から連絡があったときに確認すべき項目

- 発熱，嘔気，下痢，疼痛などの有無と，発症時期，その経過
- バイタルサイン（体温，血圧，脈拍，呼吸の状態など）
- 意識状態
- 脱水の有無とその程度（尿量，尿の色，体重変化，舌や皮膚の乾燥など）
- 食事や水分が摂れるかどうか
- 高血糖症状の有無（口渇，多飲，多尿など）とその経過
- 血糖自己測定での血糖値
- 通常のインスリン量と，症状出現後のインスリン量
- 尿中または血中ケトン体測定が可能な場合はその有無
- インスリン以外の定期内服薬

2) 症例提示

<症例1>

16歳男性．12歳時に1型糖尿病を発症し，各食前に超速効型インスリン朝8単位，昼10単位，夕16単位，夕 持効型溶解インスリン20単位の4回注射を行い，HbA1c 7〜8％で経過していた．ある朝39℃の発熱，頭痛，全身倦怠感が出現したため近医を受診したところインフルエンザと診断された．食欲低下のため，インスリン量を相談したいと母親から電話があった．

<症例2>

66歳男性．38歳発症の1型糖尿病患者でインスリン4回法を行っている．64歳時悪心と腹痛のため食事摂取不能となり，低血糖への恐怖からインスリン注射を自己中断し，DKAの診断で入院した．インスリンの静脈内持続投与により改善し，シックデイの教育をして退院した．以後速効型インスリン各食前6〜10単位，就寝前持効型溶解インスリン16単位でHbA1c 9〜9.5％で推移していた．

　もともと腰痛を自覚していたが，落ちた茶碗を拾おうとした際に腰痛が急激に悪化し，救急外来を受診した．整形外科で急性腰痛症と診断され，コルセット着用とNSAIDs内服を指示された．しかしその後も腰痛が改善せず食事摂取が不可能となったため，持効型溶解インスリンは通常通り注射するも速効型インスリンは注射せずにいた．翌日，嘔気も認めるようになったため当科を受診した．来院時随時血糖 403 mg/dL，pH 7.25，HCO_3 7.8 mmol/L，総ケトン体 8185.0 μmol/L，β-ヒドロキシ酪酸 5092.0 μmol/L であり，DKAの診断で入院した．

症例の解説

　症例1のように，患者からシックデイの相談があった場合に確認すべき項目を**表2**

に示した．本症例では前日の昼間まで通常に食事を摂取し，夕食は食欲がなく通常の半分も食べられなかったとのことであった．そのため，夕食時の超速効型インスリンは12単位に減量，持効型溶解インスリンは通常通り20単位を注射した．朝食は摂取していないが水分は摂れていた．朝7時の血糖は250 mg/dLで，10時現在300 mg/dLであり，まだ超速効型インスリンは打っていない．嘔気はないので，何か食べられそうでもあるが，食べられるかどうかはわからないという状況であった．

東京女子医科大学糖尿病センターで行っているシックデイ時のインスリン調整の例を表3に示した．本症例では食事摂取不能のスケールに合わせて6単位の超速効型インスリン注射を指示し，昼食前にも血糖値を測定し，食事摂取量に合わせ，食直後注射で表3のスケールを使用するように指導した．同日午後には粥と味噌汁が少し摂れ，血糖値も180〜200 mg/dLとなったとのことであった．

表3 シックデイ時のインスリン調整の一例

(1) 食事摂取が通常の2/3から全量可能な場合
・各食前と就寝前に血糖測定
　（高血糖が続く場合は3〜4時間毎血糖測定し，(3)に応じて調整）
・基礎インスリン（中間型または持効型溶解インスリン）は通常通り
・追加インスリン（速効型または超速効型インスリン）は以下

血糖値（mg/dL）	追加インスリン
200-249	通常 +2 単位
250-299	通常 +4 単位
300-349	通常 +6 単位
350 以上	通常 +8 単位

(2) 食事摂取量が通常の半分程度の場合
・各食前と就寝前に血糖測定
　（高血糖が続く場合は3〜4時間毎血糖測定し，(3)に応じて調整）
・基礎インスリン（中間型または持効型溶解インスリン）は通常通り
　80 mg/dL以下の血糖が続く場合は20％程度減量
・追加インスリン（速効型または超速効型インスリン）は以下

血糖値（mg/dL）	追加インスリン
200-249	通常の半分 +2 単位
250-299	通常の半分 +4 単位
300-349	通常の半分 +6 単位
350 以上	通常の半分 +8 単位

(3) 食事摂取が困難な場合
・3〜4時間毎血糖測定し，血糖値に応じて追加インスリンを注射する
・基礎インスリン（中間型または持効型溶解インスリン）は通常通り
　80 mg/dL以下の血糖が続く場合は20％程度減量
・追加インスリン（速効型または超速効型インスリン）は以下

血糖値（mg/dL）	追加インスリン
200-249	2 単位
250-299	4 単位
300-349	6 単位
350 以上	8 単位

症例2では入院後インスリン静脈内持続投与を行い，徐々に食事摂取可能となったため2日後にはインスリン頻回皮下注射に変更した．以後腰痛の改善とともに通常通りの食事が摂取可能となり，インスリン4回法を再開して退院した．本症例では基礎インスリンをやめてはいけないことは理解していたが，食事をしていないのにインスリンを打つことで低血糖になるのではないかという恐怖感で速効型インスリンを中止してしまったとのことであった．再度速効型インスリンのスケールを指導し，退院した．シックデイ時には，食事をしなくてもインスリン必要量が増加するため，基礎インスリンだけではカバーしきれなかったという例である．

2 臨床のクリニカルパール

1) シックデイ時の食事摂取について

食事摂取量の減少は発熱，発汗，嘔吐，下痢と相乗して脱水症へ進展させる．また糖質の摂取不足は脂肪分解を招き，生じた遊離脂肪酸は肝でβ酸化によりケトン体が産生され，ケトーシス，さらにはケトアシドーシスを引き起こす．脱水症と糖質摂取不足による脂肪分解や蛋白異化を防止するためには1日2Lの水分と100〜200gの糖質摂取が必要である．

食事の内容よりも，水分と糖分を摂ることを優先する．具体的には，粥と梅干し，うどん，野菜スープ，味噌汁，お茶，果汁などは水分，糖質，電解質を含み適している．糖分を含まない水分とともにアイスクリーム，ゼリーなどを摂取するのもよい．著しい高血糖を伴うときは糖濃度の高いスポーツ飲料は控える．ただし，水分や食物の摂取が嘔吐や下痢，腹痛を誘発するときは経口摂取を中止させ，医療機関への受診を指示する．

2) その他注意すること

インスリンポンプを使用中の1型糖尿病患者でもシックデイ時の対応は同じである．ポンプの故障や注入針の皮下での折れ曲がり，回路の閉塞があれば，頻回皮下注射に切り替える．インスリンポンプ施行中の1型糖尿病患者を対象とした試験では，インスリンポンプが中断した際に生じる軽度ケトアシドーシスに対して，速効型と比較して超速効型インスリンのほうが血糖を改善させる効果が速かったと報告されている[3]．ポンプのトラブル時に頻回インスリン投与に切り替えられるよう，緊急時のペン型インスリン注射器一式を処方しておくこと，また常に携帯するよう指導することも重要である．

（大屋純子，中神朋子）

文献
1) 日本糖尿病学会編：6 シックデイ．糖尿病専門医研修ガイドブック．改訂第6版，診断と治療社，2014，p.374.
2) Laffel LM, et al.: Sick day management using blood 3-hydroxybutyrate (3-OHB) compared with urine ketone monitoring reduces hospital visits in young people with T1 DM: a randomized clinical trial. Diabet Med 23: 278-284, 2006.
3) Attia N, et al.: Comparison of human regular and lispro insulins after interruption of continuous subcutaneous insulin infusion and in the treatment of acutely decompensated IDDM. Diabetes Care 21: 817-821, 1998.

20 特殊状況下での対応

III 1型糖尿病診療のクリニカルパール

2 周術期血糖コントロール

Summary

- 糖尿病型によらず，周術期の高血糖は，神経障害や末梢循環不全を招き創傷治癒を阻害し，また，白血球の機能障害から創部および全身の感染症を引き起こすため，適切な血糖管理が必要である．
- 1型糖尿病の場合はインスリン分泌が枯渇しているため，手術の大小や絶食の有無にかかわらずインスリンが体内から消失する時間を作らないことが最も重要である．

1 実際の治療とそのアウトカム：周術期血糖コントロール目標

日本糖尿病学会は，術前血糖コントロールの目標として，①尿ケトン体陰性，②空腹時血糖値 100〜140 mg/dL または食後血糖値 200 mg/dL 以下，③尿糖定性（1+）以下または尿糖排泄量が1日の糖摂取量の10％以下としている[1]．

米国においても，周術期の血糖コントロール目標は 80〜180 mg/dL とされている[2]．

待機手術の場合は，空腹時血糖値 200 mg/dL 以上，食後血糖値 300 mg/dL 以上，尿中ケトン体陽性のいずれかであれば，手術の延期が妥当である．

2 症例

1) 小手術の場合

<症例1　68歳男性>

57歳時に1型糖尿病発症後，インスリン強化療法にて HbA1c 7〜8.5％で推移していた．細小血管合併症としては神経障害を認めるのみで，大血管合併症の既往はなかった．68歳時，がん検診で便潜血陽性を指摘され，大腸内視鏡検査で直腸ポリープを指摘され，ポリープ切除術目的に入院した．

表1　スライディングスケール（血糖6時間ごと測定）

80 mg/dL 未満	50％ブドウ糖を 20 mL 経静脈投与
81〜200 mg/dL	経過観察
201〜300 mg/dL	（超）速効型インスリン 2単位皮下注射
301〜350 mg/dL	（超）速効型インスリン 4単位皮下注射
351 mg/dL 以上	（超）速効型インスリン 6単位皮下注射

入院時，インスリン4回法（速効型インスリン各食前8単位，持効型溶解インスリン就寝前8単位）使用下でHbA1c 8.0％であった．入院後も同剤を継続，入院翌日は大腸内視鏡検査のため絶食となったため，速効型インスリンを中止した．細胞外液の補液を行い，血糖値を6時間ごとに測定しスライディングスケール（表1）を併用したところ，150〜220 mg/dLで経過した．同日にポリープ切除術を施行され，翌日より食事，速効型インスリンを再開した．

症例の解説

術前の絶飲食の際にも基礎インスリンは継続する．追加インスリンは，速効型インスリンを血糖値に応じたスケールで皮下注射し，術後の食事再開とともに，食事量や血糖値に応じて定期的な皮下注射を再開する．ただし，皮下注射はインスリンの作用時間が長いため，術中の細かな血糖調整が難しく，低血糖が遷延するおそれがあるため注意する．

点滴中のブドウ糖5〜10 gに1単位の速効型インスリンを混合注射する施設もあるが，輸液バッグなどへのインスリンの吸着により血糖降下作用が不安定となることがあるため，当院では行っていない．

2) 大手術の場合

＜症例2　73歳男性＞

53歳時に1型糖尿病発症後，強化インスリン療法にてHbA1c 7.0〜7.5％で推移していた．細小・大血管合併症はない．73歳時に検診で大腸がんを指摘され，当院外科にて手術の方針となったが，その際HbA1c 8.6％とコントロールの悪化を認めたため，術前の血糖コントロール目的に当科に入院した．

入院後，インスリン量の調整を行い，インスリン4回法（超速効型インスリン朝14単位，昼7単位，夕7単位，持効型溶解インスリン朝12単位）にて空腹時血糖値150 mg/dLから80〜110 mg/dLへ，食後血糖値220 mg/dLから100〜200 mg/dLと低下した．手術2日前まで同単位数とし，手術前日からは絶食となったため，超速効型インスリンを中止．持効型溶解インスリンのみを継続し，血糖値が200 mg/dL以上のときに表1のスライディングスケールを追加した．手術日は持効型溶解インスリンを投与のうえ，持続的インスリン静脈内投与を表2に示す通りに併用した．実際には術中の血糖値が100 mg/dL程度とやや低値であったためインスリン投与は中止し，その

表2　本症例で使用した持続的インスリン静脈内投与レジメ

「（超）速効型インスリン0.5 mL（50単位）＋生理食塩水49.5 mL（1単位／1 mL）」
0.5 mL／時間（0.5単位／時間）より開始，血糖値を2時間ごとに測定．

80 mg/dL未満	インスリン投与をいったん中止のうえ，50％ブドウ糖を20 mL経静脈投与
81〜200 mg/dL	経過観察
201〜250 mg/dL	2 mLボーラス
251〜300 mg/dL	4 mLボーラス
301 mg/dL以上	6 mLボーラスのうえ，0.5 mL／時間ずつ増量

表3 術後のスライディングスケール

80 mg/dL 未満	50％ブドウ糖を 20 mL 経静脈投与
81〜200 mg/dL	経過観察
201〜300 mg/dL	(超)速効型インスリン 2 単位皮下注射
301〜350 mg/dL	(超)速効型インスリン 4 単位皮下注射
351 mg/dL 以上	(超)速効型インスリン 6 単位皮下注射

後2時間ごとに血糖値を測定した．術後も持効型溶解インスリンは継続し，絶食中は表3のスライディングスケールを用いて血糖値を120〜220 mg/dLの範囲にコントロールした．術後2日目の食事再開とともに，食事量に応じて超速効型インスリンを再開した．

症例の解説

1型糖尿病では，持効型溶解インスリンは術前日まで同量で継続する．当院では，腹部・胸部・頭部などの大手術や，ステロイドの使用，ストレスが大きいと予想される手術に際しては，皮下注射による投与から持続静注による投与へ変更することが多く，手術当日には定期のインスリン皮下投与を中止し持続的静脈内投与に変更する．しかし前述の症例のように持効型溶解インスリンを継続したうえで持続的静脈内投与を併用する例や，持続的静脈内投与を使用せずに（超）速効型インスリンのスケール対応を行う例など，実際には手術の侵襲度，絶食期間によってさまざまな方法がある．当院で行われている膵臓移植術の際には，移植膵への血流再開とともにインスリンが分泌され，血糖値がダイナミックに変化するので注意する．

経管・経口摂取の再開は，患者の状態や術式によっても異なるが，術後に中心静脈栄養を長期間行って腸管安静を維持することはかえって腸管免疫を低下させ，術後経過を悪化させる要因であるとされるため，絶食期間が必要な消化器外科手術においても術後早期が望まれる．1型糖尿病では経口摂取再開と同時に追加インスリンの投与が必須となるが，術後早期は粥食など少量ずつ再開されるため，食事量に応じて追加インスリンを投与する．

3) 持続皮下インスリン注入療法（CSII）を継続する場合

＜症例3　31歳女性＞

24歳時に1型糖尿病発症．インスリン4回法によってHbA1c 7〜8％で推移していた．31歳，妊娠が判明し，当科を紹介されて受診した．厳格な血糖コントロールが必要であったことからCSIIに変更され，食前血糖70〜100 mg/dL，食後血糖120 mg/dLを目標にコントロールされていた．

妊娠39週0日，産科に入院し，誘発分娩の方針となった．インスリン注入量の設定は0時〜3時：0.5単位/時間，3時〜9時：1.0単位/時間，9時〜21時：0.8単位/時間，21時〜0時：0.6単位/時間，インスリンの追加注入は各食前に5〜12単位であり，血糖コントロールは良好であった．入院後，誘発分娩を開始したが分娩停止，児の心音が低下したため，緊急帝王切開となった．術中はCSIIを継続したまま補液し，血糖値

表 4　周術期における CSII のスライディングスケール

80 mg/dL 未満	CSII の設定を 0.2 単位 / 時間減量のうえ，50％ブドウ糖を 20 mL 経静脈投与
81～200 mg/dL	経過観察
201～300 mg/dL	2 単位追加注入
301～350 mg/dL	4 単位追加注入
351 mg/dL 以上	6 単位追加注入のうえ，CSII の設定を 0.2 単位 / 時間増量

を 3 時間ごとに測定し，表 4 のスライディングスケールを使用したところ，血糖値は 100～200 mg/dL 程度で推移した．術後は早期に食事が再開されたため，食事量に応じて 2～4 単位を追加し，血糖コントロールはおおむね良好であった．

症例の解説

　詳細は他項に譲るが，最近では当院に通院する 1 型糖尿病患者の中で CSII を使用している患者の比率が増加してきた．CSII 使用中の患者では，周術期にも CSII を継続して血糖を管理することが可能である．特に 1 型糖尿病合併妊娠など，厳格な血糖管理が必要な患者に多い．その際には，術前の絶食中にもインスリン注入を継続し，2～4 時間ごとに血糖値を測定する．200 mg/dL 以上の高値のときにはボーラスインスリンを追加する．腹部の手術の際にはあらかじめ，大腿や肩などの皮膚切開部の近くにならない箇所に穿刺するように注意する．

〔長谷川夕希子，中神朋子〕

文献
1) 日本糖尿病学会 編：糖尿病専門医研修ガイドブック．改訂第 6 版，診断と治療社，2014, p361.
2) American Diabetes Association: Diabetes Care in the Hospital. Diabetes Care 40（Suppl.1）. 2017.

20 特殊状況下での対応

3 グルココルチコイド（ステロイド）治療

Summary

- グルココルチコイドは抗炎症作用，免疫抑制効果を期待して，自己免疫疾患，重症感染症，悪性腫瘍，皮膚疾患など幅広く全身の種々の疾患に用いられており，1型糖尿病患者もグルココルチコイドを使用する機会は少なくない．
- 1型糖尿病患者ではインスリン頻回注射（MDI）または持続皮下インスリン注入療法（CSII）が行われており，グルココルチコイド使用についてはいつ，どの種類のインスリンを，どの程度用いるかが重要となるが，その方法論について文献は非常に少ない．
- グルココルチコイド使用による1型糖尿病患者に対するデータは少なく，明確なインスリン投与についてのガイドラインはない．今後のデータの蓄積が望まれる．

1 実際の治療とそのアウトカム：1型糖尿病患者のグルココルチコイド（ステロイド）治療

1）グルココルチコイド治療を行う際の血糖値への影響

グルココルチコイド投与は耐糖能へ悪影響を与えることが知られており，その機序としては肝臓での糖新生亢進，骨格筋における糖取り込みの低下，高グルカゴン血症などがあげられている．経口投与されたコルチゾールが血糖値を上昇させるのは投与後2〜3時間後からで，約5〜8時間後に血糖値が最高に達することが知られている．

2）グルココルチコイドの剤形と種類

グルココルチコイドの剤形は経口剤，注射剤，外用剤，吸入剤がある．経口剤については表1のものがわが国でよく用いられている[1]が，薬剤により糖質コルチコイド作用の力価が異なることに注意が必要である．臨床で最も一般的に使用されているのはプレドニゾロンであり，グルココルチコイド作用（力価比）はヒドロコルチゾンの1に対し4である．また，吸入剤，外用剤は比較的少量の投与によって病変部位で高濃度のステロイド投与を達成でき，全身の副作用を免れることが可能となる投与法であるが，フルチカゾン吸入による糖尿病悪化例の報告もあり，慎重な経過観察が必要である．

3）1型糖尿病患者がグルココルチコイドを使用する際の注意点

1型糖尿病患者ではインスリン頻回注射（MDI）または持続皮下インスリン注入療法（CSII）が行われており，グルココルチコイド使用についてはいつ，どの種類のインス

表1 副腎皮質ホルモンの作用時間と力価

ステロイド（分類）	生物学的半減期（時間）	血漿消失半減期（時間）	糖質コルチコイド作用（抗炎症作用）	鉱質コルチコイド作用（Na 貯留作用）	等価投与量（mg）	一般名
コルチゾン	短時間：8〜12	1.2〜1.5	0.8	0.8	25	酢酸コルチゾン
ヒドロコルチゾン		1.2〜1.5	1	1	20	ヒドロコルチゾン リン酸ヒドロコルチゾンナトリウム コハク酸ヒドロコルチゾン
フルドロコルチゾン		−	10	125		酢酸フルドロコルチゾン
プレドニゾロン	中時間：12 (18)〜36	2.5〜3.3	3.5〜4	0.8	5	プレドニゾロン 酢酸プレドニゾロン コハク酸プレドニゾロンナトリウム リン酸プレドニゾロンナトリウム
メチルプレドニゾロン		2.8〜3.3	5	0.5	4	メチルプレドニゾロン 酢酸メチルプレドニゾロン コハク酸メチルプレドニゾロン
トリアムシノロン		−	4〜5	0	4	トリアムシノロン
デキサメタゾン	長時間：36〜54 (72)	3.5〜5.0	25〜30	0	0.5〜0.75	デキサメタゾン リン酸デキサメタゾン パルミチン酸デキサメタゾン
パラメタゾン		5.0〜	10〜20	0	2	酢酸パラメタゾン
ベタメタゾン		3.3〜5.0	25〜30	0	0.5〜	ベタメタゾン リン酸ベタメタゾン

（日本糖尿病学会編・著：糖尿病専門医研修ガイドブック．改訂第7版，p.398，診断と治療社，2017．）

表2 グルココルチコイド投与量に対する中間型インスリン投与量の目安

プレドニゾロン投与量（mg/日）	インスリン投与量（単位/kg）
≧ 40	0.4
30	0.3
20	0.2
10	0.1

（日本糖尿病学会編・著：糖尿病専門医研修ガイドブック．改訂第7版，p.399，診断と治療社，2017．）

リンを，どの程度用いるかが重要となるが，その方法論について文献は非常に少ない．グルココルチコイドの補充については，生理的な日内変動を可能なかぎり再現するため，朝を多めに分割投与されることが多い．インスリン投与の変更としては，プレドニゾロン 10 mg 以上使用の場合，5 mg 当たり 2〜4 単位程度の速効型・超速効型インスリン増量を考慮する．グルココルチコイドを朝・昼に分割する場合，前述のとおり投与後 5〜8 時間に血糖値が最高に達すると考えられ，午後 2 時から午後 8 時にかけて血糖値の上昇が続き，夜中から朝には血糖値が急激に低下することが多いが，朝まで高血糖が持続する場合は早朝空腹時血糖値を確認しながら基礎インスリンの増量を検討する．

またグルココルチコイドと中間型インスリンの作用時間の類似性を利用して，グルココルチコイド投与時に中間型インスリンを投与することが有効な例も経験する．中間型インスリン投与量については表2のような簡便法も提案されている[1]．1型糖尿病患者のグルココルチコイド使用に対するインスリン投与の調製については Dashora らによ

り報告されている[2]．英国で4人の1型糖尿病の妊婦の悪阻に対しプレドニゾロン10 mgが1日3回投与され，各食前のインスリン，就寝前のインスリンともに40〜50％程度の増量で血糖コントロールが良好であったこと，ステロイド開始時から速やかに増量したほうがよいことを報告している．

グルココルチコイド使用による1型糖尿病患者に対するデータは少なく，明確なインスリン投与についてのガイドラインはなく，今後のデータの蓄積が望まれる．また，個々の症例ごとにグルココルチコイド投与後の血糖変動のパターンを注意深く観察し，中間型・混合型・速効型・超速効型インスリンを柔軟に用いることが重要である．

2 症例

＜症例1　インスリンの増量で対応可能なケース＞

40歳の1型糖尿病男性．持効型溶解インスリン就寝前8単位，超速効型インスリン朝4単位，昼4単位，夕4単位で加療され，良好な血糖コントロールを維持していたが，関節リウマチの診断を受け，プレドニゾロン朝食後15 mgの内服が開始されてから血糖コントロールが増悪している．

解説：

本症例の血糖変動を示す（表3-1）．本症例ではプレドニゾロンを朝食後（午前8時）に内服しており，その5〜8時間後にあたる昼食後血糖（午後2時），夕食前血糖（午後5時）の上昇が認められた．本症例ではインスリンリスプロの皮下注量を朝4単位，昼6単位，夕4単位と昼のリスプロを増量することにより，血糖変動の改善を認めた（表3-2）．

表3-1　症例1の血糖変動①

	朝食前	朝食後	昼食前	昼食後	夕食前	夕食後	就寝前
血糖値（mg/dL）	100	150	120	250	200	220	180
インスリン		超速効型　朝4昼4夕4単位，持効型　就寝前6単位					

表3-2　症例1の血糖変動②

	朝食前	朝食後	昼食前	昼食後	夕食前	夕食後	就寝前
血糖値（mg/dL）	100	150	120	160	130	150	120
インスリン		超速効型　朝4昼6夕4単位，持効型　就寝前6単位					

＜症例2　新規のインスリン追加が必要なケース＞

50歳の1型糖尿病女性．持効型溶解インスリン就寝前12単位，超速効型インスリン朝7単位，昼5単位，夕5単位で加療され良好な血糖コントロールを維持していたが，特発性間質性肺炎の診断を受け，プレドニゾロンの内服を朝食後25 mg，昼食後15 mgで開始された．

解説：
　内服開始後の血糖変動を示す（表4-1）．本症例ではプレドニゾロンを朝食後（午前8時）25 mg，および昼食後（午前12時）15 mgに内服しており，朝食の5〜8時間後にあたる昼食後血糖（午後2時）から就寝前まで高血糖が持続していた．まずは昼食後と夕食後の血糖上昇を改善すべく昼・夕の超速効型インスリンを朝7単位，昼15単位，夕8単位まで増量され，血糖変動は（表4-2）のようになった．昼食後（午後2時）の血糖上昇は改善を認めたものの，夕食前（17時）にかけ血糖上昇を認め，夕食以降の血糖高値を認めている．

　超速効型インスリンでは血中半減期が短く，朝食後のプレドニゾロン内服による血糖値上昇の抑制が不十分と考えられ，中間型インスリンの朝食直前10単位皮下注を追加，徐々に増量し，最終的に持効型溶解インスリン就寝前12単位，超速効型インスリン朝7単位，昼15単位，夕8単位，中間型インスリン朝10単位で（表4-3）のように改善を認めた．

表4-1　症例2の血糖変動①

	朝食前	朝食後	昼食前	昼食後	夕食前	夕食後	就寝前
血糖値（mg/dL）	130	150	110	270	260	310	250
インスリン		超速効型　朝7昼5夕5単位，持効型　就寝前12単位					

表4-2　症例2の血糖変動②

	朝食前	朝食後	昼食前	昼食後	夕食前	夕食後	就寝前
血糖値（mg/dL）	100	150	110	150	200	260	190
インスリン		超速効型　朝7昼15夕8単位，持効型　就寝前12単位					

表4-3　症例2の血糖変動③

	朝食前	朝食後	昼食前	昼食後	夕食前	夕食後	就寝前
血糖値（mg/dL）	100	150	110	130	100	150	120
インスリン		超速効型　朝7昼15夕8単位，持効型　就寝前12単位，中間型　朝10単位					

（田中祐希，中神朋子）

文献
1) 日本糖尿病学会編：6 シックデイ．糖尿病専門医研修ガイドブック．改訂第6版，診断と治療社，2014，p370.
2) Dashora UK, et al.: Maintaining glycaemic control during high-dose prednisolone administration for hyperemesis gravidarum in Type 1 diabetes. Diabet Med 21: 298-299, 2004.

21 慢性血管合併症

1 1型糖尿病患者における糖尿病神経障害の現状

Summary

- 糖尿病神経障害は，糖尿病性細小血管合併症の中で最も早期に出現し，かつ最も頻度の高い合併症である．
- これは，種々の代謝障害，血管障害その他が複合重層的に関与し，多発神経障害，自律神経障害および単神経障害等として発症し，多彩な神経症状を呈する．
- 東京女子医科大学糖尿病センター（以下，当センター）は，1型糖尿病患者における糖尿病神経障害の現状を症例報告や臨床研究として報告し，糖尿病神経障害の病態解明に努めてきた．
- 糖尿病診療に携わる医師は，糖尿病神経障害の診断が除外診断であることを十分に認識し，これらの神経症状を診察する必要がある．

東京女子医科大学糖尿病センターの1型糖尿病患者における糖尿病神経障害の現状

　糖尿病神経障害の頻度は，各調査における対象患者や診断方法の違いにより20〜80％と大きく異なる[1]．

　当センターでは，通院中の患者を対象として年1回のアンケート調査（DIACET）を行っている．2014年に施行したDIACETにおいて，1型糖尿病患者1,360人のうち約70％の患者が感覚障害や自律神経障害に関連したなんらかの自覚症状を訴えた．

　さらに，自律神経障害に関連した自覚症状を訴えた患者の糖尿病罹病期間の構成を調査したところ，訴えた患者のうち，おおむね80％以上の患者における糖尿病罹病期間は10年以上であった（図1）．このことは，糖尿病罹病期間と自律神経障害発症との間に強い関連があることを示している．

2 実際の診断

1） 多発神経障害

　多発神経障害は代表的な糖尿病神経障害であり，下肢・遠位優位，感覚障害優位および左右対称性の末梢神経障害である．この診断は，糖尿病以外の末梢神経障害を呈する疾患を除外することが基本である．

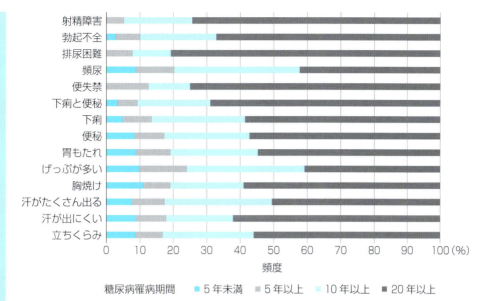

図1 糖尿病罹病期間と神経症状の頻度との関係（DIACET2014より）

　具体的には，診察において糖尿病による多発神経障害に基づくと思われる自覚症状である両側性の足指先ならびに足裏のしびれ，疼痛，または異常感覚，両側アキレス腱反射の低下あるいは消失，両側内踝の振動覚低下を確認し，神経伝導検査の結果を参考にして診断する．

　当センターでは，自覚症状と理学的検査に加え，尺骨神経と腓骨神経の運動神経伝導速度検査，尺骨神経と腓腹神経の感覚神経伝導速度検査，および振動覚検査の結果を勘案し多発神経障害を診断している．

　一般的に，「じんじん」「ピリピリ」「ビリビリ」または「焼けつくような」という陽性症状は気づきやすいが，知覚低下という陰性症状は見逃されやすい．多発神経障害における最も非可逆的に進行し重篤な病態は，無痛覚症である．また，当センターにおける1型糖尿病患者を含む糖尿病患者を対象とした臨床研究において，高度な知覚低下を誘因とした熱傷を合併することは少なくないことが報告されている[2]．1型糖尿病診療に携わる医師は，この重篤な病態を予防するために，知覚低下および無痛覚症など陰性症状の存在を認識しなくてはならない．

　1型糖尿病患者は，種々の要因により，永続的かつ安定した血糖コントロール状態を維持することが困難な場合が多い．長期間にわたり血糖コントロール不良状態である糖尿病患者の中には，短期間に急激な血糖コントロールの改善を行った際，有痛性の神経症状が生じることがある．この病態を治療後有痛性神経障害という．この神経症状は，下肢から腰背部〜全身に及ぶピリピリ，じんじんする痛みや電撃痛を訴える[3]．長期間高血糖状態が続き神経障害を合併する患者の治療では，治療後有痛性神経障害発症の可能性を認識しつつ，インスリン投与量の調整と食事運動療法を有機的に指導し，血糖コントロール不良状態をできるだけ緩徐に是正するように努めなければならない．

2) 自律神経障害

　糖尿病による自律神経障害は，全身の交感神経や副交感神経の支配領域，およびこれらの作用機序と相まって，心血管系障害である起立性低血圧，消化器系障害の糖尿病性胃腸症，泌尿器系障害における弛緩性膀胱や勃起障害等の症状を呈する．

　当センターでは，心血管系自律神経機能検査である深呼吸負荷時心拍変動と起立試験を施行し，自律神経障害の早期発見に努めているが，多くの自律神経障害は無自覚無症状に進行し，自覚症状が出現したときは非可逆的な段階に達していることが多い．また，これらの症状は，患者の日常生活リズムや活動度の安定性を損なうことがある．

　特に，心臓交感神経障害を合併した当センター1型糖尿病患者例[4]からも，心血管系自律神経障害は生命にかかわる重大な障害であるといえる．

　また，1型糖尿病患者の中には，突然悪心や嘔吐を訴え，この症状が繰り返され，結果的に経口摂取が困難な状態になったり[5]（表1），または無自覚無症状で空腹時に胃内の大量の食物残渣を認めることがあり[6]，血糖コントロールがさらに悪化したり，血糖値の不安定化の要因となる．この病因として，消化器系自律神経に支配される胃排出能の障害があげられるが，心因性の関与[7]も念頭に置く必要がある．

　1型糖尿病患者における長い人生設計の中で，性機能障害の影響は大きい．性機能障害と糖尿病罹病期間や糖尿病合併症の進展度との関連性について，当センターにおける質問紙法による調査では，男性では両者の関連が強く示唆されたが，女性では関連が少ない結果であった[8,9]．この結果をふまえつつ，自律神経障害の1つである男性の性機能障害いわゆる勃起障害は，当センターにおいても思春期発症の糖尿病患者における逆行性射精[10]や勃起障害の報告例[11]があり，個々の患者背景を慎重に考慮しながら，性機能障害に関する専門医との連携が必要となる．

　なお，1型糖尿病患者における無自覚低血糖における自律神経障害の関与が指摘されている（Ⅲ-17 低血糖の項で詳述）．

表1　症例：胃運動機能障害を合併した1型糖尿病の一例

○症例：32才，女性，主婦
○主訴：悪心，嘔吐
○既往歴：特記事項なし
○生活歴：機会飲酒・喫煙なし
○現病歴：
　10才時，口渇，多飲，多尿および体重減少等の糖尿病症状出現．1型糖尿病と診断され治療開始．その後の血糖コントロール状態は，HbA1c 10％台と不良であった．
　1型糖尿病発症16年経過した頃より，悪心，嘔吐がしばしば出現し入院した．
○入院時現症，検査所見：
　HbA1c 9％(JDS値)
　両下肢深部腱反射消失
　眼底：増殖糖尿病網膜症（福田分類右AV，左BV）
　蛋白尿≧300 mg/dL
　腹部単純X線：胃内容物の停滞を認めた．

（文献5）より）

3）単神経障害

糖尿病による単神経障害は，一般的には突然複視や下垂足などの症状で発症する．これらは，動眼神経や腓骨神経その他の微小血管閉塞，もしくは局所的外的圧迫により生じる．これらの臨床経過は，当センターの 1 型糖尿病患者を含む糖尿病患者による単神経障害の患者背景を検討した臨床研究[12]によると，発症後数カ月で自然軽快することが多い．

また，前述の単神経障害以外にも突然の片眼視野狭窄と両眼の視力低下を呈した虚血性視神経症合併の 1 型糖尿病患者[13]の報告例がある．

3 臨床のクリニカルパール

1）糖尿病発症年齢と神経障害の関係

DCCT 研究（Diabetes Control and Complications Trial）[14]は，思春期以前発症の 1 型糖尿病患者における神経障害の発現率は，思春期以降発症の 1 型糖尿病患者での神経障害の発現率に比べ低い傾向にあったと報告している．

当センター 30 歳未満発症の 1 型糖尿病患者 80 人に対し，発症年齢が思春期前後の 13 歳未満と 13 歳以上に分け，神経機能検査と発症年齢の関係について検討した[15]．この結果，発症年齢の低い患者群（13 歳未満）は，長期間神経障害が軽度にとどまり，発症年齢の高い患者群（13 歳以上）では，比較的短期間に糖尿病神経障害が進展しやすいことが示された（図 2）．1 型糖尿病患者の糖尿病発症年齢は，糖尿病神経障害の進展に関与していることが示唆され，糖尿病発症年齢を念頭において糖尿病神経障害の発症予防や進展防止に努める必要がある．

2）過去の血糖コントロール状態と神経障害の関係

糖尿病神経障害の予防と治療の基本は，良好な血糖コントロールである．

当センターの 20〜35 歳までの 1 型糖尿病患者 45 人に対し，神経伝導検査の 1 つである F 波と末梢性交感神経活動を評価する検査法の sympathetic skin response 検査を行い，過去に測定した HbA1c 値の総平均値である過去平均 HbA1c 値（平均追跡年数 5.7 年）と前述の神経検査との関係について検討した[16]．結果は，過去平均 HbA1c 値と神経検査結果との間に有意な相関を認め，1 型糖尿病患者における過去数年間にわたる血糖コントロール状態が，神経障害の進展に関与していることが示唆された（図 3）．

1 型糖尿病の診療において，常に過去の血糖コントロール状態を振り返り，神経障害の早期発見と進展防止のため注意喚起することが重要である．

おわりに

糖尿病神経障害は，糖尿病診療に携わる医師が発見し経過観察する場合がほとんどであることに鑑み，糖尿病神経障害は除外診断であること，治療の基本は血糖コントロー

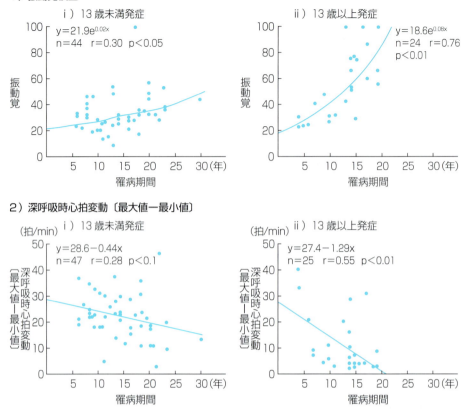

図2 13歳未満発症の1型糖尿病患者と13歳以上発症の1型糖尿病患者における神経障害と罹病期間との関係

(文献15) より

ルであることを再度強調したい．

さらに，1型糖尿病患者の糖尿病神経障害による多彩な神経症状や愁訴は，患者の重層的な心理的背景と相まって，器質性と心因性を明確に鑑別することが困難な場合がある．

この点をふまえ，1型糖尿病診療に携わる医師には，患者にとって長期間にわたって安定した日常生活や活動度が得られるために，各患者の個性，行動特性，糖尿病発症年齢，罹病期間および過去の血糖コントロール状態を見極めながら，患者に対し糖尿病神経障害の重篤さと気づきの重要性を繰り返し伝え，種々の検査法を用いることで糖尿病神経障害を早期に発見し，結果として糖尿病神経障害の予防，早期発見および重篤化の防止を目的とした患者自身の行動変容を促すことが求められる．

（高山真一郎）

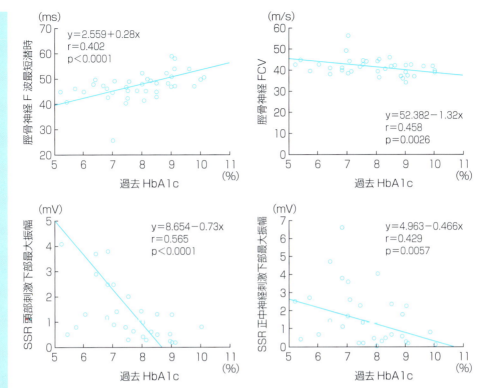

図3 各神経生理学的検査と過去5年間のHbA1cとの関係（HbA1c値は，臨床研究当時のJDS値である）

(文献16) より

文献
1) 高橋良当：糖尿病（性）神経障害．東女医大誌 75：179-184, 2005.
2) 高橋良当・他：糖尿病性神経性熱傷について．糖尿性合併症 5：347-351, 1992.
3) 高橋良当・他：糖尿病における治療後有痛性神経障害86例の病態．糖尿病 41：165-170, 1998.
4) Miura J, et al.: An IDDM patient who complained of chest oppression with ischemic changes on ECG in insulin-induced hypoglycemia. Diabetes Res Clin Pract 39: 31-37, 1998.
5) 黒木宏之・他：エリスロマイシンが著効を示した diabetic gastroparesis の2例．Diabetes J 22: 63-67, 1994.
6) 高橋良当：糖尿病性神経障害．東京女子医科大学糖尿病センター編，糖尿病の治療マニュアル．第6版，医歯薬出版，2012, pp196-211.
7) 窪田純久・他：神経性嘔吐症を合併したインスリン依存型糖尿病の1例．最新医学 46：550-553, 1991.
8) Takayama S, et al.: Sexual dysfunction in diabetic males. Impotence 11: 189-192, 1996.
9) Takayama S, et al.: Sexual dysfunction in diabetic females. Impotence 11: 193-196, 1996.
10) 大和田一博・他：糖尿病性神経障害により逆行性射精をきたし塩酸イミプラミンにより改善をみた一例．Impotence 7：58, 1992.
11) 高山真一郎・他：思春期発症インスリン非依存型糖尿病におけるインポテンスの一例．Impotence 7：295-298, 1992.
12) 高橋良当・他：糖尿病性単腓骨神経障害15例の臨床的，電気生理学的検討．糖尿病 40：583-587, 1997.
13) 今村里香・他：前部虚血性視神経症 Anterior ischemic optic neuropathy を発症した糖尿病の2症例．糖尿病 33：681-687, 1990.
14) The DCCT Research Group: Factors in development of diabetic neuropathy. Baseline analysis of neuropathy in feasibility phase of Diabetes Control and Complications Trial (DCCT). Diabetes 37: 479-481, 1988.
15) 川越千恵美：インスリン依存型糖尿病患者における発症年齢と神経合併症との関係．東女医大誌 61：53-63, 1991.
16) 高山真一郎：インスリン依存型糖尿病における神経障害に関する研究—F波伝導検査および sympathetic skin response (SSR) 測定の意義．東女医大誌 66：422-428, 1996.

21 慢性血管合併症

III 1型糖尿病診療のクリニカルパール

2 網膜症の予測と管理

Summary

- 糖尿病患者の網膜症は，糖尿病の罹病期間や血糖・血圧・脂質など多数の全身的因子の影響を受ける[1]ため，その発症・進展予測は一般には難しい．
- 若年発症の1型糖尿病では，これらのうち血圧と脂質による影響が比較的少ないと思われ，また，発症時期が明確な症例を選べるため罹病期間も正確に把握することができる．すなわち，罹病期間と血糖の経過とから網膜症の予測ができるはずである．
- 「どのくらいの期間どのくらいの高血糖が続けば糖尿病患者に網膜症が発症するのか？」という素朴な疑問に対する答えは，現在のところはっきりしていない．
- これには，過去の血糖コントロールがその後の網膜症に影響を与えるメタボリックメモリーと呼ばれる攪乱要因が関与している可能性があると考えられ，この現象に対する配慮が必要と思われる．

1 大規模研究の結果

1) DCCT（1993年）

　1993年に，1型糖尿病1,441例を対象としたDCCTの結果の第一報が出され，血糖値をできるだけ正常域に近づけることにより，網膜症を含む糖尿病合併症の発症や悪化が抑制できることを臨床的にはじめて前向き調査にて明らかに示した[2]．患者登録は1983〜1989年，平均介入期間は6.5（3〜9）年で，1993年試験終了．平均27（13〜39）歳の1型糖尿病患者（血圧・脂質異常者は除外）を，強化インスリン療法群（インスリンポンプまたはインスリン1日4回注射）と従来療法群（インスリン1日1〜2回注射）の2群に分け，さらにおのおのを登録時に網膜症のない一次予防群とすでに非増殖網膜症を有していた二次予防群の2群（アルブミン尿も配慮）に分けて，計4群に無作為に割り付けた．

　血糖の代替指標としたHbA1cの中間値は，強化療法群で約7％，従来療法群で約9％と，介入期間を通して約2％の差が維持された．網膜症への影響は，Early Treatment Diabetic Retinopathy Study（ETDRS）網膜症重症度分類[3]での3-step以上の進行をエンドポイントとして評価された．介入開始後，時間経過とともに，徐々に強化療法群と従来療法群の2群間に網膜症累積発生率の差がみられるようになり，一次予防群で

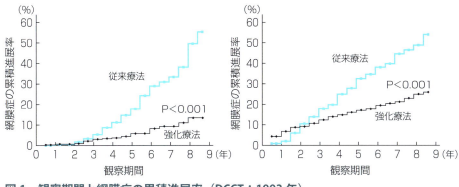

図1 観察期間と網膜症の累積進展率（DCCT：1993年）
左：一次予防群　右：二次予防群
（文献2）より引用改変）

76％，二次予防群で54％のリスク減少がきわめて有意に認められた（図1）．糖尿病罹病期間および血糖コントロール状況（HbA1c値）が，網膜症の発症・進展に大きく影響する因子であることが明らかに示された．

この図からは，糖尿病における網膜症の研究には十分に長い時間が必要であるという，もうひとつ重要な点を読み取ることができる．グラフ上両群間の差が明らかになるのは介入開始後約4年以降であり，もしこれより研究期間が短期であれば有意な差は得られなかったことになる．

なお，DCCTが網膜症についてこれだけきれいな結果を示せた要因として，きわめて緻密で正確なETDRS網膜症重症度分類，すなわち糖尿病合併症の優秀な指標を作り上げた，Davisをはじめとする眼科医の努力は特記されるべきである．

2）DCCT（1995年）

もともとDCCTは，2群の異なるインスリン治療に伴う合併症リスクの群間差をみるためにデザインされた研究だった．そのため，1993年の報告は，強化療法群と従来療法群を大きな2つの集団として比べたとき，両者の間に明らかな差を認めたという，いわば"定性的"な結果を示したものといえる．

これに対して，1995年[4]の報告は，平均6.5年間の研究期間中，さまざまに推移した全1,441例の個々の症例での観察期間・HbA1c値と網膜症との関係を，ある程度"定量的"に分析しようとした試みといえる．その結果，罹病期間とHbA1c値が網膜症の2大リスク因子であることに加え，研究期間中のある時点までの平均HbA1c値（updated mean HbA1c value）が1.1倍になると網膜症リスクが約1.6倍になることなどが示された．

しかしこの論文ではまた，これら主要2因子を用いて解析しても，網膜症リスク変動のせいぜい11％程度しか統計学的に説明できなかったことも報告されている．網膜症リスクに非常に大きく関与しているのに，網膜症の予後を予測しようとすると罹病期間・HbA1c値はあまり有用でなかったという，やや違和感のある結果であるが，これが現在も定説になっていると思われる．

※ この1995年のDCCT論文では，DCCT期間中のHbA1c値が同じであっても従来療法群では強化療法群より網膜症リスクが高かった，と報告していたが，2008年の訂正論文[5]でこれが否定され，「HbA1c値が同じであれば従来療法群でも強化療法群でも網膜症リスクは同等だった」と修正されている．この訂正論文でも，罹病期間とHbA1c値を合わせて解析しても網膜症リスク変動のわずかしか説明できなかったという結論は継承されており，環境因子や遺伝的因子の関与が可能性としてあげられている．

3) EDIC study（2015年）

介入研究であるDCCT終了時の1993年に生存していたDCCT参加者1,428例のうち1,375例を引き続き対象として開始された観察研究がEDIC studyである．メタボリックメモリーという，過去の血糖コントロールがその後の網膜症に影響を与える重要な現象を，臨床的に明らかに示した．4年・10年・18年観察の結果が，それぞれ2000年・2008年・2015年[6]に報告された．

厳格な血糖コントロールの重要性がDCCTで明らかになったため，DCCT終了時（＝EDIC開始時）以後，すべての患者，すなわちDCCT中の元インスリン強化療法群だけでなく元従来療法群も対象として，強化療法が施行された．その結果，両群の平均HbA1c値はEDIC開始後間もなくほぼ同じ8％になり，以後EDICの研究期間を通じて維持された．しかし，EDIC開始時以後（DCCT開始時以後ではない）の新規の網膜症リスクは，HbA1c値が両群で同等にもかかわらず，やはりDCCT期間中と同様，元強化療法群に比べて元従来療法群では高いままだった．この差は減少しながらも約10年間持続し，その後消失していくことが2015年の報告[6]でも示されている（図2）．両群の唯一の相違点であるDCCT期間中の血糖コントロールの違いが，EDIC期間中にも網膜症に影響を及ぼし続けたと考えられ，この現象をメタボリックメモリーとして報告した．過去の血糖コントロール状態がその後の網膜症に影響を与えるわけだが，これは言い換えると，ある時点での網膜症の程度が同じでかつその後の血糖の経過が同じであっても，網膜症の予後が違ってくる場合がある，ということを意味する．このメタボリックメモリーは，将来の網膜症に対する影響の程度と発現時期が不明な時限爆弾のようなものにもみえ，網膜症を予測するうえでたいへん厄介な問題となる．

4) メタボリックメモリーとDCCT（1995年）解析の問題点

糖尿病の臨床研究では，エンドポイントに至るまでに長い時間がかかることもあり，糖尿病発症直後からの患者をずっと経過観察していくことは少なく，ほとんどの場合，発症後一定の罹病期間がある症例を研究に登録して行うことが多い．この期間，言い換えると糖尿病発症から研究開始までの間の血糖コントロール状態は一般に不明であるため，これに起因するメタボリックメモリーの影響もまた不明となる．つまり，DCCT期間中に観察された網膜症リスクも，DCCT開始以前の血糖コントロールに由来するメタボリックメモリーの影響を受けているので，研究開始時に無作為に2群に分けて群間の差を比べるデザインの研究（DCCT：1993年）ではこの影響が相殺されるため問題は

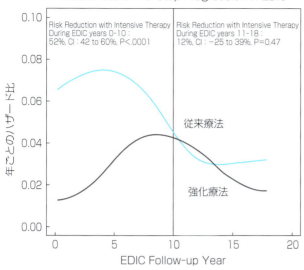

図2 EDIC期間中の網膜症ハザードリスクの推移（DCCT：2015年）

（文献6）より引用改変）

ないが，個々の症例でのDCCT期間中のHbA1c値と網膜症リスクとの関係を調べる場合には，結果に誤差をもたらす原因となりうる．

　1995年のDCCTの解析では，一次予防群と二次予防群とを1つにまとめて対象としたため，DCCT研究開始時の罹病期間が平均約6年（1～15年）ある症例群を，平均6.5年間観察したときの網膜症リスクを解析したことになる．この結果から前述の，罹病期間およびHbA1c値は網膜症の予後予測にはあまり有用でない，という報告がされたわけだが，これには，DCCT研究開始以前の平均約6年間の血糖コントロール状態に起因するメタボリックメモリーの影響を考慮していない，という大きな問題点があったと思われる．

2　東京女子医科大学糖尿病センターでの研究：メタボリックメモリーによる攪乱を除外するための試み

　われわれは，このメタボリックメモリーによる攪乱を防ぐには，糖尿病罹病期間中にHbA1c値の不明な期間がない，言い換えれば，糖尿病発症直後からの全罹病期間中のHbA1c値が把握できている症例だけを選び，このデータ（metabolic memory-free HbA1c data）を用いて網膜症リスクの解析をすることが重要ではないかと考え，以下の研究を行った[7]．

　まず，1988年から1990年までの3年間分の東京女子医科大学糖尿病センター（以下，当センター）の初診糖尿病患者約9,000例の中から，①30歳未満発症の1型糖尿病患者で，②急激で明確な糖尿病発症後12カ月以内に当センターを初診，③その後20年間継続してHbA1c測定が行われ，かつ④20年目で網膜症の検査がされた症例を抽出した．次に，これらの条件を満たす15例について，糖尿病発症後20年目での網膜

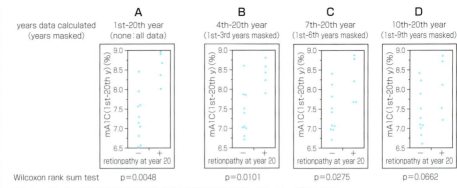

図3 20年目網膜症有無別の観察期間中平均HbA1c値の分布
A：全HbA1cデータ使用時，B・C・D：3・6・9年間のHbA1cデータマスクによるシミュレーション時
(文献7) より

症の有無と発症後の通算平均HbA1c値との関係をみたところ，8%以上の6例では5例で網膜症があったのに対し，8%未満の9例では全例で網膜症がなかった（Wilcoxon rank sum test：P＝0.0048）．例数は少ないが，平均HbA1c値で網膜症をかなり良好に予測できることが示唆された（図3-A）．

さらに，開始時の罹病期間が3・6・9年の研究をシミュレーションするため，糖尿病発症から3・6・9年間のHbA1cデータをマスクし残りの期間だけでの平均HbA1c値を用いると，網膜症有無別の群間差は徐々に低下していき，9年間のマスクでは両群間に有意差がなくなった（図3-B, C, D）．ここで，20年目での網膜症有無の2群に分け，両群での毎年の平均HbA1c値の20年間の推移をみると，20年目網膜症有り群ではなし群にくらべ，特に糖尿病発症後早期での値が有意に高値で，その後徐々に差がなくなっていた（図4）．すなわち，糖尿病発症後9年間のHbA1c値が不明な場合，この間の血糖コントロール状態に起因するメタボリックメモリーの影響で，残りの10年目から20年目までの11年間の平均HbA1c値だけからでは20年目の網膜症の予測は困難になる，という事例を示したことになる．HbA1c値と網膜症との関係を正確に解析しようとする場合には，できるだけ糖尿病発症直後からの全罹病期間のデータを使用し，把握が不可能なメタボリックメモリーの影響を除くことが重要と思われる．

このような点に配慮すれば，若年発症の1型糖尿病におけるHbA1c値を用いた網膜症の予測は，少なくとも現在考えられているよりは正確にできる可能性があるため，今後さらに検討を続ける予定である．

3 網膜症の予測と管理

網膜症の予後を左右する血糖コントロールを改善するには，糖尿病療養へのモチベーションを高めることが重要である．この際，単に「血糖コントロールを良くしましょう」というだけでなく，網膜症の予測に基づいた具体的な目標を示せば，患者の意欲も上がり網膜症の管理にも役立つ可能性がある．また近年，全体としては糖尿病患者の

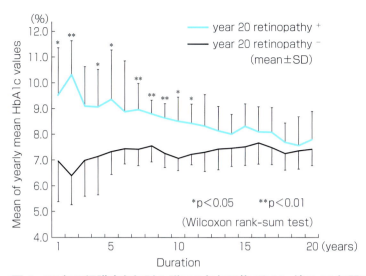

図4 20年目網膜症有無別2群での毎年平均HbA1c値の20年間の推移

(文献7) より

　全身的なコントロールが改善されてきたことに伴い網膜症予後も改善しつつある中，いたずらに網膜症が「悪化する」ことを強調するだけではなく，良好なコントロール状態で病識の十分に高い患者に対しては，「このくらいの期間このくらいのHbA1c値にできれば網膜症はこのくらいですむ」といった安心の情報を，エビデンスに基づいて伝えられることも大切かもしれない．

(廣瀬　晶)

文献
1) Mohamed Q, et al.: Management of diabetic retinopathy: a systematic review. JAMA 298: 902-916, 2007.
2) The Diabetes Control and Complications Trial Research Group: The effect of intensive treatment of diabetes on the development and progression of long-term complications in insulin-dependent diabetes mellitus. N Engl J Med 329: 977-986, 1993.
3) Early Treatment Diabetic Retinopathy Study Research Group: Fundus photographic risk factors for progression of diabetic retinopathy. ETDRS report number 12. Ophthalmology 98 (5 Suppl.): 823-833, 1991.
4) The Diabetes Control and Complications Trial Research Group: The relationship of glycemic exposure (HbA1c) to the risk of development and progression of retinopathy in the diabetes control and complications trial. Diabetes 44: 968-983, 1995.
5) Lachin JM, et al.: DCCT/EDIC Research Group: Effect of glycemic exposure on the risk of microvascular complications in the diabetes control and complications trial revisited. Diabetes 57: 995-1001, 2008.
6) Diabetes Control and Complications Trial (DCCT)/Epidemiology of Diabetes Interventions and Complications (EDIC) Research Group, et al.: Effect of intensive diabetes therapy on the progression of diabetic retinopathy in patients with type 1 diabetes: 18 years of follow-up in the DCCT/EDIC. Diabetes 64: 631-642, 2015.
7) Hirose A, et al.: Prediction of retinopathy at 20 years after onset in younger-onset type 1 diabetes using mean metabolic memory-free HbA1c values: the importance of using HbA1c data of total, not partial, diabetes duration. Diabetes Care 36: 3812-3814, 2013.

21 慢性血管合併症

3 腎症

Summary

- 腎症はアルブミン尿と糸球体濾過量によって病期が分類されている．
- 腎症は1型および2型糖尿病のいずれにおいても発症するが，その頻度は2型糖尿病患者に比べ1型で少ない．
- 腎症の発症予防には，血糖の厳格な管理が重要である．
- 血圧の厳格な管理は腎症の進展緩和に有効である．

はじめに

腎症は糖尿病性細小血管障害に分類される慢性合併症であり，1型および2型糖尿病のいずれにおいても発症する．ここでは，1型および2型糖尿病における糖尿病性腎症の病期分類と慢性腎臓病ステージとの関連を概説したうえで，1型糖尿病患者における腎症の病態，疫学，さらには治療法について，特に2型糖尿病と対比することによって，その特徴を明らかにしたい．

東京女子医科大学糖尿病センターにおける実態

東京女子医科大学糖尿病センター（以下，当センター）でのコホート研究に登録された1型糖尿病患者2,659人における観察開始時の腎症病期（第5期を除く）は，第1期（腎症前期）2,304人，86.7％，第2期（早期腎症期）223人，8.4％，第3期（顕性腎症期）107人，4.0％，第4期（腎不全期）25人，0.9％であり，2型糖尿病患者22,376人に比べて腎症の合併がないか，より早期の患者が多かった（表1）．

正常アルブミン尿患者のうちeGFRが低下している患者（normoalbuminuric renal insufficiency）は，2型の57％に比べ，1型では28％と少なかった．

30歳未満で診断された糖尿病患者における，診断から20年後の腎症合併率は，1型で2型の約半分程度であった．

2 糖尿病性腎症の病期分類と CKD ステージ分類

1) 腎症の診断

古典的に網膜症の存在に加え，試験紙法による蛋白尿あるいは定量で 0.5 g/ 日以上の尿蛋白が持続する場合，臨床的に糖尿病性腎症と診断されてきた．このような臨床診断は，汎用性は高いが，当然，糖尿病性腎症に対する特異性は低い．腎症の確定診断には，腎生検による組織学的検討が必要であるが（表2），詳細は成書に譲る[1]．ただし腎生検は侵襲を伴う検査法であることから，蛋白尿を呈する糖尿病患者の全例に行うことは不可能であり，またかならずしもその必要性はない．表3に，糖尿病性腎症の病理学的診断における腎生検の適応を示す[1]．

なお，蛋白尿が陽性となる時期にはすでに高度の腎組織病変を認めることが以前から知られており，その時期から治療を始めても，多くの症例で不可逆的である．そのため，蛋白尿が出現する以前の微量アルブミン尿を呈する時期を捉え，早期腎症と診断す

表1 当センターのコホート研究に登録された糖尿病患者 25,035 人における病型別腎症病期分類（5 期を除く）

腎症病期	1 型糖尿病 患者数（名）	(%)	2 型糖尿病 患者数（名）	(%)	計 患者数（名）	(%)
1	2,304	(86.7)	15,495	(69.3)	17,799	(71.1)
2	223	(8.4)	4,454	(19.9)	4,677	(18.7)
3	107	(4.0)	1,862	(8.3)	1,969	(7.9)
4	25	(0.9)	565	(2.5)	590	(2.4)
計	2,659	(100.0)	22,376	(100.0)	25,035	(100.0)

表2 糖尿病性腎症の病理学的定義

糖尿病性腎症は，糖尿病を有し，その特徴的な病理学的所見を呈し，臨床的ならびに病理学的に他の疾患を除外できるものをいう．

注1：腎病理所見では，特徴的な光学顕微鏡所見として，びまん性病変，結節性病変，糸球体基底膜二重化・内皮下腔開大，滲出性病変，メサンギウム融解，輸出入細動脈の硝子化を認める．
注2：電子顕微鏡所見における，糸球体基底膜および尿細管基底膜の肥厚は参考となる．
注3：血管病変を主体とする腎硬化症ならびに他の腎疾患を合併してもよい．
注4：糖尿病罹病期間や糖尿病網膜症も参考にする．
注5：診断に苦慮する場合には，専門医に相談することを推奨する．

（文献 1）より引用）

表3 糖尿病性腎症における腎生検の適応

尿蛋白陽性を主体とする検尿異常の患者で，長年の糖尿病歴や糖尿病網膜症を有している場合など，その原因として糖尿病性腎症が強く疑われる場合は，臨床診断の感度が 95％と高く，腎生検による組織診断の意義は乏しい．
ただし，以下の場合は糖尿病性腎症以外の腎疾患の可能性があるため，腎生検の適応がある．
1) 糖尿病網膜症を認めない場合．
2) 沈渣で多数の変形赤血球や顆粒円柱などの活動性糸球体疾患を示唆する所見を認める場合．
3) 腎症の時期に合致しない病態（尿蛋白の出現が糖尿病発症に先行する，急激な尿蛋白の増加，急激な GFR の低下など）を認める場合．

（文献 1）より引用）

表 4　糖尿病性腎症病期分類 2014

病　期	尿アルブミン値（mg/g Cr）あるいは尿蛋白値（g/g Cr）	GFR（eGFR）(mL/分/1.73 m^2)
第 1 期（腎症前期）	正常アルブミン尿（30 未満）	30 以上
第 2 期（早期腎症期）	微量アルブミン尿（30〜299）	30 以上
第 3 期（顕性腎症期）	顕性アルブミン尿（300 以上）あるいは持続性蛋白尿（0.5 以上）	30 以上
第 4 期（腎不全期）	問わない	30 未満
第 5 期（透析療法期）	透析療法中	

(文献 5）より引用改変）

る概念に対して，現在までコンセンサスが得られている[2]．

2）腎症病期分類

腎症の病期分類については，1983 年の Mogensen らによる分類が有名である[3]．これは，1 型糖尿病の発症初期に糸球体濾過量が増加する，いわゆる糸球体過剰濾過（glomerular hyperfiltration）の時期に注目した分類といえる．ただし 2 型糖尿病患者における腎症の経過とはかならずしも一致しないことから，1991 年に旧厚生省糖尿病調査研究班の分類が提案された[4]．すなわち，まずアルブミン尿が増加し，その後 GFR の低下がみられるという，腎症の典型的な自然歴を反映した分類といえる．その後，2012 年に日本腎臓学会から慢性腎臓病（CKD）の重症度分類が発表されたことをふまえて，2014 年には糖尿病性腎症病期分類が改訂された（表 4）[5]．

「糖尿病性腎症病期分類 2014」は，基本的な考えは従来の病期分類を踏襲したうえで，CKD 重症度分類同様，糸球体濾過量（mL/分/1.73 m^2）とアルブミン尿によって分類されている．すなわち eGFR 30 以上で正常アルブミン尿の場合を腎症第 1 期，eGFR 30 以上で微量アルブミン尿の場合を第 2 期，eGFR 30 以上で微量アルブミン尿の場合を第 3 期，アルブミン尿の程度にかかわらず eGFR 30 未満を第 4 期，透析療法施行中あるいは腎移植後を第 5 期と定義されている．

当センターのコホート研究に登録された，腎症第 1〜4 期の糖尿病患者 25,035 人における，観察開始時の糖尿病型別腎症病期を表 1 に示す．2 型患者で腎症がより進行しているが，糖尿病の罹病期間や網膜症の合併率などが異なる可能性があるため，病型間の単純な比較は困難である．

糖尿病型別のアルブミン尿と eGFR の散布図を図 1 に示す．正常アルブミン尿患者のうち eGFR が 60 以上である患者は，1 型で 72％であったのに対し（図 1-A），2 型では 43％にすぎなかった（図 1-B）．これは，eGFR がアルブミン尿に比べて，より加齢の影響を受けるためと考えられる[6]．正常アルブミン尿であるにもかかわらず eGFR が低下している患者は，これまでの概念からは糖尿病性腎症の経過からは非典型的であり，腎硬化症や腎動脈狭窄症などを合併している可能性がある．これらの頻度はいずれも加齢によって増加するため，1 型糖尿病患者に比べて 2 型で多いことは容易に想像される．

糖尿病性腎症病期分類 2014 の問題点のひとつとして，腎症第 4 期が eGFR 30 未満の

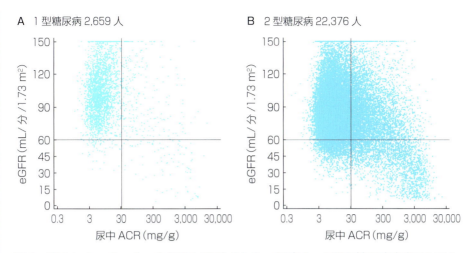

図1 当センターのコホート研究に登録された，腎症1～4期の糖尿病患者25,035人における，観察開始時のアルブミン尿と推算糸球体濾過量の分布
eGFR：推算糸球体濾過量，ACR：アルブミン・クレアチニン比

みで定義されており，アルブミン尿の程度は問わないことに対する批判がある．ただし当科での1型糖尿病患者では，腎症4期で正常アルブミン尿であった患者は皆無であり（図1-A），2型患者においても5.4%のみときわめて少なかったことから（図1-B），実臨床で問題となることは少ないと思われる．

3）アルブミン尿およびGFR測定

アルブミン尿などの尿中物質の測定は，かつては24時間蓄尿を用いて1日排泄量で評価することが多かった．ただし外来での24時間の完全な蓄尿は困難なことが多く，最近では早朝第一尿あるいは外来受診時の随時尿を用い，尿中のクレアチニンで補正することが一般的となっている．2005年に発表された，糖尿病性腎症合同委員会からの「糖尿病性腎症の新しい早期診断基準」[2]では，微量アルブミン尿の測定に用いる尿検体として，なるべく午前中の随時尿を用いる，と記載されている．当施設では，日差変動の少ない早朝第一尿を用いている．

GFR測定の国際的なゴールド・スタンダードはイヌリン・クリアランスであり，わが国では2012年の診療報酬改正で，6月に1回1,280点の算定が可能となった．ただし時間尿の採取や頻回の採血が必要であるなど，煩雑であることから実臨床での応用は困難である．ヨーロッパでは放射性物質である^{51}Cr-EDTAなどを用いた測定法が用いられたが[7]，わが国では普及しなかった．以前から，24時間蓄尿を用いたクレアチニン・クリアランスがGFRを推算する式として頻用されてきた．ただしより正確にGFRを推算するには24時間の完全な蓄尿が必須であり，上に述べたように外来患者での実施は困難なことが多い．またクレアチニンは，糸球体で濾過されるのみならず，糸球体からも分泌されるため，GFRを過大評価することにも注意が必要である．

2012年に日本腎臓学会から，血清クレアチニンあるいはシスタチンC，年齢および性別からGFRを推算する式が提唱されており[8]，臨床現場のみならず，疫学・臨床研

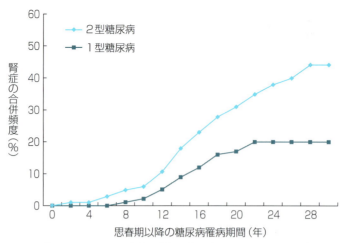

図2 当センターに通院中の糖尿病患者における思春期以降の糖尿病罹病期間と腎症合併率の病型別比較（連続横断調査）

(文献9)より引用改変)

究においても広く使用されている．

男性：eGFRcreat（mL/分/1.73 m²）＝ 194×Cr（mg/dL）$^{-1.094}$×年齢（歳）$^{-0.287}$
eGFRcys（mL/分/1.73 m²）＝（104×Cys-C（mg/L）$^{-1.019}$×0.996$^{年齢（歳）}$）－8
女性：eGFRcreat（mL/分/1.73 m²）＝ 194×Cr（mg/dL）$^{-1.094}$×年齢（歳）$^{-0.287}$×0.739
eGFRcys（mL/分/1.73 m²）＝（104×Cys-C（mg/dL）$^{-1.019}$×0.996$^{年齢（歳）}$×0.929）－8

(CKD診療ガイド2012, 日本腎臓学会)

4) 腎症の進展

はじめに述べたように，腎症は1型および2型糖尿病のいずれにおいても発症する糖尿病性細小血管障害であるが，その発症頻度には病型差が認められている．当施設における，30歳未満で診断された糖尿病患者の診断から20年後の腎症合併率は，1型で2型の約半分程度であった（図2)[9]．同様の結果がわが国の多施設コホート研究や，海外からも報告されており，1型糖尿病患者では，2型に比べて腎症の発症が有意に少ないと考えられる．その理由として，2型患者では，診断後の治療中断が多いことに加え，高血糖以外に肥満や高血圧，脂質異常症などの腎症に対するリスク因子が多いことが推察されている．なお，近年の糖尿病管理技術の進歩に伴い，腎症発症率は減少傾向にある[9,10]．

3 腎症の治療

1) 血糖管理

腎症の発症には，長期間の慢性高血糖の存在が必須である．その機序として，高血糖状態では細胞内に流入するブドウ糖が増加する結果，解糖系で処理できないブドウ糖が

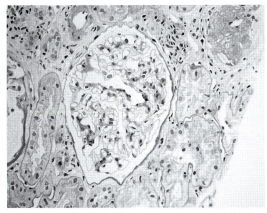

図3 1型糖尿病患者において膵腎同時移植から10年後に施行した腎生検．軽度の糸球体肥大（長径の拡大）と細動脈硬化症を認めるが，糖尿病性腎症の再発所見は認めない

（文献14より引用）

側副経路に流入することが重要である[11]．側腹経路として古くから，ポリオール経路，ジアシルグルセロール（DAG）－プロテインキナーゼC（PKC）経路，ヘキソサミン経路，さらには終末糖化産物（AGE）経路が知られている．これらに加えて，細胞内での酸化ストレスの亢進が相互的に作用することで細胞障害を起こし，腎症などの血管障害を発症する．このような，高血糖の腎症発症に対する根本的な関与は，1型，2型糖尿病患者で共通すると考えられる．

腎症発症に対する高血糖の関与は，厳格な血糖管理が腎症の発症，進展を抑制するエビデンスからも裏づけられる．1993年に発表された，北米1型糖尿病患者を対象としたDCCT[12]では，従来療法に比べて厳格な強化インスリン療法が，微量アルブミン尿の発症を34％，顕性アルブミン尿への進展を56％それぞれ有意に抑制したことが明らかにされた．2型糖尿病患者に対するUKPDS，Kumamoto Study，さらには比較的最近報告された，ADVANCE試験でも同様の結果であった．

他稿で述べられるように，1型糖尿病の根治療法である膵臓移植によって，患者はインスリン治療から離脱したうえで，正常の血糖日内変動を維持することが可能となる．膵臓移植の腎症に対する効果として，「ioretto ら[13]は，1型糖尿病患者に膵単独移植を施行したところ，移植前に認められていた腎組織病変が，移植の10年後に明らかに改善したことを報告している．われわれは，腎のみの移植を行った糖尿病性腎症患者では移植腎の腎症再発所見が認められるが，膵腎同時移植例ではみられなかったことから，膵臓移植が同時に移植した腎臓における腎症の再発を予防する可能性を報告している（図3）[14]．

2) 血圧管理

1987年にParvingら[7]は，顕性アルブミン尿期の1型糖尿病患者に対する平均72カ月の降圧療法により，収縮期/拡張期血圧の平均値が143/96 mmHgから129/84

mmHg まで低下し，この経過中アルブミン尿が 1,038 μg/ 分から 504 μg/ 分まで減少，さらに GFR の低下速度が 0.89 mL/ 分 / 月から 0.22 mL/ 分 / 月まで緩徐となったことを報告した．この当時使用された降圧薬は，β遮断薬のメトプロロール，血管拡張薬のヒドララジン，および利尿薬のフロセミドとサイアザイドであった．

　その後 1993 年に Lewis ら[15]が，アンジオテンシン変換酵素（ACE）阻害薬のカプトプリルが 1 型糖尿病患者における腎症の進展を有意に抑制することが報告されて以降，1 型および 2 型糖尿病患者の糖尿病性腎症に対する，ACE 阻害薬やアンジオテンシン変換酵素阻害薬（ARB）などの，レニン・アンジオテンシン（RA）系阻害薬の効果に関する介入研究が相次ぎ，現在内外のガイドラインでは，糖尿病を伴った高血圧に対する第一選択薬は，ACE 阻害薬と ARB とされている．ただし，腎症の合併のない糖尿病患者の降圧療法における，これら RA 系阻害薬の優越性については，エビデンスに乏しい[16, 17]．

4　今後の課題

　腎症はいったん発症すると多くの場合不可逆的であり，末期腎不全に進行する．一方，RA 系阻害薬などの使用により，一部の患者で腎症が寛解しうることも明らかとなってきた．1 型糖尿病患者における，いわゆる"time of no return"がいつであるのかに関しては，今後の課題である．

　2 型糖尿病患者では，腎症の進行に伴い，脳卒中や冠動脈疾患などの大血管障害をきたしやすいが（心・脳−腎連関），日本人 1 型糖尿病患者での実態は不明であり，その解明も必要である．

（馬場園哲也）

文献
1) 和田隆志・他編：糖尿病性腎症と高血圧性腎硬化症の病理診断への手引き．東京医学社，2014．
2) 猪股茂樹・他：糖尿病性腎症の新しい診断基準．糖尿病 48：757-759，2005．
3) Mogensen CE, et al. : The stages in diabetic renal disease with emphasis on the stage of incipient diabetic nephropathy. Diabetes 32 (Suppl. 2): 64-78, 1983.
4) 厚生省：糖尿病性腎症病期分類．平成 3 年度糖尿病調査研究班報告書，pp320-323, 1991．
5) 羽田勝計・他：糖尿病性腎症病期分類 2014 の策定（糖尿病性腎症病期分類改訂）について．糖尿病 57：529-534，2014．
6) Ohta M, et al. : Comparison of the prevalence of chronic kidney disease in Japanese patients with Type 1 and Type 2 diabetes. Diabet Med 27: 1017-1023, 2010.
7) Parving HH, et al. : Effect of antihypertensive treatment on kidney function in diabetic nephropathy. Br Med J 294: 1443-1447, 1987.
8) 日本腎臓学会：CKD 診療ガイド 2012．東京医学社，2012．
9) Yokoyama H, et al. : Higher incidence of diabetic nephropathy in type2 than in type1 diabetes in early-onset diabete in Japan. Kidney Int 58: 302-311, 2000.
10) Otani T, et al. : Improved incidence of end-stage renal disease of type 1 diabetes in Japan, from a hospital-based survey. BMJ Open Diabetes Res Care 4: e000177, 2016.
11) Brownlee M: The pathobiology of diabetic complications: a unifying mechanism. Diabetes 54: 1615-1625, 2005.
12) The Diabetes Control and Complications Trial Research Group: The effect of intensive treatment of diabetes on the development and progression of long-term complications in insulin-dependent diabetes mellitus. N Engl J Med 329: 977-986, 1993.
13) Fioretto P, et al. : Reversal of lesions of diabetic nephropathy after pancreas transplantation. N Engl J Med 339: 69-75, 1998.
14) Nyumura I, et al. : A long-term prevention of diabetic nephropathy in a patient with type 1 diabetes after simultaneous pancreas and kidney transplantation. Clin Transplant 23 (Suppl. 20): 54-57, 2009.
15) Lewis EJ, et al. : The effect of angiotensin-converting-enzyme inhibition on diabetic nephropathy. The Collaborative Study Group. N Engl J Med 329: 1456-1462, 1993.
16) Palmer SC, et al. : Comparative efficacy and safety of blood pressure-lowering agents in adults with diabetes and kidney disease: a network meta-analysis. Lancet 385: 2047-2056, 2015.
17) Bangalore S, et al. : Diabetes mellitus as a compelling indication for use of renin angiotensin system blockers: systematic review and meta-analysis of randomized trials BMJ 352: i438, 2016.

21 慢性血管合併症

4 透析療法（血液透析，腹膜透析）

Summary

- 糖尿病患者が末期腎不全に至る割合は近年横ばいか減少傾向にある．
- 東京女子医科大学糖尿病センター（以下，当センター）からの報告では，1型糖尿病患者においても，年次的にその腎予後は改善していた．
- 腎代替療法の開始に至った1型糖尿病患者の生命予後は年次的な改善を認めるが，依然として厳しい．
- 心血管疾患は1型糖尿病透析患者における主要な死因のひとつであり，その評価と治療は今後の課題である．
- 1型糖尿病患者が透析療法に至ると，無自覚低血糖のリスクが高くなる．

1 東京女子医科大学糖尿病センターにおける透析導入患者の実態

1978年から2015年までに当センターで透析を導入した糖尿病患者は1,623人（女性466人，男性1,157人，平均（± 標準偏差）年齢59±13歳）であり，病型別にみると1型糖尿病患者105人，2型糖尿病1,508人，その他の糖尿病は10人であった．1型糖尿病患者の透析導入時平均年齢は42歳と，2型およびその他の糖尿病患者の透析導入時年齢60歳と比較し有意に若年であった（p＜0.001，表1）．透析方法に関しては，腹膜透析128人（7.9%），血液透析1,495人（92.1%）であった．1型糖尿病患者が腹膜透析を選択する割合は15.2%であり，2型およびその他の糖尿病患者の7.4%と比較し有意に高率であった（p＝0.008，表1）．

2 糖尿病患者における透析療法の疫学

糖尿病腎症による末期腎不全患者は増加の一途をたどっており，新規透析導入は1998年以降，全透析患者における糖尿病腎症患者の割合も2011年以降，原疾患の第1位となっている[1]．しかし2011年頃より，新規透析導入における糖尿病腎症の割合は，横ばいから若干ではあるが減少傾向となっていることは注目すべきである．近年，米国における大規模コホート研究の結果が報告された[2]．この研究では，1990年当初と比較して，2010年には急性心筋梗塞，脳卒中，下肢切断などに加えて，末期腎不全の発症が28.3%減少していた．

表1 当センターで1978年から2015年までに透析導入した患者背景－糖尿病型での比較

	1型糖尿病（n=105）	2型およびその他の糖尿病（n=1,518）	p値
年齢（歳）	42±13	60±12	< 0.001
女性（%）	61.0	26.5	< 0.001
腹膜透析（%）	15.2	7.4	0.008

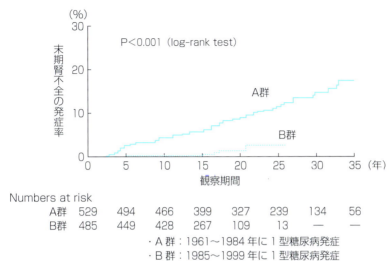

図1 当センター通院中の1型糖尿病患者における発症年代別の末期腎不全発症率[4]

　では，1型糖尿病患者において，どの程度の割合が末期腎不全に至るのであろうか．スウェーデンからの新規発症1型糖尿病患者11,681人を対象としたコホート研究を紹介したい[3]．この研究は，1977年から0〜14歳で発症した1型糖尿病患者を追跡するthe Swedish Childhood Diabetes Registryと，1983年から15〜34歳で発症した1型糖尿病患者を追跡するthe Diabetes Incidence Study in Swedenの2つのコホートからなる．中央値20年（最長30年間）の観察期間中に末期腎不全に至ったのは127人（1.1%）であった．

　一方，当センターの大谷らは，当センター通院中の30歳未満発症日本人1型糖尿病患者を対象とした長期観察研究を行い，末期腎不全の発症率をA群1961〜1984年に糖尿病を発症した529人とB群1985〜1999年に発症した485人に分類して比較した[4]．その結果，平均観察期間および末期腎不全を発症した人はそれぞれA群22.7±10.1年，60人およびB群15.6±5.6年，6人であり，より最近糖尿病を発症した患者で有意に末期腎不全の発症率が低値であった（p < 0.001，log-rank test，図1）．

3 実際の治療とそのアウトカム

1） 1型糖尿病患者における透析導入後の予後とその危険因子

　腎代替療法，すなわち，血液透析，腹膜透析，または腎移植を開始されたフィンランドの1型糖尿病患者1,604人（そのうち，腎移植6人）を対象とした観察研究では，1980〜1984年に腎代替療法開始された患者における生存期間の中央値は3.6年であったが，経時的に予後は改善し，2000〜2005年に腎代替療法開始された患者の生存期間の中央値は8年以上と延伸していた（図2）[5]．5年生存率は1980〜1984年開始患者で49％，1985〜1989年55％，1990〜1994年59％，1995〜1999年62％，2000〜2005年で67％であった．年齢，性別，腎代替療法開始時の治療方法，腎代替療法から2年以内の腎移植で補正しても，結果は同様であった．このような予後改善の原因として，腎代替療法および糖尿病治療の進歩があげられている．しかしこの報告では，2年以内に約45％の患者が腎移植を受けており，その点はわが国と大きく異なることから，この結果をそのままわが国に当てはめることはできず，今後のわが国からの研究が待たれる．

　次に，1型糖尿病透析患者の予後予測因子について述べる．これも前述と同様のフィンランドのコホートからの報告[6]であるが，1型糖尿病患者でも他疾患から腎代替療法に至った患者同様，冠血管疾患，脳血管疾患，末梢動脈疾患，左室肥大，心不全といった心血管疾患を，腎代替療法開始時にすでに多く合併するが，この研究ではこれら心血管疾患を多く有するほど，予後が不良であることが明らかとなった．わが国からの1型糖尿病透析患者を対象とした報告[7]において，心血管疾患は主要な死因のひとつで

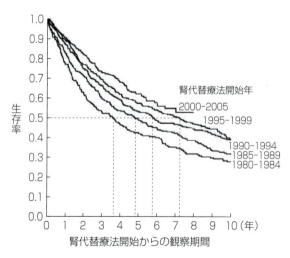

図2　フィンランドにおける腎代替療法を開始された1型糖尿病患者の生存率－腎代替療法開始年代別の比較

(文献5）より）

あり，透析期間が長くなるにつれ，その割合は多くなっていることからも，1型糖尿病透析患者における心血管疾患の評価および治療は今後の重要な課題と考えられる．

2) 腎不全合併糖尿病患者の糖代謝特性

腎不全ではインスリン抵抗性をきたすことが知られており，その病態には尿毒性物質，腎性貧血，代謝性アシドーシス，二次性副甲状腺機能亢進症などの関与が考えられている．一方，分子量約6,000のインスリンは糸球体でほとんど濾過された後，主に近位尿細管で再吸収され，その後，尿細管細胞内で分解され除去される．そのため，腎機能が廃絶した透析患者では，血中インスリン濃度の上昇が認められる．さらに，腎臓は肝臓とともに糖新生を担う重要な臓器である．健常人では，夜間空腹時の糖新生の約40%を腎臓が担っているとされている．したがって，腎不全では基本的に耐糖能が障害されている一方で，低血糖が惹起されやすいという，相反した病態が同時に存在することがわかる．

3) 糖代謝に対する透析の影響

血液透析に使用される透析液に含まれるブドウ糖濃度は0，100，125，150 mg/dLの4種類であるが，ブドウ糖濃度0 mg/dLの透析液で透析を施行した場合，透析開始後の血糖値の低下が大きくなるため，実臨床ではあまり使用されない．一般的に，糖尿病透析患者では，透析前に高血糖であることが多い．午前透析の患者では，透析開始が9時前後であり（朝食後1～2時間に相当することが多い），血糖値は1日のうちで最も高値であることが多い．このようなときには，血液中のブドウ糖は拡散により透析液側に移動し，透析中に血糖値が低下しやすい．

一方，内因性および外来性インスリンともに，その血中濃度は透析中に低下する．その機序はダイアライザーへの吸着と透析液への漏出と考えられている[8]．ダイアライザーの材質によっても異なることが報告されており，臨床現場で頻用されているポリスルフォン（polysulfone：PS）膜で低下しやすいとされている．

腹膜透析では，浸透圧物質として透析液に高濃度のブドウ糖を含有しているため，腹膜を介して相当量のブドウ糖が透析液から血中に吸収される．一方，血中から腹膜を介してインスリン分子が失われる．これらの結果，インスリン使用中の糖尿病患者では，腹膜透析開始後インスリン必要量が増加することがある．なお，夜間睡眠中にサイクラーにより透析液を自動的に交換するautomated peritoneal dialysis（APD）では，就寝時から朝にかけてブドウ糖の吸収が行われるため，非生理的な血糖日内変動がみられる．

現在，ブドウ糖に代わる浸透圧物質であるイコデキストリンを使用した透析液が使用可能となっている（エクストラニール®）．糖尿病腹膜透析患者を対象としたわが国の多施設共同試験[9]では，HbA1c 6.5%以上の血糖コントロール不良群において，イコデキストリンを使用することでコントロールが改善することが報告されている．

4) 末期腎不全 1 型糖尿病患者の無自覚性低血糖

　無自覚性低血糖は，1 型糖尿病患者において，日常生活のみならず生命に影響しうる非常に重大な合併症である．われわれは，当センター通院中の 1 型糖尿病患者において，腎症のない（eGFR 60 mL/分/1.73 m^2 以上かつ尿中アルブミン・クレアチニン比 30 mg/g Cr 未満）10 人，維持透析施行中 52 人，腎移植後 25 人，膵腎同時移植後 16 人の 4 群間で，無自覚低血糖の指標である Clarke Score を比較した[10]．Clarke Score は点が高いほど無自覚低血糖が重症であることを意味する．その結果，膵腎同時移植患者と比較し，透析群で Clarke Score が有意に高値であった（$p < 0.001$）．この原因として，上述した腎不全による腎臓での糖産生低下やインスリン代謝障害に加え，自律神経障害による低血糖時のエピネフリンやグルカゴンの反応低下が関与していることが考えられる．したがって，透析療法施行中の 1 型糖尿病患者は，特に無自覚性低血糖を起こすリスクが高いことを念頭において診療にあたる必要がある．

5) 1 型糖尿病患者における透析導入後の血糖コントロールの意義

　糖尿病患者において，透析導入後も血糖を良好に管理することが必要であろうか．1 型糖尿病患者のみを対象としたものではないが，糖尿病血液透析患者を対象とした米国からの大規模な観察研究[11]において，血糖コントロール不良であること（ここでは HbA1c 8％以上）が総死亡および心血管死増加のいずれに対しても有意関連していることが示された．この他にも血糖コントロールと生命予後の関連を示す報告が複数あり，透析期においても，ある程度の血糖コントロールが必要であることを示唆している．なお，血液透析患者では，血糖コントロールの指標として，HbA1c ではなく糖化アルブミン（GA）を用いることが推奨されている[12]．一方，腹膜透析患者では適切な血糖コントロールの指標がない．

おわりに

　近年の糖尿病治療の進歩により，糖尿病患者が末期腎不全に至る割合は減少しているかもしれない．1 型糖尿病患者においても，当センターからの報告では，年次的にその腎予後が改善していた．一方で，腎代替療法を開始された 1 型糖尿病患者の生命予後は，依然として厳しい状況に変わりはない．また，1 型糖尿病患者が透析療法に至ると，無自覚性低血糖のリスクが高くなる可能性もあり，このような患者に対する血糖コントロールの意義を含め，わが国からの 1 型糖尿病透析患者に関する今後の研究が待たれる．

〔花井　豪〕

文献
1) (社)日本透析医学会統計調査委員会:図説 わが国の慢性透析療法の現況(2015年12月31日現在). 2016.
2) Gregg EW, et al. : Changes in diabetes-related complications in the United States, 1990-2010. N Engl J Med 370: 1514-1523, 2014.
3) Möllsten A, et al. : Cumulative risk, age at onset, and sex-specific differences for developing end-stage renal disease in young patients with type 1 diabetes. A nationwide population-based cohort study. Diabetes 59: 1803-1808, 2010.
4) Otani T, et al. : Improved incidence of end-stage renal disease of type 1 diabetes in Japan, from a hospital-based survey. BMJ Open Diabetes Res Care 4: e000177, 2016.
5) Haapio M, et al. : Survival of patients with type 1 diabetes receiving renal replacement therapy in 1980-2007. Diabetes Care 17: 1718-1723, 2010.
6) Helve J, et al. : Comorbidities and survival of patients with type 1 diabetes on renal replacement therapy. Diabetologia 54: 1663-1669, 2011.
7) Onda Y, et al. : Causes of death in patients with childhood-onset type 1 diabetes receiving dialysis in Japan: Diabetes Epidemiology Research International (DERI) Mortality Study. J Diabetes Complications 29: 903-907, 2015.
8) Abe M, et al. : The influence of hemodialysis membranes on the plasma insulin level of diabetic patients on maintenance hemodialysis. Clin Nephrol 69: 354-360, 2008.
9) Babazono T, et al. : Effects of icodextrin on glycemic and lipid profiles in diabetic patients undergoing peritoneal dialysis. Am J Nephrol 27: 409-415, 2007.
10) Nyumura I, et al. : Quality of life in Japanese patients with type 1 diabetes and end-stage renal disease undergoing simultaneous pancreas and kidney transplantation. Diabetol Int 8 : 268-274, 2017.
11) Ricks J, et al.: Glycemic control and cardiovascular mortality in hemodialysis patients with diabetes. Diabetes 61: 708-715, 2012.
12) 日本透析医学会:血液透析患者の糖尿病治療ガイド2012. 透析会誌46:311-357, 2013.

21 慢性血管合併症

5 腎移植

Summary

- 糖尿病人口の増加に伴い，末期腎不全に至る糖尿病患者も増加傾向にある．わが国で透析導入された糖尿病性腎症患者は1998年にはじめて慢性糸球体腎炎患者を上回り，以後年々増加傾向にあった[1]．
- 最近数年間の導入患者数はやや減少に転じているものの，透析医療の進歩に伴い透析導入後の死亡率が減少している結果，糖尿病末期腎不全患者の総数は依然増加傾向にある．
- わが国における腎移植患者は，海外に比べて絶対数は少ないものの，それでも増加傾向にあり，1型糖尿病に対する腎移植も増えている．
- 糖尿病患者の腎移植後に血糖コントロールが悪化することが知られており，インスリン分泌が枯渇している1型糖尿病患者では，より注意深い管理が必要となる．
- 移植後の留意点として，血糖管理の他，免疫抑制薬の調整，移植腎機能低下に対する治療，感染や糖尿病性腎症の再発に対する対処などがあげられる．
- 当院において，1986年から2014年までの期間に糖尿病患者に対して321件の一次腎移植が行われており，そのうち，1型糖尿病は94人（29.3％）であった．
- 2016年までの1型および2型糖尿病の予後を比較したところ，5年腎生着率は1型糖尿病93.2％，2型87.0％であり，両群間に差を認めなかった（p＝0.11）．生命予後に関しても，5年生存率は1型95.5％，2型87.7％であり，有意差はなかった（p＝0.10）．
- 末期腎不全に至る前に移植医療に関する情報を提供することが不可欠で，1型糖尿病患者の多くが透析導入時においても比較的若年であることから，腎不全治療として透析療法よりも腎移植がより望ましく，また血糖コントロールに苦渋する症例では膵移植を腎移植と同時に行う膵腎同時移植もすでにわが国での症例が蓄積されている．
- 糖尿病診療に携わる医療者は，1型糖尿病患者における移植療法の認識を深める必要がある．

1 わが国における腎移植の現状

  糖尿病患者における腎移植

腎移植は腎臓の提供者によって，生存家族からの生体腎移植と，脳死あるいは心停止ドナーからの献腎移植（死体腎移植）に分類される．諸外国と比較しわが国では献腎移

植がきわめて少なく，生体腎移植が多いことが特徴である．また従来糖尿病性腎症に対する腎移植も少なかったが，最近では増加傾向にあり，生体および献腎移植の総数が2000年には749件であったのに対し，2014年1,598件と，10数年間で約2倍となっている（図1）[2,3]．8割以上が生体腎移植である．

腎移植レシピエントの原疾患としては，生体腎移植1,385例中224例（16.2%）が糖尿病性腎症であり，そのうち30人が1型糖尿病であった[3]．また，維持透析導入前の先行的腎移植が生体腎移植の約3割を占めるようになり，年々増加傾向にある．

2) 移植療法の検討

末期腎不全に至り，腎症第4期（eGFR 30 mL/分/1.73 m^2 未満）になれば腎代替療法を検討する時期となり，患者にもその旨を伝える必要がある．腎代替療法として，血液透析，腹膜透析および腎移植があり，この3種類の治療について説明し，そのうえで，患者本人にいずれかの治療法を選択してもらうこととなる（図2）．

前述したわが国の現状から，多くは透析療法を選択することとなると思われるが，保存期から透析導入後のいずれかの段階において，腎移植についての情報が提供されなければ，患者にとって治療の選択肢となることはない．末期腎不全の根治的治療法である腎移植は，生命予後の改善のみならず社会復帰の面からも，透析療法に比べて優れている．特に，1型糖尿病患者に対しては，膵移植の選択もあることを念頭におく必要がある（図2）．生体腎移植のドナー候補がいない場合には，日本臓器移植ネットワークに献腎移植登録を行い待機する．

また，透析導入以前の先行的腎移植の可能性があれば，早い段階で移植外科医に紹介することも必要である．先行的腎移植の有用性については，すでに多くの報告がある．

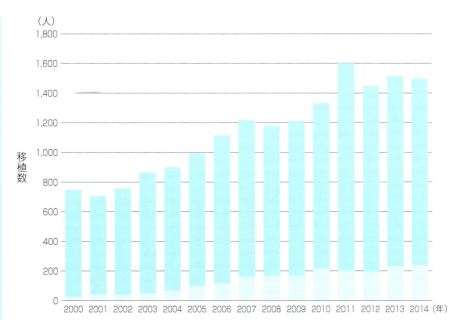

図1　わが国における腎移植総数および糖尿病性腎症に対する腎移植数の推移
（2000年以降の日本移植学会・日本臨床腎移植学会．腎移植臨床登録集計報告より著者作図）

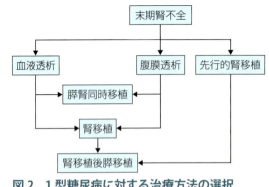

図2 1型糖尿病に対する治療方法の選択

1型糖尿病患者においても，生体腎移植の場合は，先行的腎移植のほうが透析導入後の腎移植と比較して予後良好であったと報告されている[4]．また，糖尿病以外の腎疾患を含む報告ではあるが，透析導入から腎移植までの期間が短いほど予後が良好であったとされている[5]．

3) 移植術前管理

(1) 移植前の検査

腎移植の適応を考えるうえで，まず全身麻酔および手術侵襲に耐えうる全身状態であることが前提となる（表1）．特に，術前には心血管合併症の有無を確認し，必要であれば治療を行ってから移植手術を受けることになる．また，術後は免疫抑制薬を使用するため，肝炎ウイルス検査や悪性腫瘍のスクリーニングが不可欠である．

多くの移植施設においては，移植医が中心となってこれら一連の術前精査を行っていると思われるが，糖尿病性腎症は全身疾患であることから，移植医に手術適応に関する情報を提供するにあたり，内科医も移植手術の際に術前に必要な項目を検査し，レシピエントの全身状態を評価する必要がある．

(2) 術前内科管理（血糖管理）

移植手術日が具体的に決まるまでの期間，腎不全保存期の治療としての血圧管理や血糖管理も重要となる．過体重や肥満がある場合は手術に備えて減量を行う．さらに，1型糖尿病の場合は，膵移植を行うことも可能であり，適応があれば情報提供のうえ，膵移植施設へ紹介することが望ましい．

表1 移植手術前に必要な検査

1. 移植の適応に関する検査
   ・心血管病変の評価（心臓エコー，心筋シンチなど）
   ・悪性腫瘍のスクリーニング（腹部エコー，胸腹部CTなど）
   ・活動性ウイルス性肝炎の有無
   ・肺機能検査
2. 糖尿病型の確認
   ・病歴の確認
   ・インスリン分泌能の評価
   ・膵移植の希望の有無（1型糖尿病の場合）
3. 移植手術に備えた検査
   ・血液型，HLA判定，リンパ球クロスマッチ，およびHLA抗体等の免疫系検査
   ・腹部骨盤画像診断

表2 血糖に影響を及ぼす治療

1. 移植術前
   - 免疫抑制薬およびグルココルチコイドの術前投与
   - リツキシマブ等の投与（グルココルチコイド投与を併用する場合）
2. 移植術中・術直後
   - グルココルチコイド大量投与
   - 免疫抑制薬高用量投与
   - 手術侵襲
   - 術後感染症
   - 腎移植による腎機能の変化
   - ブドウ糖液の点滴投与（術後，経口摂取が困難であった場合）
3. 術後維持期
   - 免疫抑制薬・グルココルチコイド投与量の調整
   - 急性拒絶反応に対するグルココルチコイドパルス療法
   - 移植腎機能の低下
   - 生活習慣の管理（特に体重増加に対する管理）

4) 腎移植後の管理

移植直後は，免疫抑制薬の使用量が多く，また手術侵襲の影響もあることより血糖値は上昇しやすい（表2）．周術期における血糖の上昇により，易感染性の増長，創傷治癒の遅延，さらには高浸透圧利尿による脱水などを引き起こすため，血糖コントロールを厳格に行う必要がある．

尿毒症状態が是正されるため，血圧変動，知覚神経の回復，自尿が再び認められることにより膀胱機能障害が顕性化するなどの病態変化が引き起こされる．投与薬の調整も必要となり，降圧薬，リン吸着薬やエリスロポエチン製剤など，移植前に使用していた多くの薬剤が中止あるいは減量可能となる．

(1) 血糖管理

移植後は，グルココルチコイドを含む免疫抑制薬の使用によりインスリン抵抗性の増大やインスリン分泌の低下が起こることに加え，インスリンの腎クリアランスが回復することにより必要インスリン量が増加する．術直後，食事摂取はできないが，多量のグルココルチコイドあるいは免疫抑制薬を使用するため，スライディングスケールを使用して，インスリンを十分量投与する必要がある．インスリン分泌が枯渇している1型糖尿病患者の場合，血糖コントロールがより悪化する可能性があり，術直後の数日間は，一時的に持続静脈内（あるいは皮下）インスリン注入療法なども考慮する必要がある．

(2) 生活習慣の管理

腎移植後尿毒症の是正に伴い，味覚障害や消化吸収障害が改善する結果，食欲が増進し，しばしば体重が増加する．栄養状態が改善されることは腎移植の利点であるが，一方，栄養過多による肥満，脂質異常症などの代謝異常をきたしやすい．多くは2型糖尿病患者に認められる状況であるが，1型糖尿病においても同様の病態が起こりうるため，術後の生活習慣管理および指導が不可欠となる．

(3) 糖尿病患者における移植関連合併症

移植に関連した合併症として, 移植腎拒絶（急性, 慢性）, ウイルス感染, 尿路感染, 悪性腫瘍に加え, 糖尿病性腎症の再発も念頭におく必要がある. また, 移植腎機能低下に影響を及ぼす因子として, 高血圧, 脂質異常症および肥満などがあり, それらの内科的管理も重要である. さらに, 移植患者においては心血管合併症が高率であることから, これらに対する定期的な精査も必要となる.

糖尿病患者では, 高血糖による易感染性に加え, 糖尿病性自律神経障害による神経因性膀胱を合併している例が多いことより, 腎移植後尿路感染症が頻繁にみられる[6]. 定期受診の際には, 尿路感染徴候を念頭におき, 診察する必要がある.

(4) 糖尿病性腎症の再発

多くの糖尿病患者において, 腎移植後糖尿病性腎症が再発することが知られている. 腎症の再発は, 適正な血糖管理を行えば予防可能であるが, 1型糖尿病では移植後の血糖管理が困難な例も多い. 血糖管理が不十分であった場合, 移植後数年間で再発している報告もある[7,8]. 1型糖尿病における検討で, 強化インスリン療法群では5年後の腎生検の結果, 病理学的変化が少なかったとしている[9]. したがって, 腎症再発の観点からも, 移植後の血糖管理が重要である.

2 当院における糖尿病患者に対する腎移植の経験

1) 腎生着率と生命予後

当院はわが国において腎移植を最も多く施行している施設である. 1986〜2014年に当院で腎移植を受けた糖尿病患者数は321人であり, 二次移植を含めた移植回数は計331件であった. これら321人における糖尿病型は1型94人, 2型227人であり, 移植時の平均年齢はそれぞれ39歳, 54歳であった（表3）. 移植前に維持透析を開始されていた患者は, 1型89.4％, 2型93.0％であり, 7〜10％の患者では先行的腎移植が行われた. 1型糖尿病患者に対する腎移植のうち, 38.2％は膵腎同時移植であり, 12.8％の患者では腎移植後に膵移植が追加された.

腎移植後平均6.5±5.1年（0.0〜26.0年）の観察期間において, 1型糖尿病患者の移植腎生着率は, 1年94.6％, 5年93.2％であり, 2型においては, それぞれ95.5％, 87.0％と両病型間で有意差を認めなかった（log-rank test；p=0.11）（図3）. また, 生存率においても, 1型で1年97.8％, 5年95.5％であり, 2型の96.4％, 87.7％に対して差を認めなかった（log-rank test；p=0.10）.

これまでの腎移植患者における1型および2型糖尿病の比較では, 腎生着率および生存率とも2型でより不良であったとの報告もあるが[10], 差がなかったとの報告もある[11]. 近年インスリンポンプ（CSII）や持効型溶解インスリン注射（MDI）が普及したことにより, 移植後の糖尿病患者の血糖管理も比較的容易となった. また, 免疫抑制薬の進歩により, 全腎移植患者のみならず糖尿病患者の予後も改善している.

表3 当院において腎移植を施行された糖尿病患者の特徴

病型	1型 (n=94)	2型 (n=227)	p
移植時年齢（歳）	39±9	54±9	<0.01
性別（男性）	31.9%	82.4%	<0.01
糖尿病歴（年）	25±7	19±9	<0.01
透析歴（年）	7.2±16.7	5.5±16.9	0.92
ドナー			<0.01
生体腎移植（人）	56 (59.6%)	224 (98.7%)	
献腎移植（人）	38 (40.4%)	3 (1.3%)	
先行的腎移植（人）	10 (10.6%)	16 (7.0%)	0.28
膵移植の有無			<0.01
膵腎同時移植（人）	36 (38.2%)	0 (0.0%)	
腎移植後膵移植（人）	12 (12.8%)	0 (0.0%)	
腎移植のみ（人）	46 (50.0%)	227 (100.0%)	

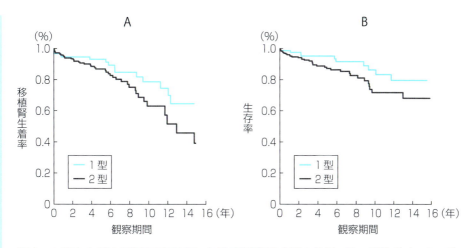

図3　1型および2型糖尿病患者における腎移植成績の比較（A：腎生着率，B：生存率）

移植腎生着率は，1型糖尿病1年94.6%，5年93.2%，2型糖尿病95.5%，87.0%であり，両病型間で有意差を認めなかった（log-rank test；p=0.11）．
腎移植後の生存率は，1型糖尿病1年97.8%，5年95.5%，2型96.4%，87.7%であり，両群間で有意差を認めなかった（log-rank test；p=0.10）．

2) 1型糖尿病患者における腎移植周術期における血糖管理の実際

周術期には，手術侵襲により血糖が上昇し，インスリン量の調整が必要となる．また，インスリン分泌が枯渇していることより，絶食中でもインスリン投与が必要となる．持効型溶解あるいは中間型インスリンを減量したうえで，速効型あるいは超速効型インスリンをスライディングスケールで併用する方法もあるが（表4-(1)），術直後のグルココルチコイドの大量投与により血糖が高値になる場合は，一時的な持続静脈内イ

表4　1型糖尿病患者の腎移植周術期におけるインスリン使用の例

(1) 皮下注射の場合
定期投与量：
持効型溶解インスリン：朝 4-6 単位，夕 4-6 単位
スケール併用：
血糖値（mg/dL）
70以下：ブドウ糖摂取（あるいは 50％ブドウ糖 20 mL 静脈内投与）
71-120：なし
121-150：速効型インスリン 2 単位
151-200：速効型インスリン 4 単位
201-250：速効型インスリン 6 単位
251-300：速効型インスリン 8 単位
301-350：速効型インスリン 10 単位
351以上：医師にインスリン量を確認

(2) 持続静脈内インスリン注入療法
血糖測定 8 回/日（4 時間ごと）
1-4 単位/時より開始
血糖値（mg/dl）
70以下：50％ブドウ糖 20 mL 静脈内投与，インスリン注入中止，30 分後再検
71-100：ベース 1 単位/時減量
101-120：ベース 0.5 単位/時減量
121-200：インスリン注入継続
201-250：ボーラス 4 単位，インスリン注入継続
251-300：ボーラス 6 単位，ベース 1 単位/時増量
301-350：ボーラス 8 単位，ベース 1 単位/時増量
351以上：医師にインスリン量を確認

ンスリン注入療法も検討すべきである（**表 4-(2)**）．また，術前よりインスリンポンプを使用している場合は，術直後に再開し，インスリン量を再調整する方法もある．

3) 今後の課題

　以上，1型糖尿病患者に対する腎移植の現状について述べた．移植医療や糖尿病治療はいずれも進歩し続けており，1型糖尿病における腎移植成績が，今後さらに向上することが期待される．

（田中伸枝）

文献
1) 日本透析医学会：わが国の慢性透析療法の現況（2015年12月31日現在）．2016．
2) 日本臨床腎移植学会・日本臨床腎移植学会：腎移植臨床登録集計報告（2013）2012年実施症例の集計報告．移植 48：346-361，2013．
3) 日本臨床腎移植学会・日本臨床腎移植学会：腎移植臨床登録集計報告（2015）2014年実施症例の集計報告．移植 50：138-155，2015．
4) Becker BN, et al. : Preemptive transplantation for patients with diabetes-related kidney disease. Arch Intern Med 166: 44-48, 2006.
5) Meier-Kriesche HU, et al. : Effect of waiting time on renal transplant outcome. Kidney Int 58: 1311-1317, 2000.
6) Alangaden GJ, et al. : Infectious complications after kidney transplantation: current epidemiology and associated risk factors. Clin Transplant 20: 401-409, 2006.
7) Owda AK, et al. : De novo diabetes mellitus in kidney allografts: nodular sclerosis and diffuse glomerulosclerosis leading to graft failure. Nephrol Dial Transplant 14: 2004-2007, 1999.
8) Nyumura I, et al. : Recurrence of diabetic kidney disease in a type1 diabetic patient after kidney transplantation. Nephrology (Carlton) 20 (Suppl.2) : 90-92, 2015.
9) Barbosa J, et al. : Effect of glycemic control on early diabetic renal lesions. A 5-year randomized controlled clinical trial of insulin-dependent diabetic kidney transplant recipients. JAMA 272: 600-606, 1994.
10) Kronson JW, et al. : Renal transplantation for type II diabetic patients compared with type I diabetic patients and patients over 50 years old: a single-center experience. Clin Transplant 14: 226-234, 2000.
11) Fernández-Fresnedo G, et al. : Significance of age in the survival of diabetic patients after kidney transplantation. Int Urol Nephrol 33: 173-177, 2002.

21 慢性血管合併症

6 大血管障害　A. 冠動脈疾患

Summary

- 1型糖尿病患者における冠動脈疾患の合併頻度は非糖尿病患者の2〜4倍であり，その有病率は1%である．現在，若年層で冠動脈疾患の発症が増加していることが問題である．
- 1型糖尿病発症早期からの厳格な血糖のコントロールは，その後長期にわたる冠動脈疾患発症予防に有効である．
- 血糖コントロールのための強化インスリン療法は低血糖のリスクを上昇させる．重症低血糖は心血管死の危険因子となるため極力避ける必要がある．
- 腎症を合併している1型糖尿病患者では，大血管障害発症率の増加や心臓自律神経障害合併者における死亡リスクの増加を認める．
- 1型糖尿病においてもインスリン抵抗性が冠動脈疾患の発症に関与するため，血糖管理のみではなく生活習慣を含めた改善が必要である．
- 高血圧合併1型糖尿病患者の降圧目標は130/80 mmHg未満である．レニン・アンジオテンシン系阻害薬を第一選択とすることが推奨されている．
- 動脈硬化性疾患の一次予防では，LDL-Cを120 mg/dL未満にするためスタチン投与が推奨されている．
- 無症候性心筋虚血が存在し，症状のみで冠動脈疾患を診断できないことが多いため，心電図などの定期検査を行い，積極的に疾患を疑って検査を進めていく．

1　1型糖尿病と冠動脈疾患の実態

　2016年にIDFは，糖尿病と心血管疾患についてのステートメントを発表した[1]．それによると，糖尿病患者は非糖尿病者に比べ冠動脈疾患，脳卒中，末梢動脈疾患などの心血管疾患合併が高率であるが，最も重要な問題は若年層での発症が増加していることであるとしている．また，1型糖尿病における心血管疾患有病率は，経済の安定している国の28〜44歳という若年例において2.6〜16.2%であり，冠動脈疾患有病率は1%と報告している．

　欧米では，1型糖尿病における冠動脈疾患の頻度は非糖尿病者の2〜4倍である[2]．欧州の疫学研究であるPittsburgh Epidemiology of Diabetes Complications（EDC）study[3]とEurodiab[4]では，1型糖尿病の追跡調査を行い，冠動脈疾患の発症率は10年で16%，7年で9%とそれぞれ報告している．これらの研究では，ベースライン時の平均年齢が30歳であったため，主に30代後半の冠動脈疾患発症を反映している．さらに，

EDC 研究では，冠動脈発生率は 35 歳以上で 1 歳年齢が上がるごとに 2％の上昇が認められた．

東京女子医科大学糖尿病センター（以下，当センター）における 30 歳以下の 1 型糖尿病患者 40 人と同年齢の健常者の心機能を比較検討した．1 型糖尿病患者では健常者に比べて左室拡張能の低下を認めた．また，拡張能の低下は神経障害や網膜症のある患者で，ない患者に比べ有意に低下していた．すなわち，1 型糖尿病患者では，明らかな心疾患を認める以前に潜在的な心筋障害が進行しているということであり，1 型糖尿病患者の冠動脈疾患罹患時の予後の悪化につながる可能性が示唆された[5]．

2　1 型糖尿病患者における冠動脈疾患発症予防

冠動脈疾患に関しては，一次予防が最も大切である．冠動脈疾患の危険因子には，加齢，男性，高血圧症，脂質異常症，高血糖，喫煙，微量アルブミン尿などがある．冠動脈疾患の予防のためには，2 型糖尿病と同様にこれらの危険因子を減らす包括的な管理や治療が重要となる．冠動脈疾患発症時は速やかに循環器内科医との連携をとり，治療をゆだねる．

1) 危険因子の管理

(1) 生活習慣の改善

食事・運動療法，禁煙といった生活習慣の改善は，糖尿病管理の基本である．2 型糖尿病では，減量はインスリン抵抗性改善にもつながる．1 型糖尿病においても，インスリン抵抗性の増大や身体活動の低下は冠動脈疾患のリスクとなる[6]．また，一般人口では，禁煙により非喫煙者と同じレベルまで冠動脈疾患のリスクが減少する[7]．

(2) 血糖コントロール

DCCT[8] は，北米の 1 型糖尿病患者を対象として，強化インスリン療法群と従来療法群を前向きに平均 6.5 年追跡し，合併症の発症を比較したものである．研究期間である 6.5 年では心血管障害の発症に有意差はなかったが，11 年後には強化療法群で心血管イベントが有意に抑制された[9]．この長期に及ぶ影響は，メタボリックメモリーという新しい概念を生み出した．さらに，30 年後の追跡において，元強化インスリン療法群は，元従来療法群に比べ，すべての心疾患（心血管障害から脳卒中を除外した）の発症率が 31％低下し，主要な心血管疾患（非致死性心筋梗塞，脳卒中，心血管死）の発症率は 32％低下した[10]．以上より，冠動脈疾患発症に初期治療が長期に影響を及ぼすことは，特に，若年発症で罹病期間の長い 1 型糖尿病では，他の冠動脈疾患危険因子の合併が少ない場合でもリスクが高いことを示唆するものである．

このように，厳格な血糖コントロールが心血管疾患のイベントの発症・進展抑制につながることは明らかである．しかし，重症低血糖はかえって心血管疾患イベントの危険因子となることが，2 型糖尿病患者において報告されている[11]．また，1 型糖尿病において度重なる夜間低血糖が心臓自律神経障害やそれに伴う不整脈を引き起こし dead-in-bed syndrome につながることが報告されている[12].

(3) 血圧

高血圧合併糖尿病患者の降圧目標は 130/80 mmHg 未満である．しかし，140/90 mmHg 未満であっても降圧により心血管イベントが減少するとの報告がある[5]．レニン・アンジオテンシン系阻害薬を第一選択にすることが望ましい．

(4) 脂質

動脈硬化性疾患予防ガイドラインによると，糖尿病合併例では LDL-C を 120 mg/dL 未満にすることが推奨されている．しかし 1 型糖尿病では，LDL-C が冠動脈疾患発症のよい指標とはならない[13]，もしくは脂質低下治療が冠動脈疾患発症低下に有効である[14]などの報告があり，脂質に対する一定の見解は出ていない．今後の研究結果が待たれる．

(5) 1 型糖尿病に特異的な危険因子

腎症の合併が大血管障害の発症リスクを高めることは大規模研究にて明らかにされている[15, 16]．腎症合併は 1 型糖尿病患者の冠動脈疾患の危険因子としても繰り返し報告されている[17, 18]．また，心臓自律神経障害も 1 型糖尿病における冠動脈疾患の特異的な危険因子として認識されている．罹病期間の長い 1 型糖尿病では，心臓自律神経障害のため心筋血流反応が障害され，それが冠動脈の血管拡張反応の障害を引き起こすと報告されている[19].

2) 当センターにおける 1 型糖尿病に合併した虚血性心疾患の割合

DIACET 2014 の断面調査では，30 歳未満発症 1 型糖尿病患者の虚血性心疾患の既往の頻度は，男性 1.6%（269 名，年齢 39±12 歳，罹病期間 24.7±12.3 年），女性 0.96%（643 名，年齢 38±12 歳，罹病期間 22.6±11.6 年）であり，男女差はなかった．ちなみに 30 歳未満発症 2 型糖尿病における頻度は，男性 12.5%（210 名，年齢 48±14 歳，罹病期間 26.9±13.5 年），女性 3.7%（227 名，年齢 45±13 歳，罹病期間 24.9±12.6 年）と高値であり，男性のほうが有意に高頻度であった（p = 0.001）．糖尿病は罹病期間も同程度であるが，2 型糖尿病より虚血性心疾患の頻度は男女とも低値であった．

3 冠動脈疾患のスクリーニング

一般の冠動脈疾患は，狭心症発作で気づくことが多い．しかし糖尿病患者では，このような典型的胸痛症状を伴わない無症候性心筋虚血を認めることが多い．このため，症状のみでは判断できない場合が多いので，早期発見のためには，心電図などの定期検査を行い，積極的に疾患を疑って検査を進めていく必要がある．

①心電図・胸部 X 線：症状や危険因子が少ない場合でも，1 年に 1 回の心電図・胸部 X 線を施行し，無症候性心筋虚血の存在を見逃さないようにする．また，24 時間ホルター心電図，R-R 間隔検査（心拍数変動検査）は無痛性心筋虚血や心臓自律神経障害の検出に役立つ．

②心エコー図：心臓左室壁運動や機能の評価に優れている．

以上の検査で冠動脈疾患が疑われる場合は

③心筋シンチグラム：^{201}Tl心筋シンチでは，その欠損像にて心筋梗塞の存在を判定する．運動負荷を併用すると，狭心症における心筋虚血部位の同定が可能であるが，ジピリダモール負荷でも，運動負荷と同等の感度と特異性が得られる．

④マルチスライスCT：1回の撮影でも検出列を複数持つことでその数だけ画像を得ることができる．このため，任意方向の画像や3次元画像による診断が可能である．また，冠動脈石灰化の定量評価も可能である．

⑤冠動脈造影：虚血性心疾患の確定診断と冠動脈病変の重症度，心機能評価のためには，冠動脈造影検査と左室造影検査が不可欠である．

〔佐藤麻子〕

文献

1) International Diabetes Federation: Diabetes and cardiovascular disease. www.idf.org/cvd, 2016.
2) Krolewski AS, et al.: Magnitude and determinants of coronary artery disease in juvenile-onset, insulin-dependent diabetes mellitus. Am J Cardiol 59: 750-757, 1987.
3) Orchard TJ, et al.: Insulin resistance-related factors, but not glycemia, predict coronary artery disease in type 1 diabetes. Diabetes Care 26: 1374-1379, 2003.
4) Soedamah-Muthu SS, et al. : Risk factors for coronary heart disease in type 1 diabetic patients in Europe: the EURODIAB Prospective Complications Study. Diabetes Care 27: 530-537, 2004.
5) 佐藤麻子：30歳以下のインスリン依存型糖尿病における心エコー図およびドップラー法による心機能の検討．東女医大誌 61: 29-37，1991．
6) Orchard TJ, et al. : Insulin resistance-related factors, but not glycemia, predict coronary artery disease in type 1 diabetes. Diabetes Care 26 1374-1379, 2003.
7) Iso H, et al.: Smoking cessation and mortality from cardiovascular disease among Japanese men and women：the JACC Study. Am J Epidemiol 161: 170-179, 2005.
8) The Diabetes Control and Complications Trial Research Group : The effect of intensive treatment of diabetes on the development and progression of long-term complications in insulin-dependent diabetes mellitus. N Engl J Med 329: 977-986, 1993.
9) Nathan DM, et al. : Intensive diabetes treatment and cardiovascular disease in patients with type 1 diabetes. N Eng J Med 353: 2643-2653, 2005.
10) The Diabetes Control and Complications Trial (DCCT)/ Epidemiology of Diabetes Interventions and Complications (EDIC) Study Reserch Group: Intensive diabetes treatment and cardiovascular outcomes in patients with type 1 diabetes: The DCCT/EDIC Study 30-year follow-up. Diabetes Care 39 . 686-693, 2016.
11) Goto A, et al.: Severe hypoglycaemia and cardiovascular disease: systematic review and meta-analysis with bias analysis. BMJ 347: f4533, 2013.
12) Secrest AM, et al. : Characterising sudden death and dead-in-bed syndrome in Type 1 diabetes: Analysis from 2 childhood-onset Type 1 diabetes registries. Diabet Med 28 : 293-300, 2011.
13) Tolonen N, et al.: Different lipid variables predict incident coronary artery disease in patients with type 1 diabetes with or without diabetic nephropathy: The FinnDiane Study. Diabetes Care 37: 2374-2382, 2014.
14) Hero C, et al.: Association between use of lipid-lowering therapy and cardiovascular diseases and death in individuals with type 1 diabetes. Diabetes Care 39 : 996-1003, 2016.
15) Fuller JH, et al. : Risk factors for cardiovascular mortality and morbidity: the WHO Mutinational Study of Vascular Disease in Diabetes. Diabetologia 44 (Suppl. 2): S54-64, 2001.
16) Borch-Jonsen K, et al. : Proteinuria: value as predictor of cardiovascular mortality in insulin dependent diabetes mellitus. BMJ 294: 1651-1654, 1987.
17) Jensen T, et al.: Coronary heart disease in young type 1 (insulindependent) diabetic patients with and without nephropathy: incidence and risk factors. Diabetologia 30: 144-148, 1987.
18) Tuomilehto J, et al.: Incidence of cardiovascular disease in type 1 (insulin-dependent) diabetic subjects with and without diabetic nephropathy in Finland. Diabetologia 41: 784 -790, 1998.
19) May O, et al.: Cardiovascular autonomic neuropathy in insulin-dependent diabetes mellitus: prevalence and estimated risk of coronary heart disease in the general population. J Inter Med 248: 483-491, 2000.

6 大血管障害　B. 脳卒中

Summary

- 1型糖尿病患者における脳卒中の実態は不明の点が多い．
- 脳卒中の病型の中で，アテローム血栓性およびラクナ梗塞，さらには心房細動による心原性脳塞栓症と糖尿病の間には，以前から密接な関連が報告されている．
- 近年行われたメタアナリシスでは，わずかではあるが糖尿病が脳出血のリスクを高めていることが報告された．
- 久山町研究では，HbA1c高値群および糖尿病治療群で脳出血の発症リスクが高い傾向にあったが，有意な差は認められなかった．
- 米国での大規模観察研究では，非糖尿病患者に対する1型糖尿病患者のハザード比は4.7と高値であった．

1　東京女子医科大学糖尿病センターにおける脳卒中による入院糖尿病患者の実態

　2011年4月から2016年8月までに，脳卒中の急性期治療のため東京女子医科大学糖尿病センター（以下，当センター）に入院した1型および2型糖尿病患者は27人のみであった．当センターに定期通院している糖尿病患者の総数からみるときわめて少ない印象であるが，その理由として，急性期には近医に救急搬送されることが多いこと，当センターが日常的に満床であることから他院への入院を依頼することが多いこと，などがあげられる．

　27人の内訳は，脳出血4人，脳梗塞23人，糖尿病型別では，急性発症1型2人，緩徐進行1型2人，2型22人，その他の糖尿病1人であった．少数例の比較であり意味のある統計解析は困難であったが，平均年齢は急性発症1型糖尿病50.5歳，緩徐進行1型糖尿病73.0歳，2型およびその他の糖尿病68.0歳であり，急性発症1型糖尿病患者で若い傾向にあった．一方，糖尿病罹病期間は，急性発症1型糖尿病33.5年，緩徐進行1型糖尿病23.0年，2型糖尿病18.6年であり，急性発症1型糖尿病患者で長期の罹病期間を有する傾向にあった．表1に，急性発症1型および緩徐進行1型糖尿病患者4人の入院時所見を示す．いずれも高度の血管合併症，特に増殖網膜症と末期腎不全を有していた．

2　1型および2型糖尿病患者における脳卒中の疫学

　わが国における脳卒中の総患者数は125.3万人とされており，高血圧，糖尿病，心疾

表1 当センターにおける1型糖尿病患者の脳卒中入院時所見

症例	糖尿病型	脳卒中型	年齢(歳)	性別	糖尿病罹病期間(年)	HbA1c(%)	網膜症病期	腎症	冠動脈疾患
1	急性発症1型	脳幹出血	56	女	35	7.6	増殖	血液透析	なし
2	急性発症1型	ラクナ梗塞	45	女	32	7.3	増殖	腹膜透析	あり
3	緩徐進行1型	アテローム血栓性梗塞	82	女	10	10.5	不明	慢性腎不全(保存期)	なし
4	緩徐進行1型	アテローム血栓性梗塞	64	女	36	7.7	増殖	血液透析	あり

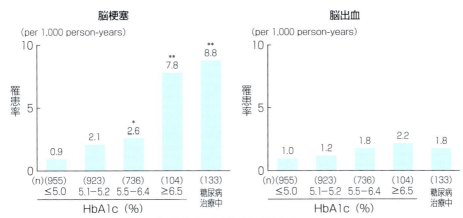

図1 HbA1cレベル別にみた脳卒中，脳梗塞の罹患率
HbA1cレベル（糖尿病治療なし）および糖尿病治療中のレベル別にみた，年齢，性別補正後の脳梗塞，脳出血の罹患率．
*$p<0.05$, **$p<0.01$ vs. HbA1c 5.0%．

（文献3）より）

患，悪性新生物に続いて，6番目に多い疾患となっている[1]．以前より，糖尿病は脳梗塞発症の危険因子であることが知られている．脳梗塞の主要病型には，アテローム血栓性脳梗塞，ラクナ梗塞および心原性脳塞栓があるが，糖尿病はアテローム血栓性およびラクナ梗塞のみならず，心房細動患者の塞栓リスクを高めると考えられている．

一方，脳出血に対する糖尿病の関与に関しては，これまで否定的と考えられてきたが，近年行われたメタアナリシスにおいて，わずかではあるが糖尿病が脳出血のリスクを高めていることが報告された[2]．わが国の一地域住民を対象とした疫学研究である久山町研究では，2002年の健診を受けた2,851人を，HbA1c値で分類された糖尿病治療を受けていない4群とすでに糖尿病治療を受けている群の計5群に分類し，脳卒中の発症を7年間前向きに観察した．その結果，HbA1c 5％以下の群に対して，5.5〜6.4％，6.5％以上の群および糖尿病治療群で脳梗塞の罹患率が有意に高値であった（図1）．一方，脳出血に関してはHbA1c高値群および糖尿病治療群で罹患率が高い傾向にあったものの，有意な差は認められなかった[3]（図1）．

では，糖尿病型によって脳卒中発症に対する影響に違いはあるのだろうか．116,316人の30〜55歳の女性を対象にした米国からの大規模観察研究の結果を紹介する．非糖尿病患者に対する，2型糖尿病患者の脳卒中発症のハザード比は1.8（95％信頼区間2.1

〜2.6）と有意であった．一方，非糖尿病患者に対する 1 型糖尿病患者のハザード比は，驚くべきことに 4.7（3.3〜6.6）とさらに高値であった[4]．すなわちこの研究は，2 型糖尿病患者と比較しても，1 型糖尿病ではさらに脳卒中のリスクが高率である可能性を示唆している．また英国からの報告では，非糖尿病患者と比較して，1 型糖尿病は脳卒中を発症する危険性を 10〜15 年早めるとしている[5]．

3 実際の治療とそのアウトカム

1） 1 型糖尿病患者における脳卒中発症予防

(1) 脳卒中の危険因子

糖尿病のみならず，加齢，高血圧，脂質異常症，心房細動，喫煙が，脳卒中発症の主要危険因子であり，2 型糖尿病においても，その危険因子は同様であることが報告されている．しかし，1 型糖尿病患者における，脳卒中発症の危険因子を検討した報告はいまだ少ない．フィンランドにおける，約 4,000 人の 1 型糖尿病患者を対象とした観察研究[6]では，脳梗塞発症に対する危険因子は，観察開始時における糖尿病罹病期間，糖尿病性腎症の合併，HbA1c および収縮期血圧高値，さらには喫煙であった．一方，脳出血発症の危険因子は，糖尿病性腎症，糖尿病網膜症，収縮期血圧，および BMI 高値であった（表 2）．興味深いことに，腎症や網膜症といった，糖尿病細小血管合併症が脳卒中の発症と有意に関連する因子であった．このことは，観察開始時の HbA1c だけではなく，それまでに耐糖能異常の影響を強く受けていることを示唆しているかもしれない．また，腎症が進展すると高血圧や脂質異常症の頻度，重症度が増大するが，そのことも糖尿病性腎症が脳卒中の危険因子である原因のひとつと推察される．

(2) 介入の効果

それでは，それらの危険因子に対する介入の効果についてはどうであろうか．1 型糖尿病患者のみを対象としたものではないが，糖尿病患者において厳格な降圧療法が脳卒中の発症予防に有用であることが，これまでの研究により明らかにされている[7,8]．わが国の「脳卒中治療ガイドライン 2015」[9]では，降圧目標として，140/90 mmHg 未満が強く勧められており，糖尿病患者では 130/80 mmHg 未満を考慮してもよいと記載されている．

(3) 血糖コントロールによる脳卒中発症予防効果

1 型糖尿病患者を対象とした北米のランダム化比較試験である，DCCT，さらに DCCT 終了後も経過観察を行った EDIC の報告では，強化インスリン療法を行うことで，脳卒中の予測因子となる頸動脈内膜中膜複合体（intima-media thickness：IMT）の肥厚が抑制された[10]．DCCT/EDIC からの別の論文では，強化インスリン療法により脳卒中を含む心血管病発症が有意に抑制されたが[11]，脳卒中の発症数が少ないため，脳卒中単独に対する血糖コントロールの影響はこの論文からは不明であった．一方，UKPDS[12]，ACCORD Study[13]，ADVANCE trial[14]といった，2 型糖尿病患者を対象とした大規模ランダム化比較試験では，いずれも血糖コントロールが脳卒中発症を抑制するというエビ

表2 脳卒中発症の危険因子

1型糖尿病患者における脳梗塞危険因子		
	ハザード比 (95%信頼区間)	p値
糖尿病罹病期間（年）	1.06 (1.04-1.08)	<0.001
糖尿病性腎症	2.81 (1.75-4.51)	<0.001
収縮期血圧（mmHg）	1.02 (1.01-1.03)	<0.001
喫煙歴	1.93 (1.23-3.02)	0.004
HbA1c（%）	1.23 (1.06-1.41)	0.005

1型糖尿病患者における脳出血危険因子		
	ハザード比 (95%信頼区間)	p値
Body mass index (kg/m^2)	0.89 (0.81-0.98)	0.016
糖尿病性腎症	2.77 (1.20-6.42)	0.017
収縮期血圧（mmHg）	1.02 (1.00-1.03)	0.019
重症糖尿病網膜症	2.99 (1.18-7.55)	0.004

（文献6）より改変）

デンスは得られなかった．加えて日本人2型糖尿病患者における冠動脈疾患および脳卒中に対する危険因子を前向きに検討したJDCSのサブ解析[15]においても，HbA1cの高値は，脳卒中発症に対する有意な独立した危険因子ではなかった．したがって，現状では脳卒中発症予防に対して，血糖コントロールが有効であるとの十分な科学的根拠がないといわざるを得ない．

　糖尿病患者における脳卒中の発症には，単に血糖コントロールのみではなく，前述した他の危険因子であるインスリン抵抗性，高血圧，脂質異常症，また網膜症，腎症などの細小血管合併症，さらにはそれらによる微小な炎症や酸化ストレスなどのさまざまな因子が複雑に関与することを示唆しているのかもしれない．しかし1型糖尿病患者では，血圧・脂質異常症・肥満などの合併が2型糖尿病患者と比較し少なく，脳卒中発症予防に対する血糖コントロールのインパクトは糖尿病型により異なる可能性がある．実際当科の症例からは，1型糖尿病患者における脳卒中発症は透析導入前後の末期腎不全期に限定されていることから（表2），腎不全自体の影響がより大きいことは明らかである．

2）1型糖尿病患者における脳卒中急性期の血糖管理の実際

　「脳卒中治療ガイドライン2015」では，当然のことであるが，脳卒中発作急性期には60 mg/dL以下の低血糖はただちに補正するよう強く推奨されている[9]．一方で，脳卒中発作急性期に血糖値を140〜180 mg/dLに保つことが望ましいとされているが，これに関する十分なエビデンスはない[9]．現在，インスリン静脈内持続投与と標準的インスリン皮下注射スライディング法を比較した臨床試験が進行中であり[16]，その結果が待たれる．1型糖尿病患者では，もともとの血糖値の不安定性に加え，ストレス，ブドウ糖含有液の点滴静注，さらに意識障害や嚥下障害のために経腸栄養を使用することも多く，血糖値はさらに不安定となることも少なくない．頻回の血糖測定が必要であることはいうまでもないが，インスリン皮下注射による血糖コントロールが困難な場合は，インスリン静脈内持続投与を使用することになる．この際も低血糖に十分留意し，頻回

の血糖測定が必要となる．

おわりに

　糖尿病，特に血管合併症の進行した1型糖尿病は脳卒中発症の強い危険因子である．しかし，厳格な血糖コントロールが，脳卒中の発症予防につながるかはいまだ明らかではない．また，脳卒中発症急性期の血糖コントロールについても，低血糖を避けることが重要であることに異論はないが，予後を考慮したときの至適血糖コントロールレベルについては不明であり，今後の研究が待たれる．

〔東谷紀和子，花井　豪〕

文献
1) 厚生労働省：平成26年患者調査．www.mhlw.go.jp/toukei/list/10-20.html
2) Shah A, et al. : Type 2 diabetes and incidence of cardiovascular diseases: a cohort study in 1.9 million people. Lancet Diabetes Endocrinol 3: 105-113, 2015.
3) Ikeda F, et al. : Haemoglobin A1 c even within non-diabetic level is a predictor of cardiovascular disease in a general Japanese population: the Hisayama Study. Cardiovasc Diabetol 12: 164-172, 2013.
4) Janghorbani M, et al. : Prospective study of type 1 and type 2 diabetes and risk of stroke subtypes. The nurses' health study. Diabetes Care 30: 1730-1735, 2007.
5) Soedamah-Muthu S, et al. : High risk of cardiovascular disease in patients with type 1 diabetes in the UK. Diabetes Care 29: 798-804, 2006.
6) Hägg S, et al. : Different risk factor profiles for ischemic and hemorrhagic stroke in type 1 diabetes mellitus. Stroke 45: 2558-2562, 2014.
7) UK Prospective Diabetes Study Group: Tight blood pressure control and risk of macrovascular and microvascular complications in type 2 diabetes: UKPDS 38. BMJ 317: 703-713, 1998.
8) The ACCORD Study Group: Effects of intensive blood-pressure control in type 2 diabetes mellitus. N Engl J Med 362:1575-85, 2010.
9) 日本脳卒中学会学会脳卒中ガイドライン委員会編：脳卒中治療ガイドライン2015．協和企画，2015．
10) The Diabetes Control and Complications Trial/Epidemiology of Diabetes Interventions and Complications Research Group: Intensive diabetes therapy and carotid intima-media thickness in type 1 diabetes mellitus. N Engl J Med 348: 2294-2303, 2003.
11) The Diabetes Control and Complications Trial/Epidemiology of Diabetes Interventions and Complications (DCCT/EDIC) Study Research Group: Intensive diabetes treatment and cardiovascular disease in patients with type 1 diabetes. N Engl J Med 353: 2643-2653, 2005.
12) UK Prospective Diabetes Study (UKPDS) Group: Intensive blood-glucose control with sulphonylureas or insulin compared with conventional treatment and risk of complications in patients with type 2 diabetes (UKPDS 33). Lancet 352: 837-853, 1998.
13) The Action to Control Cardiovascular Risk in Diabetes Study Group: Effects of intensive glucose lowering in type 2 diabetes. N Engl J Med 358: 2545-2559, 2008.
14) The ADVANCE Collaborative Group: Intensive blood glucose control and vascular outcomes in patients with type 2 diabetes. N Engl J Med 358: 2560-2572, 2008.
15) Sone H, et al. : Serum level of triglycerides is a potent risk factor comparable to LDL cholesterol for coronary heart disease in Japanese patients with type 2 diabets: subanalysis of the Japan Diabetes Complications Study (JDCS). J Clin Endocrinol Metab 96: 3448-3456, 2011.
16) Southerland AM, et al. : Considering hyperglycemia and thrombolysis in the stroke hyperglycemia insulin network effort (shine) trial. Ann N Y Acad Sci 1268 : 72-78, 2012.

6 大血管障害　C. 末梢動脈疾患

Summary

- 末梢動脈疾患（peripheral arterial disease：PAD）は，動脈内膜の粥状硬化を原因とした四肢動脈の狭窄や閉塞から，末梢の循環障害をきたした病態である．
- PAD を有する患者は，虚血性心疾患や脳血管障害の合併率が高く，生命予後がきわめて不良であるため[1]，早期スクリーニングが重要である．
- 糖尿病は動脈硬化症の発症，進展と深くかかわっており，PAD に対してもその強いリスク因子となる．
- 糖尿病患者では，非糖尿病患者と比較し PAD のリスクが 3〜4 倍に増加するとされており，PAD 発症の相対リスクを解析したメタアナリシスによると，1 型糖尿病患者では 1％の HbA1c 上昇に対して 32％の有意な PAD 発症リスク増加を認めた[2]．
- 糖尿病神経障害や虚血の存在下で下肢に足潰瘍・壊疽を合併すると，易感染性や創傷治癒遅延の結果難治性となり，保存的治療が功を奏さず下肢切断に至る場合も多く，生命予後をも左右する[3〜5]．
- 糖尿病患者における PAD の早期発見・早期治療は，下肢切断の回避と生命予後の改善につながる重要な課題である．

1　東京女子医科大学糖尿病センターでの実態

　東京女子医科大学糖尿病センター（以下，当センター）では PAD のスクリーニングとして，簡便かつ非侵襲的な足関節/上腕血圧比（ankle-brachial index：ABI）の測定をまず行っている．正常域は 1.0〜1.4 で，0.9 以下を異常値として PAD を強く疑い，0.91〜0.99 は境界値とする[6]．動脈の石灰化が高度な症例では ABI の異常高値をきたすことがあり，ABI 1.41 以上は ABI 0.9 以下と同様に心血管イベント増加と関連するため注意が必要である[7]．糖尿病患者に合併する PAD は下腿動脈以下に多く[8]，さらにその動脈は高度な中膜石灰化を伴うことが多い．したがって糖尿病患者の ABI は偽陰性を示すことが多く，ABI が正常であっても PAD の合併を否定できない可能性がある[1]．

　そこで当センターでは，ABI に加えて足趾/上腕血圧比（toe-brachial index：TBI）を同時に測定している．中膜石灰化が足趾動脈まで及ぶことは少ないため，TBI は糖尿病患者における PAD スクリーニング検査として有用であり[9]，その異常値は 0.6 以下とされる．図 1 に ABI 正常値 TBI 異常値であった 1 型糖尿病患者症例の下肢 MR angiography（MRA）を示す．ABI 正常値にもかかわらず，両側膝下動脈に PAD 所見を認めた．このように TBI を測定することで，より正確な下肢血行動態の評価が可能となる．

　このように，ABI/TBI 検査にて PAD が疑われた場合は MRA による画像診断を行う．下肢 MRA は，高度石灰化病変が存在する例やステント留置例ではアーチファクトの問

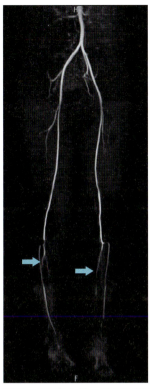

図1　52歳女性，約50年来の1型糖尿病患者における下肢MRAでのPAD所見
ABI：右1.06, 左1.05, TBI：右0.50, 左0.34.
下肢MRAにて両側膝下動脈でPAD所見を認めた.

題があるが，被曝がなく無侵襲であり，慢性腎不全症例や薬物アレルギー症例でも検査可能などの利点があり，当センターでは積極的に行っている．2015年4月〜2016年3月の1年間に当センターでABIおよびTBIを同時に測定し，さらに非造影下肢MRAを施行した糖尿病患者139人（平均年齢66±13［標準偏差］歳）のうち，1型糖尿病は24人（男性10人，女性14人，平均年齢54±13歳，平均糖尿病罹病期間25±14年）であった．この24人・48肢のうち30肢（62.5％）に下肢動脈の狭窄を認めた．その内訳は，膝上動脈領域6肢，膝下動脈領域24肢（1枝狭窄11肢，2枝狭窄4肢，3枝狭窄9肢）であった．下肢動脈狭窄のある群は，14肢（29.2％）に増殖網膜症，18肢（37.5％）に腎機能低下（推算糸球体濾過量60 mL/分/1.73 m^2未満または透析療法施行中）を認め，狭窄のない群に比べ有意に年齢が高く，心血管病の既往が多かった（$p < 0.05$）．また1型糖尿病の狭窄のある群は2型糖尿病の狭窄のある群よりも10歳以上若かった（$p < 0.01$）．

　下肢に潰瘍・壊疽を認める場合は，局所への血流が創傷治癒に重要となるため，皮膚毛細血管灌流圧（skin perfusion pressure：SPP）や経皮酸素分圧（transcutaneous oxygen tension：TcO_2）を併せて測定し，創部周辺の微小血流を評価する．

2 実際の治療とそのアウトカム

各種検査にて PAD と診断された場合，図 2 に示したさまざまな治療を PAD の段階に応じて行っていく．

1） 無症候性 PAD

高血糖，高血圧，脂質異常症，喫煙といった危険因子の是正を中心とした PAD 進展防止が治療目標となる．血糖コントロールに関しては，PAD に関する国際標準の診断と治療のガイドラインである Trans-Atlantic Inter-Society Conference（TASC）II にて，「糖尿病を合併した PAD 患者における HbA1c の目標値は 7.0 ％未満として，可能なかぎり 6 ％に近づけるべきである」と記載されている[1]．抗血小板薬をこの時期から投与すべきかどうかは，まだ議論の余地があり，出血性合併症を考慮しながら心血管疾患のリスクが高い症例には検討する．

2） 間欠性跛行

危険因子の是正に加えて薬物療法と運動療法が治療の主体となる．薬物療法としては，心血管疾患の予防および生命予後の改善を目的とした抗血小板薬（アセチルサリチル酸，クロピドグレル）の投与を検討する[1]．間欠性跛行症状の改善には，シロスタゾールの投与が有効とされる[10]．運動療法は，監視型の運動プログラムが推奨されているが[11]導入できる施設は限られているため，日常生活で靴擦れに注意しながら散歩・歩行運動を積極的に行うように指導する．疼痛が強く，動脈閉塞が大動脈－腸骨動脈領域の症例に対しては，短期成功率および慢性開存率が高い血管内治療を早期から検討する．

3） 重症虚血肢

重症下肢虚血（critical limb ischemia：CLI）は，安静時の虚血性疼痛や潰瘍・壊疽な

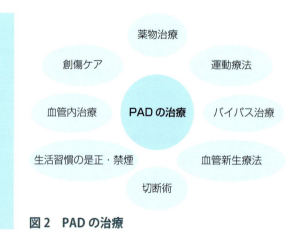

図 2　PAD の治療

どの虚血性皮膚病変を表す．下肢切断のリスクが非常に高く，生命に危険を及ぼす状態である．潰瘍・壊疽の治癒・救肢のためには血行再建術が必須となる．血行再建の方法には血管内治療とバイパス術があるが，当センターでは早急に循環器内科と連絡を取り合い，まず血管内治療を行う．局所麻酔で施行できる血管内治療は，創部に対して迅速に血流を供給できるため，有用性が高い．

しかし膝下動脈領域に対する血管内治療は再狭窄率が高いという問題があり[12]，創傷治癒まで長期間を有する足潰瘍に対しては，繰り返し行う必要がある．そこで組織欠損が大きく長期間の血流確保が必要と考えられる場合，全身状態や利用する血管の状態に問題がなければ，バイパス術も検討すべきである．血行再建術を行っても壊疽が進行してしまった救肢困難例には，形成外科へ連絡し，SPPやTcO$_2$，血管造影像の結果から切断部位を検討する．

3 症例

当センターで行ったCLIに対する集学的治療症例を紹介する．
症例：64歳，男性
主訴：右第1趾壊疽
現病歴：35年の罹病歴をもつ緩徐進行1型糖尿病患者である．糖尿病性筋萎縮症から下垂足となり，両足に胼胝形成を認めた．その後，右足底の胼胝から潰瘍を発症，壊疽へと進行し当科入院となった（図3）．入院時の右下肢血流評価では，ABI 0.44，SPP下腿30 mmHg，第1趾10 mmHgと下肢虚血が疑われた．直ちにカテーテル血管造影検査を施行したところ，右浅大腿動脈の閉塞を認めたため同部位にステントを留置した．また壊疽部は，足趾間や足背を中心に膿が貯留しており，右第1趾の中足骨から末節骨までの腐骨化を認めたため同趾を中足骨部で切断した（図4-a）．感染に対して抗生剤投与を継続し，局所の炎症所見は改善傾向となり第14病日より局所陰圧閉鎖療法（negative pressure wound therapy：NPWT）を開始した（図4-b）．4週間のNPWTにて良質な肉芽形成を認め（図4-c），第48病日に形成外科にて植皮術を施行し，手術後26日に自力歩行で退院となった（図4-d）．

このようにCLI症例の場合，循環器内科医や形成外科医を含めた他科との連携治療が重要である．

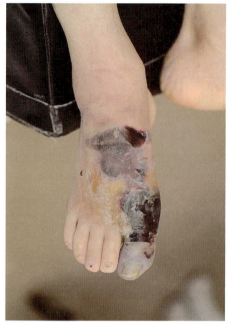
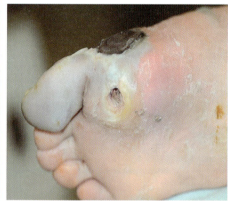

図3 入院時の足の写真

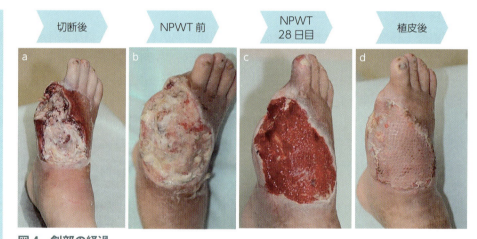

図4 創部の経過

おわりに

　糖尿病患者は，高血糖以外にも高血圧，脂質異常症，腎機能障害からのカルシウム代謝異常など，PADに対する多くのリスク因子が集積しており，早期から徹底した評価と包括的な管理が必要である．また糖尿病性足潰瘍，壊疽は，血流障害のみならず糖尿病性末梢神経障害を基礎に，靴擦れや低温熱傷などの外因が加わって発症する．糖尿病患者の診察の際，頻回に足を診る習慣が，PADの早期発見も含めて，糖尿病患者の予後改善に重要と考えられる．

〈井倉和紀〉

文献

1) Norgren L, et al.: Inter-Society Consensus for the Management of Peripheral Arterial Disease (TASC II). Eur J Vasc Endovasc Surg 33 (Suppl. 1): S1-75, 2007.
2) Selvin E, et al. : Meta-analysis: glycosylated hemoglobin and cardiovascular disease in diabetes mellitus. Ann Intern Med 141: 421-431, 2004.
3) Faglia E, et al. : New ulceration, new major amputation, and survival rates in diabetic subjects hospitalized for foot ulceration from 1990 to 1993: a 6.5-year follow-up. Diabetes Care 24: 78-83, 2001.
4) Moulik P, et al. : Amputation and mortality in new-onset diabetic foot ulcers stratified by etiology. Diabetes Care 26: 491-494, 2003.
5) Boulton AJM, et al. : The global burden of diabetic foot disease. Lancet 366: 1719-1724, 2005.
6) Rooke TW, et al. : 2011 ACCF/AHA Focused Update of the Guideline for the Management of Patients With Peripheral Artery Disease (updating the 2005 guideline): a report of the American College of Cardiology Foundation/American Heart Association Task Force on Practice Guidelines. J Am Coll Cardiol 58: 2020-2045, 2011.
7) Aboyans V, et al. : Measurement and interpretation of the ankle-brachial index: a scientific statement from the American Heart Association. Circulation 126: 2890-2909, 2012.
8) Jude EB, et al. : Peripheral arterial disease in diabetic and nondiabetic patients: a comparison of severity and outcome. Diabetes Care 24: 1433-1437, 2001.
9) Høyer C, et al. : The toe-brachial index in the diagnosis of peripheral arterial disease. J Vasc Surg 58: 231-238, 2013.
10) Regensteiner JG, et al. : Effect of cilostazol on treadmill walking, community-based walking ability, and health-related quality of life in patients with intermittent claudication due to peripheral arterial disease: meta-analysis of six randomized controlled trials. J Am Geriatr Soc 50: 1939-1946, 2002.
11) Stewart KJ, et al. : Exercise training for claudication. N Engl J Med 347: 1941-1951, 2002.
12) Liistro F, et al. : Drug-eluting balloon in peripheral intervention for below the knee angioplasty evaluation (DEBATE-BTK): a randomized trial in diabetic patients with critical limb ischemia. Circulation 128: 615-621, 2013.

22 他の併発症

1 骨粗鬆症

Summary

- 1型糖尿病では若年から骨折リスクが高い．
- インスリン欠乏がその要因の1つであるが，インスリンが補充されていても，全年齢層で，健常者に比べ骨折リスクは高い．
- 糖代謝と骨代謝は密接に連関しており，1型糖尿病患者診療においても，骨粗鬆症を糖尿病の重大な合併症のひとつとして認識する必要がある．

1 概要

1) 骨粗鬆症とは

　骨粗鬆症は骨強度の低下を特徴として骨折リスクが増大する骨格疾患と定義されている．日本人においては介護が必要になる疾患の第4位が骨折・転倒である[1]．骨折は生命予後にも影響する．たとえば大腿骨頭頸部骨折患者では5年生存率が約50%と胃がんより予後が不良である[2,3]．また骨粗鬆症患者は，喫煙者や，早期からの治療介入が可能な高血圧症患者や高脂血症患者よりも冠動脈疾患の発症リスクが高いことが報告されている[4]．先進国において骨折リスクが減少に転じていないのは日本だけとの報告もあり[5]，わが国における骨粗鬆症の早期診断と治療が重要と思われる．

　骨粗鬆症は骨のリモデリングバランスの破綻が発症の一因といわれている．リモデリングとは，破骨細胞による骨吸収が行われる一方で骨芽細胞による骨形成が行われるという代謝のことで，骨吸収サイクルが3週間程度，骨形成サイクルが3～6カ月といわれている．代謝マーカーとして，骨吸収相を反映する骨吸収マーカー，骨形成相を反映する骨形成マーカーがあり，さらにそれら以外に骨マトリックス関連マーカーがある．骨粗鬆症診療や治療効果判定に，これらの骨代謝マーカーが用いられるようになってきている．

　以前は，骨密度が若年成人平均値（young adult mean：YAM）の70%以下，海外ではTスコア*で－2.5以下の場合を骨粗鬆症と診断していた．しかし，近年骨密度だけでなく，骨質も骨粗鬆症の病態と大きく関係していることがわかってきたため，日本では大腿骨頭や椎体骨骨折などの家族歴や骨折の既往歴などを考慮に入れた薬物治療開始基準[6]（図1）が作成されている．骨質が骨粗鬆症進展に大きな影響を与えることから，糖尿病患者では，骨密度の異常のみでの予後判定は難しいと考えられる．

＊　若年成人の平均値を基準として0，標準偏差を1SDとして規定した数値．

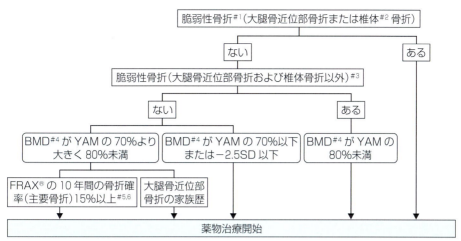

図1 原発性骨粗鬆症の薬物治療開始基準

#1：軽微な外力によって発生した非外傷性骨折．軽微な外力とは，立った姿勢からの転倒か，それ以下の外力をさす．
#2：形態椎体骨折のうち，3分の2は無症候性であることに留意するとともに，鑑別診断の観点からも脊椎エックス線像を確認することが望ましい．
#3：その他の脆弱性骨折：軽微な外力によって発生した非外傷性骨折で，骨折部位は肋骨，骨盤（恥骨，坐骨，仙骨を含む），上腕骨近位部，橈骨遠位端，下腿骨．
#4：骨密度は原則として腰椎または大腿骨近位部骨密度とする．また，複数部位で測定した場合にはより低い％値またはSD値を採用することとする．腰椎においてはL1〜L4またはL2〜L4を基準値とする．ただし，高齢者において，脊椎変形などのために腰椎骨密度の測定が困難な場合には大腿骨近位部骨密度とする．大腿骨近位部骨密度には頸部またはtotal hip(total proximal femur) を用いる．これらの測定が困難な場合は橈骨，第二中手骨の骨密度とするが，この場合は％のみ使用する．
#5：75歳未満で適用する．また，50歳代を中心とする世代においては，より低いカットオフ値を用いた場合でも，現行の診断基準に基づいて薬物治療が推奨される集団を部分的にカバーしないなどの限界も明らかになっている．
#6：この薬物治療開始基準は原発性骨粗鬆症に関するものであるため，FRAX®の項目のうち糖質コルチコイド，関節リウマチ，続発性骨粗鬆症にあてはまる者には適用されない．すなわち，これらの項目がすべて「なし」である症例に限って適用される．

(文献6）より)

2) 1型糖尿病と骨粗鬆症

1型糖尿病患者では，古くから骨折リスクが高いことが知られている[7]．

骨芽細胞にはインスリン受容体が存在し，インスリンはその受容体を介して分化・成熟を促し，receptor activator of nuclear factor-κB ligand（RANKL）発現を介して破骨細胞を活性化することで，正常な骨リモデリング制御に関与すると考えられている[8]．したがってインスリン欠乏状態である1型糖尿病では骨芽細胞の増殖・分化が抑制され，アポトーシスが抑制されず，骨粗鬆症が進展すると考えられている．このため，最大骨密度の低下により骨折リスクが上昇し，健常者に比べ，10年早く30歳代から骨折リスクが上昇することが報告されている[9]．

骨密度低値が基本病態であるが，インスリンが補充されると，思春期には骨密度が健常者と同等になることが報告されている[10]．しかし，全年齢において骨折リスクは対照群より有意に高い[11]．これらのことから，インスリン欠乏以外の要因が骨折リスクの上昇に関与することが考えられる．その要因として慢性の高血糖がある．高血糖の持続は終末糖化産物（AGEs）増加をもたらすが，AGEsの受容体は骨芽細胞にも発現して

いる．加齢とともに大腿骨の海綿骨中の AGEs は増加するが，AGEs が増加すればするほど大腿骨海綿骨の脆弱性が高まることが報告されている[12]．また，AGEs の一構造体であるペントシジンが高値であるとコラーゲン架橋が脆弱化し，骨折リスクが高まることが示されている[13]．

インスリン欠乏状態ではないが，高血糖状態が続く 2 型糖尿病患者では，1 型糖尿病患者とは反対に骨密度が健常者より高いにもかかわらず，骨折リスクが高いことから，高血糖状態の持続により正常ではない骨質が肥厚しており，その結果骨密度が高くなるとされている[14]．メタ解析にて，2 型のみならず 1 型糖尿病においても，骨密度低下の程度から推定される骨折リスクよりも実際の骨折リスクが著しく高く[15]，実際骨折した 1 型糖尿病患者での検討では，AGEs が高く，また AGEs が高いほど骨密度も高かったと報告されている[16]．

合併症があると，骨折リスクがさらに上昇する[9]．腎機能の低下はそれ自体が骨粗鬆症のリスクであるが，網膜症による視力低下は，白内障による視力低下者と比べて有意に骨折リスクが高いと報告されており[17]，視力低下による転倒や運動量低下ではなく，糖尿病の病態そのものの影響と考えられる．

2 実際の治療とそのアウトカム

骨代謝マーカーによる検討で，インスリン治療により骨形成が改善すると報告されている[18]．いうまでもなく，十分なインスリン補充による血糖コントロールは重要である．食事療法を行ううえでは，古くから減量は骨折リスクとなることが知られている．閉経後の女性における 10％以上の減量は，その後平均 1 年半の間の非椎体骨折リスクを 68％上昇させるとされ[19,20]，さらに減量による骨折リスクの増加傾向は，5 年後まで持続することが報告されている[21]．われわれの 2 型糖尿病患者を対象とした検討では，閉経後女性では，基礎代謝と骨代謝は正の相関を示した[22]．1 型糖尿病患者においても，基礎代謝を保ちながらの食事療法や，適切な運動療法を行うことは大切であると考えられる．したがって，運動療法や，骨粗鬆症の診断・治療を伴わない，過激な減量による糖尿病治療は，骨粗鬆症治療の観点から望ましくない．しかし，高齢者施設入所や専門施設でない病院への転院を契機に，1 型糖尿病にもかかわらず，2 型糖尿病患者と同様の「糖尿病食」が指示され，その結果体重減少，フレイルとなってしまう症例を経験する．施設などへの紹介時には食事指示に十分注意が必要である．普段から食事量や食べ方に対する指導も必要である．

骨粗鬆症治療薬として，以前からのエビデンスもあり，最も用いられているのは骨吸収抑制薬である．骨吸収抑制薬であるアレンドロネートや抗 RANKL 抗体は脊椎圧迫骨折のみならず，寝たきりの要因となる大腿骨頸部骨折にも効果が認められている．副作用として，抜歯などの処置後の顎骨壊死や，非定型骨折などがある．特に顎骨壊死に関しては，易感染性のある糖尿病患者には起こりやすく，使用前の歯科検診が望ましい．しかし，適切な術前からの抗生剤投与や，術後処置にて，顎骨壊死の頻度が 5 分の 1

まで減少することが報告されており，歯科医との連携が大切である．

上述の理論上，1型糖尿病患者において望ましい骨粗鬆症治療薬は骨形成促進薬である．骨形成促進薬については，新薬もあり，治療効果，副作用など今後の報告が期待される．またアジア人は白人に比べ，低ビタミンDである頻度が高い．低ビタミンD血症は骨折リスクである．当センターでは現在のところ，インスリンの十分な補充を行い，ビタミンDの補充をしつつ，運動療法と適切な食事療法を行い，骨吸収抑制薬を使用する治療を行っている．

（尾形真規子）

文献
1) 厚生労働省：国民生活基礎調査（平成25年）の結果からグラフでみる世帯の状況．2014，P50.
2) Lee YK, et al.：Five-year relative survival of patients with osteoporotic hip fracture. J Clin Endocrinol Metab 99: 97-100, 2014.
3) Ensrud KE, et al.：Frailty and risk of falls, fracture, and mortality in older women: the study of osteoporotic fractures. J Gerontol A Biol Sci Med Sci 62: 744-751, 2007.
4) Tankó LB, et al.：Relationship between osteoporosis and cardiovascular disease in postmenopausal women. J Bone Miner Res 20: 1912-1920, 2005.
5) Cooper C, et al.：Secular trends in the incidence of hip and other osteoporotic fractures. Osteoporos Int 22: 1277-1288, 2011.
6) 骨粗鬆症の予防と治療ガイドライン作成委員会編（日本骨粗鬆症学会，日本骨代謝学会，日本骨粗鬆症財団）：骨粗鬆症の予防と治療ガイドライン2015年版．2015．
7) Hui SL, et al.：A prospective study of bone mass in patients with type I diabetes. J Clin Endocrinol Metab 60: 74-80, 1985.
8) Tanaka K, et al.：Effects of high glucose and advanced glycation end products on the expressions of sclerostin and RANKL as well as apoptosis in osteocyte-like MLO-Y4-A2 cells. Biochem Biophys Res Commun 461: 193-199, 2015.
9) Miao J, et al.：Elevated hip fracture risk in type 1 diabetic patients: a population-based cohort study in Sweden. Diabetes Care 28: 2850-2855, 2005.
10) Bechtold S, et al.：Bone size normalizes with age in children and adolescents with type 1 diabetes. Diabetes Care 30: 2046-2050, 2007.
11) Weber DR, et al.：Type 1 diabetes is associated with an increased risk of fracture across the life span: a population-based cohort study using The Health Improvement Network (THIN). Diabetes Care 38: 1913-1920, 2015.
12) Tang SY, et al.：Effects of non-enzymatic glycation on cancellous bone fragility. Bone 40: 1144-1151, 2007.
13) Saito M, et al.：Collagen cross-links as a determinant of bone quality: a possible explanation for bone fragility in aging, osteoporosis, and diabetes mellitus. Osteoporos Int 21: 195-214, 2010.
14) Oei L, et al.：High bone mineral density and fracture risk in type 2 diabetes as skeletal complications of Inadequate glucose control: The rotterdam study. Diabetes Care 36: 1619-1628, 2013.
15) Vestergaard P：Discrepancies in bone mineral density and fracture risk in patients with type 1 and type 2 diabetes--a meta-analysis. Osteoporos Int 18: 427-444, 2007.
16) Farlay D, et al.：Nonenzymatic glycation and degree of mineralization are higher in bone from fractured patients with type 1 diabetes mellitus. J Bone Miner Res 31: 190-195, 2016.
17) Ivers RQ, et al.：Diabetes and risk of fracture: The Blue Mountains Eye Study. Diabetes Care 24: 1198-1203, 2001.
18) Campos Pastor MM, et al.：Intensive insulin therapy and bone mineral density in type 1 diabetes mellitus: a prospective study. Osteoporos Int 11: 455-459, 2000.
19) Ensrud KE, et al.：Weight change and fractures in older women. Study of Osteoporotic Fractures Research Group. Arch Intern Med 157: 857-863, 1997.
20) Ensrud KE, et al.：Intentional and unintentional weight loss increase bone loss and hip fracture risk in older women. J Am Geriatr Soc 51: 1740-1747, 2003.
21) Compston JE, et al.：Increase in fracture risk following unintentional weight loss in postmenopausal women: The global longitudinal study of osteoporosis in women. J Bone Miner Res 31: 1466-1472, 2016.
22) Ogata M, et al.：Association between basal metabolic function and bone metabolism in postmenopausal women with type 2 diabetes. Nutrition 31: 1394-1401, 2015.

22 他の併発症

2 うつ

Summary

- 糖尿病とうつには密接な関連があり，糖尿病患者は高率にうつを合併する．
  最近のメタ解析では，1 型と 2 型糖尿病患者のうつ合併率に差はなく[1]，1 型糖尿病患者においても，うつの合併に注意する必要がある．
- 2012 年 10 月に東京女子医科大学糖尿病センター（以下，当センター）で開始した糖尿病診療の実態を調査する前向き研究（DIACET）の調査結果からは，1 型糖尿病患者 1,196 人中 295 人（24.7％）で軽症うつ，174 人（14.5％）で中等度以上のうつを合併しており，1 型糖尿病患者の 39.2％にあたる 469 人がうつ状態を合併していることが明らかになった．DIACET の結果では，うつが重症であるほど HbA1c が高値であり，さらには糖尿病細小血管障害（神経障害，網膜症，透析に至る末期腎不全）の頻度が増加し，うつが糖尿病治療に大きな影響を与えることが示唆された．
- 2 型糖尿病では，うつを合併した糖尿病患者のうつへの治療が予後を改善させうるかどうかが注目されている．
  1 型糖尿病患者においても，Depression and Diabetes Study（DAD study）が施行されており，今後，多くの知見が蓄積されることが待たれる．
- うつの早期発見と適切な介入が，その治療経過の改善につながることが期待され，医療従事者は 1 型糖尿病患者の精神的負担を配慮し，心身の負担の軽減に努めることが重要である．

1 東京女子医科大学糖尿病センターでの実態

当センターでは，2012 年 10 月に 8,000 人を超える外来および入院患者を対象に，糖尿病診療の実態を調査する前向き研究（Diabetes Study from the Center of Tokyo Women's Medical University：DIACET）を開始した．DIACET では，患者の糖尿病型や健康状態，糖尿病合併症などの調査に加え，Patient Health Questionnaire（PHQ-9）という自己記入式調査票[2]を使用して，うつ状態のスクリーニングを行った．PHQ-9 では，過去 2 週間に 9 つのうつ症状が，どれくらいの頻度で出現したのかを質問し，「まったくない」「数日」「半分以上」「ほとんど毎日」をそれぞれ 0〜3 点にスコア化し，各項目の得点（0〜3 点）と総合得点（0〜27 点）を算出する．総合得点が 0〜4 点をうつなし，5〜9 点が軽度のうつ状態，10 点以上が中等度以上のうつ状態に分類される．

2012 年および 2013 年の DIACET に連続して参加し，両年とも PHQ-9 に回答した 1 型および 2 型糖尿病患者 7,036 人の臨床背景およびうつ状態の頻度および重症度を

表1 1型および2型糖尿病患者の臨床背景

	全体 (N=7,036)	1型糖尿病 (n=1,196)	2型糖尿病 (n=5,840)
年齢（年）	61±15	43±16	65±12*
罹病期間（年）	22±18	21±13	22±19*
女性（%）	42.8	67.1	37.8*
高血圧（%）	38.6	22.0	44.2*
脂質異常症（%）	37.2	16.1	41.0*
HbA1c（%）	7.4±1.2	7.8±1.2	7.4±1.1*
網膜症（%）	39.6	32.2	41.5*
多発神経障害に伴う痺れ・痛み（%）	58.4	44.8	61.3*
自律神経症状（%）			
起立性低血圧	17.0	21.1	16.3*
発汗障害	18.3	23.4	17.2*
消化器症状	43.2	39.5	44.0*
排尿障害	20.6	11.0	22.6*
性機能障害	15.7	5.0	18.2*
透析（%）	2.4	1.8	2.5
心疾患による受診率（%）	15.6	4.6	17.9*
脳卒中による受診率（%）	2.4	0.4	2.9*
足壊疽による受診率（%）	0.8	0.2	1.0*
過去1年間の入院既往（%）	15.6	9.8	16.3*
PHQ-9総合得点	3.0 (0.0-6.0)	3.0* (1.0-7.0)	3.0 (0.0-6.0)
うつの重症度（%）			
なし	66.5	60.7	67.8
軽症	21.8	24.7	21.1*
中等度以上	11.7	14.5	11.1*
1年後のうつの持続率	6.2	7.4	5.4*

データ：平均±標準偏差，中央値（4分位範囲），%で表記．
連続変数はStudent t test，離散変数はWilcoxon sum-rank testを用いて比較．*P＜0.05．

表1に示す．糖尿病型は1型1,196人，2型5,840人，性別は女性3,009人，男性4,027人，年齢は平均61±15（標準偏差）歳であった．なおHbA1cは，調査票配布前後90日間に測定されたデータ6,877件を用いた．1型糖尿病患者は2型患者に比べて若年で，女性が多く，高血圧や脂質異常症の合併率が低く，細小血管障害（神経障害や網膜症），大血管障害（心疾患，脳卒中，足壊疽に伴う受診）の頻度，さらには過去1年間の入院頻度も低かった（表1）．

うつ状態の頻度および重症度は，1型糖尿病患者1,196人中，うつなし727人（60.8%），軽症うつ295人（24.7%），中等度以上のうつ174人（14.5%）であり，1型糖尿病患者の39.2%にあたる469人がPHQ-9で5点以上のうつ状態を合併しており，うつ状態の合併は2型糖尿病患者よりもやや高率で重症の傾向であった．また1型糖尿病患者では，1年後のうつ状態の持続率がやや高率であった（表1）．しかし年齢と性別で補正したロジスティック回帰分析を行ったところ，2型糖尿病に対する1型糖尿病の軽症および中等度以上のうつ合併オッズ比（95%信頼区間）はそれぞれ0.94

表2　1型糖尿病におけるうつの重症度と血糖コントロールおよび糖尿病合併症

PHQ-9 スコア	0-4 (N=727)	5-9 (N=295)	≥10 (N=174)	p for trend
年齢（年）	44±16	44±14	39±13	0.003
罹病期間（年）	20±13	21±13	21±13	0.179
女性（%）	63.0	71.9	75.0	< 0.001
HbA1c（%）	7.6±1.0	7.8±1.2	8.2±1.6	< 0.001
網膜症（%）	27.2	37.0	44.8	< 0.001
神経障害に伴うしびれ・痛み（%）	37.3	53.9	60.9	< 0.001
自律神経症状（%）				
起立性低血圧	13.3	28.1	41.4	< 0.001
発汗障害	17.6	30.5	35.6	< 0.001
消化器症状	29.3	49.2	65.1	< 0.001
排尿障害	8.7	13.6	16.1	0.001
性機能障害	4.1	6.1	6.9	0.079
透析（%）	1.0	2.0	5.2	< 0.001
心疾患の受診率（%）	4.4	4.8	5.2	0.648
脳卒中の受診率（%）	0.4	0.3	0.6	0.849
足壊疽の受診率（%）	0.1	0.0	0.6	0.373
過去1年間の入院（%）	8.7	12.5	9.8	0.283

データ：平均±標準偏差および%で表記．傾向性検定として年齢，罹病期間，HbA1c は Jonckheere-Terpstra trend test，ほかの項目は Cochran-Armitage trend test を用いて解析．

（0.78-1.12），0.89（0.71-1.11）であり，1 型糖尿病における有意性は消失した．

　今回の結果では，1 型糖尿病においても，2 型糖尿病における既報[3]と同様，うつの重症度と関連して糖尿病の細小血管障害を併発するリスクが増加し，網膜症，神経障害に伴うしびれ・痛み，自律神経障害である起立性低血圧，発汗障害，消化器症状，泌尿器症状，および透析に至った末期糖尿病性腎症の頻度が増加した（表2）．多変量ロジスティック回帰分析においても，糖尿病細小血管障害（神経障害，網膜症，透析に至った末期糖尿病性腎症）のオッズ比は，PHQ-9 の得点の増加に伴い有意に上昇した（表3）．

　1 型糖尿病の血糖コントロールに関する横断的検討では，DIACET の調査票配布前後 90 日間に測定された HbA1c 1,113 件を用いた．うつがより重症の患者で HbA1c が高値であり（表2），うつの重症度を示す PHQ-9 スコアと HbA1c の間に，弱いものの有意な正相関を認めた（$r = 0.19$，$p < 0.001$）．なお 1 年後のうつ状態の変化と HbA1c の変化をみた縦断的検討では，両者に有意な関連を認めず，うつが 1 型糖尿病患者の血糖コントロールに与える影響については，より長期的な検討が必要であると考えられた．

表3　1型糖尿病におけるうつの重症度に伴う糖尿病合併症の調整オッズ比

PHQ-9 スコア	5-9 (N=295)			≥ 10 (N=174)		
	OR	95% CI	P value	OR	95% CI	P value
網膜症	1.56	1.14-2.13	<0.001	2.30	1.58-3.40	<0.001
神経障害	2.08	1.54-2.82	<0.001	3.30	2.25-4.86	<0.001
自律神経障害						
起立性低血圧	2.07	1.49-2.88	<0.001	2.92	1.97-4.32	<0.001
発汗障害	2.07	1.49-2.88	<0.001	2.92	1.97-4.32	<0.001
消化器症状	2.14	1.60-2.87	<0.001	4.56	3.12-6.67	<0.001
泌尿器症状	1.64	1.04-2.58	<0.001	2.51	1.47-4.28	<0.001
性機能障害	2.05	1.04-4.02	0.03	3.44	1.48-8.03	<0.001
透析	2.22	0.74-6.72	0.157	6.43	2.20-18.76	<0.001
心疾患の受診率	1.21	0.60-2.44	0.593	2.22	0.96-5.15	0.063
脳卒中の受診率	0.92	0.09-9.54	0.945	2.68	0.24-30.0	0.424
足壊疽の受診率	—	—		5.28	0.31-90.0	0.254
過去1年間の入院	1.53	0.98-2.39	0.06	1.38	0.77-2.48	0.284

多変量ロジスティック回帰分析：年齢，性別，高血圧，脂質異常症，低血糖，HbA1cで補正したPHQ-9スコア4未満の患者に対するオッズ比（OR）と95％信頼区間（95% CI）．

2　実際の治療とそのアウトカム

　当センターの実態調査であるDIACETでは，日本人1型糖尿病患者において，39.2％がPHQ-9で5点以上のうつ症状を有しており，14.5％がPHQ-9で10点以上，すなわち中等度以上のうつに該当し，既報とおおむね一致した[4]．1型糖尿病患者は2型糖尿病に比べてうつの頻度が多かったが，これは1型糖尿病で67.1％と女性が多く，この偏りが要因である可能性があった．これまでに，1型糖尿病患者におけるうつの合併は，血糖コントロールの悪化や増殖網膜症と関連することが報告されているが[4]，DIACETでうつの重症度を検討したところ，うつ症状が重いほど血糖コントロールが不良であり，網膜症のみならず神経障害や透析に至る末期腎不全症例が多いことが明らかになった．すなわち，1型糖尿病患者において，うつおよびその重症度が，糖尿病治療に大きな影響を与えることが示唆された．

　一般に糖尿病治療との関連では，糖尿病にうつを合併することで，糖尿病患者の自己効力感が低下し[5]，セルフケアの治療遵守率が悪くなること[6]が報告されている．1型糖尿病においても，うつの合併が，インスリン注射や血糖自己測定の実施率の低下と関連するとの指摘が散見される[7,8]．さらに，1型糖尿病においては，うつの合併が摂食障害の発症や糖尿病ケトアシドーシスを含む急性合併症による入院頻度を増加させたとの報告もあり[9]，医療従事者は，1型糖尿病患者の血糖コントロールの悪化や体重の増減，緊急入院の背景に潜む精神的負担に十分注意を払う必要がある．

　これまで2型糖尿病では，うつが細小血管障害や大血管障害の発症[10]，末期腎不全[11]，および総死亡リスク[12]と関連することが相次いで報告されており，抗うつ薬，

認知行動療法，共同的ケアといった，うつへの治療が糖尿病患者の生命予後を改善させうるかどうかが注目されている[13]．1型糖尿病患者におけるうつへの治療介入としては，最近施行されたDAD studyでは，抗うつ薬が1型糖尿病患者のうつを改善させたことが報告された[14]．同研究では血糖コントロールの改善には至らなかったが，うつの改善と高感度CRPに関連があることが示唆され[15]，うつへの介入が糖尿病合併症の発症および進展抑制につながる可能性が示唆されている．

　一般に，うつ病を併発する患者の半数は，プライマリケアの診療の場でうつ病が見逃されていることが知られている．まずは，糖尿病の実地診療で，患者のうつ病に気づくためのメンタル・ヘルスへの関心と知識の普及が重要である．うつの早期発見と適切な介入が，その治療経過の改善につながることが期待され，医療従事者は1型糖尿病患者の精神的負担を配慮し，心身の負担の軽減に努めることが重要である．

〔石澤香野〕

文献

1) Anderson RJ, et al. : The prevalence of comorbid depression in adults with diabetes: A meta-analysis. Diabetes Care 24: 1069-1078, 2001.
2) Kroenke K, et al. : The PHQ-9: validity of a brief depression severity measure. J Gen Intern Med 16: 606-613, 2001.
3) Ishizawa K, et al. : The relationship between depressive symptoms and diabetic complications in elderly patients with diabetes : Analysis using the Diabetes Study from the Center of Tokyo Women's Medical University (DIACET). J Diabetes Complications 30 : 597-602, 2016.
4) Pouwer F, et al. : Prevalence of comorbid depression is high in out-patients with Type 1 or Type 2 diabetes mellitus. Results from three out-patient clinics in the Netherlands. Diabet Med 27: 217-224, 2010.
5) Robertson SM, et al. : Affective symptoms and change in diabetes self-efficacy and glycaemic control. Diabet Med 30 : e189-196, 2013.
6) Gonzalez JS, et al. : Depression and diabetic treatment nonadherence: a meta-analysis. Diabetes Care 31: 2398-2403, 2008.
7) Maliszewski G, et al. : The interactive effect of diabetes family conflict and depression on insulin bolusing behaviors for youth. J Diabetes Sci Technol 11: 493-498, 2017.
8) McGrady ME, et al. : Depressive symptoms and glycemic control in adolescents with type 1 diabetes: mediational role of blood glucose monitoring. Diabetes Care 32: 804-806, 2009.
9) Agrawal J, et al. : Prevalence of psychosocial morbidity in children with type 1 diabetes mellitus: a survey from Northern India. J Pediatr Endocrinol Metab 29: 893-899, 2016.
10) Lin EH, et al. : Depression and advanced complications of diabetes: A prospective study. Diabetes Care 33: 264-269, 2010.
11) Yu MK, et al. : Association between depressive symptoms and incident ESRD in a diabetic cohort. Clin J Am Soc Nephrol 9: 920-928, 2014.
12) Sullivan MD et al. : Depression predicts all-cause mortality. Diabetes Care 35: 1708-1715, 2012.
13) Williams JW, et al. : The effectiveness of depression care management on diabetes-related outcomes in older patients. Ann Intern Med 140: 1015-1024, 2004.
14) Petrak F, et al. : Cognitive behavioral therapy versus sertraline in patients with depression and poorly controlled diabetes: The Diabetes and Depression (DAD) Study: A randomized controlled multicenter trial. Diabetes Care 38: 767-775, 2015.
15) Zahn D, et al. : hs-CRP predicts improvement in depression in patients with type 1 diabetes and major depression undergoing depression treatment: Results from the diabetes and depression (DAD) study. Diabetes Care 39: e171-173, 2016.

22 他の併発症

3 がん

Summary

- 糖尿病患者が非糖尿病患者と比較してがん罹患率が高いことは，以前から指摘されている．
- 実際，糖尿病患者の死因はがんが第1位であり，慢性疾患の経過中に起こる可能性が高く，糖尿病の併発症として留意していくべき疾患である．
- これまで，日本人1型糖尿病におけるがん罹患率については不明であったが，東京女子医科大学糖尿病センター（以下，当センター）で施行中の前向き研究 DIACET での調査でその一端が明らかになった．
- 1型糖尿病患者では，2型糖尿病患者と比較して一部のがんでは若年で発症していることが重要である．
　がんの主因が糖尿病によるものか否かは不明であるが，若年で発症する可能性があることを念頭において治療していく必要がある．

1 糖尿病におけるがんの現状

　日本人の死因でがんが第1位となって久しい．がんは特に50歳以上で増加するとされており，急速に高齢化が進んでいる日本では，糖尿病患者ががんに罹患する可能性は非常に高くなる．逆も然りである．

　日本人糖尿病患者の死因は，1990年代ですでにがんが1位（34.1％）であり，2位の血管障害（26.8％）を大きく上回っている[1]．2013年の日本糖尿病学会と日本癌学会による「糖尿病と癌に関する合同委員会報告」では，8つのコホート研究（男女32万人を10年間追跡）のプール解析から，糖尿病患者の全がん罹患ハザード比が男性1.19（95％ CI：1.12-1.27），女性1.19（95％ CI：1.07-1.31）と糖尿病のない人より有意に上昇していたことを明らかにした[2]．

　部位別にみると，肝がん，膵がん，大腸がんが有意に上昇，子宮内膜がん，膀胱がんは相対リスクは上昇するも有意ではなく，前立腺がんは，糖尿病患者で罹患リスクがむしろ低い傾向であった．これらの糖尿病患者のがんの疫学は，ほとんど2型糖尿病でのデータであるが，インスリン抵抗性を基盤としない1型糖尿病でもがん罹患率が上昇すること[3]が海外から報告されている．

　糖尿病におけるがん罹患リスク上昇のメカニズムは，大別して①高血糖，②インスリン抵抗性に分けられる．

　①持続的な高血糖は，酸化ストレスを亢進させるためDNA傷害が惹起され結果とし

てがんの発生の増加につながる[3]．②インスリン抵抗性は高インスリン血症をきたすが，インスリン自体が IGF-1 受容体に結合し，同時に IGF-1 結合蛋白の産生が抑制されることで，活性化 IGF-1 の血液内，組織内濃度が上昇し，標的細胞での細胞増殖が亢進し，アポトーシスの抑制と相まって発がんリスクが高まると考えられている[4]．

特にインスリン抵抗性による発がんは，2 型糖尿病での知見である．1 型糖尿病患者でのがんについてのデータ，特に日本人でのデータは，検索した限りみあたらない．次に当センターでのデータについて述べる．

2 東京女子医科大学糖尿病センターのデータ

当センターでは，糖尿病診療の実態を調査する前向き研究（Diabetes Study from the Center of Tokyo Women's Medical University：DIACET）を 2012 年から施行している．2013 年の DIACET に参加した 20 歳以上の回答者は 7,856 人（1 型糖尿病 1,145 人，2 型糖尿病 6,716 人，男性 4,612 人，女性 3,224 人）であった．患者の平均年齢は 1 型糖尿病 45±15 歳，2 型糖尿病 64±12 歳で，男性はそれぞれ 408 人（35.6％），4,204 人（62.6％）であった．このうち，糖尿病発症後に何らかのがんを発症したと答えた人は，1 型糖尿病で 47 人（4.1％），2 型糖尿病で 610 人（9.1％），調査時の年齢は，1 型糖尿病 61±11 歳，2 型糖尿病 71±12 歳であった．糖尿病を発症してからがん発症までの年数は 1 型糖尿病で 14.4±14.6 年，2 型糖尿病では 18.1±11.3 年であり，1 型で有意に短かった．

1 型糖尿病患者におけるがん種は，女性で子宮がん，乳がんが多く，両がん種とも 2 型糖糖尿病と比較して，有意に若い年齢でがんを発症していることが判明した（子宮がん 32±6 歳，乳がん 45±6 歳）．一方男性では，甲状腺がんと大腸がんが多く，甲状腺がんでは 1 型糖尿病のほうが有意に若い年齢でがんを発症していることが判明した（1 型 34±11 歳，2 型 60±5 歳）．大腸がんの発病年齢に有意差はなかった[5]．

がん情報サービス 2010 年度の全国データとの比較では，1 型糖尿病女性では 50 歳未満での乳がんの罹患率が有意に高値（p＝0.01）であった．一方，1 型糖尿病男性では，全年齢，50 歳未満での解析ともに，甲状腺がんの罹患率が有意に高値であった．欧米からの報告でも，甲状腺がんの標準化罹患比は 1.38（95％ CI：1.11-1.71）と上昇が報告されており[6]，1 型糖尿病での頻度上昇については検討の余地がある．

表 1 に 1 型糖尿病とがんの関連の報告をまとめた．ただし，報告によって 1 型糖尿病の定義から，がんのリスクに至るまでまちまちであり，1 型糖尿病でのがんについての一定の見解を得ることは難しいと考えられる．しかし，高血糖という必要条件がある以上，非糖尿病者と発症率が同じとは言い難いと思われる．

がん発症の危険因子は糖尿病だけではない．たとえば，一般的に甲状腺がんの危険因子は放射線，家族性，体重増加などがいわれており，乳がんでは初潮年齢，月経周期，出産未経験，高学歴，肥満，家族性，多量飲酒，ホルモン療法，授乳期間などとの関連も報告されている．そのため，1 型糖尿病による高血糖のみで比較的若年でがんに罹患

表 1型糖尿病とがんとの関連に関する報告

研究方法	国	対象	症例の定義	結果	1型DMのがんリスク(95% CI or p value)	臓器別がんリスク(95% CI or p value)
コホート	デンマーク	1,499人 インスリン治療	インスリン使用	発症率	男RR=1.37 (1.03-1.83) 女RR=1.08 (0.77-1.51)	膵RR=2.53 (1.17-5.47)
コホート	スウェーデン	24,052人 T1DM	21歳未満診断	発症率	RR=1.17 (1.04-1.33)	肝SIR=4.8 (2.8-7.7) 口腔咽頭SIR1.8 (1.2-2.6)
コホート	スウェーデン	29,187人 DM患者	30歳未満 DMで入院	発症率	SIR=1.2 (1.0-1.3)	N/A
ケースコントロール	イタリア	14,000人DM	29歳未満診断	発症率	NS	N/A
コホート	スウェーデン	144,427人DM	40歳未満 DMで入院	死亡率	RR=1.73 (1.45-2.05)	N/A
コホート	ニュージーランド	966人 インスリン治療 (427人1型)	30歳未満診断	死亡率	SMR=12.96 (3.36-22.57)	N/A
ケースコントロール	英国	7,713人T1DM 38,518人Cont.	35歳未満でインスリン治療開始或いは診断	死亡率	HR=1.05 (0.72-1.05)	N/A
コホート	米国	1,043人T1DM	18歳未満診断	死亡率	SMR=1.2 (0.5-2.0)	N/A
コホート	英国	28,900人 インスリン治療 (23,834人 T1DM)	30歳未満診断	死亡率	SMR=0.9 (0.75-1.08)	卵巣:SMR=2.9 (1.45-5.19)

RR:相対危険度,SIR:標準化罹患率,SMR:標準化死亡比,NS:有意差なし

(Int. J. Cancer, 132:501-508, 2013 より引用改変)

したとは言い切れない.遺伝的な要因のほうが大きい可能性もある.また,慢性疾患がバイアスを作る可能性も考えられる.すなわち,1型糖尿病は治療中断ができないため,一定期間に1度はかならず医療機関を受診しており,そのために早くにがんが発見されたという可能性である.また,当院はがん拠点病院でもあり,がんの治療を含めて当センターに通院しているというバイアスも考えられる.がんの治療ではなく1型糖尿病の治療継続のため,当センターに通院しはじめた患者が多い.それでは,1型糖尿病患者におけるがんに対してはどのように対処していけばよいであろうか?

3 1型糖尿病の実診療におけるがんのスクリーニング

 日常診療でのがんのスクリーニング

小児期での腫瘍の発見は非常に難しい.多くは,親からみたからだの異常や一般検査値の変化から精査を始めることになると考えられるが,頻度的には非常にまれである.

若年といえど 20 歳の 1 型糖尿病患者は，すでに 10 年以上の糖尿病罹病期間を持っている場合が多い．日常診療は，おおむね 1～2 カ月に 1 度の頻度で行っている．受診時の体調，血糖コントロール状況，生化学，血算などから異常がないかを判断する．しかし，実際にはこれらのデータのみでがんが見つかるわけではない．特に 1 型糖尿病では年数回甲状腺機能のスクリーニングを行っているが，甲状腺機能が正常であっても，抗甲状腺自己抗体が陽性である場合がある．その場合は，甲状腺の画像診断（超音波，場合によっては CT）を併せて行っている．ときには，頸動脈エコーを施行時に甲状腺の SOL を指摘されることもあり，どちらも 1～2 年に一度程度の施行を考慮していく必要がある．

　現在，乳がん検診は対象が 40 歳以上で 2 年に 1 度受けることとなっている．しかし，現実に 30 歳代もしくは 20 歳代でも発症があるので，スクリーニングをどうしていくかは今後の課題である．若い女性の乳がんもあるので特に 30 歳代では自発的にドックなどで検査を受けることが望ましいが，そこまでできない場合は，ときどき自分で触診をすることを勧めることがよいと思われる．

　子宮がん検診は 20 歳以上が対象なので，機会あるごとに検診を受けるように指導する．

　その他のがんについては，成人であれば腹部エコー，便潜血，上部・下部消化管検査を定期的に行う．検診で行ってもよいし，以前から何らかの所見があった場合には，定期受診時に医療保険を用いて経過観察を定期的に行っていく必要がある．

　がんの中でも，特に膵がんは早期発見が困難であり，発見時にはすでに転移巣がある場合も少なくない．特に血糖コントロールが悪い患者や急激にコントロールが悪化した患者では，がんの家族歴も聴取したうえで，腹部エコーや CT を施行していく必要があると考えている．定期受診時，糖代謝に加えて生化学検査で肝機能や膵，腎機能，血算などの経過をみているが，認められたわずかな異常からがんが見つかったこともある．常にがんの可能性を考えながら診療にあたるべきといっても過言ではない．

　1 型糖尿病でコントロール不良の状態には，さまざまな要因がある．問診とインスリンのレジメンの調整，あるいはインスリンポンプでの治療患者であれば，その調整だけでもかなりの時間がかかり，発症頻度の少ないがんの検査を全員の患者に定期的に実施していくことは困難である．そのため，たとえば 40 歳以上では年 1 回腹部エコーを患者ごとに時期を決めてかならず施行するようなシステムを作ることが望ましい．誕生月には腹部エコーを行うよう勧めてもよい．

2) 糖尿病とがんに共通の危険因子

　共通の危険因子として考えられるものには，家族歴，加齢，男性，肥満，身体活動の低下，不適切な食事（肉食，加工肉過多，野菜，果物，食物繊維摂取不足），過剰飲酒，喫煙などがある．変更可能なのは，肥満以後の食生活，身体活動などであり，こちらは 1 型糖尿病でも 2 型糖尿病でも同様であろう．

　その他に，考慮しておくべきものとして，糖尿病治療薬がある．ただし内服薬で 1 型糖尿病で保険が適用されているのは，α‐グルコシダーゼ阻害薬のみであり，現在

までがんとの関連性は指摘されていない．1型糖尿病でも肥満傾向の患者に，メトホルミンを使用することがあるが（保険適用外），メトホルミンは発がん抑制の方向に働く可能性が大きいと考えられている[7]．報告によりややばらつきがあるが，現時点では発がんリスクを考慮する必要はない．

インスリンは成長因子であり，高インスリン血症がもたらす影響としてこれまでくり返し，がんとの関連が取りざたされてきた．特にインスリングラルギンはIGF-1受容体を刺激するという基礎データがあるため発がん性が注目されてきたが，2013年に発表されたORIGIN studyでは，平均6.2年間観察期間中，グラルギン使用者と非使用者との間にがん罹患率の差はなかったことが報告された[8]．糖尿病の薬物治療開始時に，すべてのがんを否定してから開始するわけではないので，これらの経過の比較は限界があると考えられるが，1型糖尿病も2型糖尿病同様経過のうえでがんも念頭におく必要がある．

4　臨床のクリニカルパール

＜症例：30歳女性＞
　家族歴：父方祖父胃がん，父方祖母高血圧・脳梗塞，母方祖父肝がん，母ラクナ梗塞
　既往歴：特記事項なし
　現病歴：22歳時糖尿病を指摘．約3カ月後にケトーシスで当科紹介受診．インスリン治療を開始され1型糖尿病と診断．退院後当科外来に通院．しかし精神面で安定せず，インスリン注射に抵抗感がありHbA1c 8～9％程度と血糖コントロール不良であった．28歳時胸にしこりを触れ，精査の結果乳がん（stage2 a）と診断された．化学療法を6カ月間施行．その後手術を施行され，術後放射線療法も併せて行われた．現在も通院しているが，HbA1c 9％前後と高値は継続している．

この症例では，高血糖開始の時期から約6年で乳がんが発見されている．がんが高血糖の影響とは言い切れないが，1型糖尿病に対する受け入れがまだできていない段階で乳がんも見つかり，二重のショックでその精神的負担は計り知れないものであったと考えられる．化学療法時にステロイドを使用するため，血糖コントロールは困難であったが，その都度インスリン量を変更することで少しずつインスリン注射にも慣れてきた．仕事も辞めてしまい，経済的にも大変な状況ではあるが，精神的には以前より安定してきており笑顔もみられるようになった．

今後も，乳腺外科に通院しながら当センターで経過観察していく予定である．

おわりに

表1にも示した通り，1型糖尿病で非糖尿病者よりもがん罹患率が高くなる可能性については，臓器別に考えてまだ議論のあるところではあるが，特に成人後は定期的にスクリーニングしていく必要がある．住民健診や人間ドックなどでのスクリーニングであ

るが，定期受診時に慢性血管障害のスクリーニングにとどまらず，血液生化学データのチェックを行い，特に腹部エコーは，年1回程度施行していくべきであろうと考えている．今後当センターで施行中の前向き研究 DIACET でも，新たなデータが出てくると考えている．

（三浦順之助）

文献

1) Hotta N, et al. : Cause of death in Japanese diabetics: A questionnaire survey of 18,385 diabetics over a 10-year period. J Diabetes Invest 1: 66-76, 2010.
2) 春日雅人・他：糖尿病と癌に関する委員会報告．糖尿病 56: 374-390，2013．
3) Akatsuka S, et al. : Genome-wide assessment of oxidatively generated DNA damage. Free Radic Res 46: 523-530, 2012.
4) Renehan AG, et al. : Obesity and cancer risk: the role of the insulin-IGF axis. Trends Endocrinol Metab 17: 328-336, 2006.
5) 三浦順之助・他：一施設における日本人1型および2型糖尿病における癌罹患率の検討―DIACET 調査から．糖尿病 58（supple.1）：S244，2015．
6) Harding JL, et al. : Cancer risk among people with type 1 and type 2 diabetes: disentangling true associations, detection bias, and reverse causation. Diabetes Care 38: 264-270, 2015.
7) Noto H, et al. : Cancer risk in diabetic patients treated with metformin: a systematic review and meta-analysis. PLoS One 7: e33411, 2012.
8) ORIGIN Trial investigators, et al. : Basal insulin and cardiovascular and other outcomes in dysglycemia. N Engl J Med 367: 319-328, 2012.

22 他の併発症

4 認知症

Summary

- 超高齢社会となったわが国では，認知症の患者数が急激に増加し，一般内科診療においても深刻な問題となっている．
- 特に糖尿病などの代謝性疾患は血管因子（微小梗塞）と代謝因子（高血糖によるアミロイド代謝障害）により，認知症発症を加速する．
- 治療として，抗認知症薬の投与と血糖コントロールが重要であるが，低血糖による弊害を回避するために，認知機能低下の程度に応じて適宜緩めのコントロールにすることが望ましい．
- 認知症発症との関係，および症状について，1型と2型糖尿病患者の間に相違点があるかどうかは現時点で明確ではない．

1 認知症の現状

1）認知症の現状と分類（表1）

　認知症とは，脳の病変により記憶・判断力・視覚認知・言語などに障害が生じるさまざまな疾患を総称している．認知症患者数はわが国で急速に増えており，2013年時点で認知症462万人，予備群（軽度認知障害）400万人と推定されている．一番多い認知症はアルツハイマー病であり（認知症全体の5〜6割），アミロイドが脳に蓄積することにより神経細胞の障害をきたす．主な病変部位である海馬を含む側頭葉や頭頂葉の機能障害により，記銘力低下，失見当識で始まり，仕事の段取りが難しくなることで気づかれる．症状が進行すると言語障害や視空間認知障害へと症状が進行，拡大していく．

　変性性認知症のなかで2番目に多いLewy小体型認知症（認知症全体の1〜2割）は，パーキンソン病と同様のLewy小体が大脳皮質に沈着する認知症である．後頭葉の機能障害により，視覚障害，幻視がみられるが，記憶障害は比較的軽度のことが多い．パーキンソン症状を反映して転倒傾向がみられる．ときに認知機能が大きく変動することも特徴である．

　やはり認知症全体の2〜3割を占める血管性認知症は脳梗塞を起こした後に生じる認知症であり，脳梗塞の部位に応じた認知機能障害を呈する．主に深部白質や基底核の多発性小梗塞により，関連する前頭葉の機能低下をきたす．注意・遂行機能障害が前景に立ち，記憶障害は比較的軽度であるが，無関心，意欲低下（アパシー），思考速度低下（思考緩慢）を呈する．

表1 認知症の分類

疾患	病理・病態	臨床徴候	検査	治療
アルツハイマー病（AD）	大脳皮質にAβ蛋白（老人斑）とタウ蛋白（神経原線維変化）が蓄積	近時記憶障害，見当識障害が前景に立ち，視空間認知障害や遂行機能障害を伴うこともある	MRI；内側側頭葉（海馬）の萎縮 SPECT；側頭・頭頂葉と後部帯状回の血流低下 髄液；Aβ42低下，τ上昇	コリンエステラーゼ阻害薬 　ドネペジル 　リバスチグミン 　ガランタミン NMDA受容体拮抗薬 　塩酸メマンチン
Lewy小体型認知症（DLB）	パーキンソン病でみられるLewy小体が大脳皮質に多数出現．しばしばADを合併	認知機能の低下に加えて，幻視やパーキンソニズム，認知機能の変動性が特徴	MRI；特異的変化に乏しい SPECT；後頭葉の血流低下 MIBG心筋シンチ；集積低下 DaTSCAN；集積低下	コリンエステラーゼ阻害薬 　ドネペジル 精神症状には抑肝散や非定型抗精神病薬
前頭側頭型認知症（FTD）	50-60歳代の若年発症．タウ蛋白ないしTDP-43陽性の封入体が沈着し，前頭側頭葉萎縮を呈する	性格変化，行動異常，言語障害が前景に立ち，記銘力は相対的に保たれる	MRI；前頭葉側頭葉の萎縮 SPECT；前頭葉側頭葉の血流低下，言語障害が目立つタイプは左優位の低下	特異的薬剤はない 対症的に抗うつ薬，抗精神病薬，精神刺激薬が用いられる
血管性認知症（VaD）	脳血管障害に起因する認知障害．多発梗塞性，皮質下小血管性，局在病変型，低灌流性などがある	遂行機能障害，思考速度低下が主体で，記憶障害は軽度，パーキンソニズム，偽性球麻痺，失禁などを伴うこともある	MR；穿通枝領域の多発ラクナ，慢性虚血性変化 SPECT；梗塞部位に応じた血流低下と前頭葉優位の血流低下	抗血栓療法による再発予防と，糖尿病，高血圧，脂質異常症などの危険因子の管理

AD：Alzheimer's disease
DLB：Dementia with Lewy Bodies
FTD：frontotemporal dementia
VaD：vascular dementia
DatSCAN®：Dopamine Transporter Imaging

　前頭側頭型認知症（認知症全体の1割以下）は前頭葉と側頭葉の機能低下が前景に立つ認知症で，判断力や感情障害が主体で記憶障害は比較的軽度のことが多い．しばしば社会性の欠如が問題となり，攻撃的になったり，傍若無人な振る舞いをしたり，逆に妙に馴れ馴れしくなったりと，人間関係の構築に障害が生じる．脱抑制，常同行動，立ち去り行動，考え無精など行動面の異常が特徴である．

2) 認知症と糖尿病

　さまざまな認知症疾患のうち血管性認知症とアルツハイマー病は，糖尿病との関連が強く示唆されている．血管性認知症に関しては，糖尿病は脳動脈硬化を促進し，脳梗塞を起こしやすく，血管性認知症の原因となる．その頻度は糖尿病のない患者と比較して約4倍になる．動脈硬化性変化により発症する脳梗塞や微小血管症による潜在性虚血性病変を介して，アルツハイマー病も増加する．また，高血糖は酸化ストレスを亢進させ，蛋白の糖化作用を促進させ，脳の機能異常を促しアミロイド沈着を促進する．また，インスリン自体にβアミロイド蛋白の分解作用があることから，インスリン分泌不全がアミロイドの分解を阻害し，アミロイド沈着を促すと考えられている．つまり，

糖尿病そのものがアルツハイマー病の原因となる．多数の疫学研究により，糖尿病があった場合にアルツハイマー病の発症は1.6〜2.5倍（平均2倍）になることがわかっている．特に頻度が高い状態としてあげられるのが，65歳以前の糖尿病発症，10年以上の糖尿病歴，インスリン治療中，糖尿病合併症の存在などである．これらの結果は，糖尿病のコントロール不良が認知機能低下を助長するということを示している．現時点で前頭側頭型認知症およびLewy小体型認知症への糖尿病の関与は明確でない．

また他の生活習慣病と認知症との関係もあり，たとえば高血圧は，脳血管性認知症の危険度を増加させ，アルツハイマー病の危険度も約1.7倍に上昇する．その他，脂質異常症やメタボリックシンドロームも認知機能低下の報告がある．

3）1型糖尿病における認知症

1型糖尿病患者における認知機能障害に関しては，これまでいくつかの報告がある．健常者と比較して，問題解決能力，情報処理速度，学習と記憶，視空間認知能力などの低下がみられるとする報告が多いものの，健常対象者との間に差はないとする報告もある．メタ解析の結果からは，特に知識，情報処理速度，精神的柔軟度が低下していることが示されている[1]．他方，低血糖と認知機能低下との関連も以前から検討されているが，これまでのところ非高齢1型認知症患者において，低血糖発作の回数や重症度と認知機能低下の間に有意な関連は示されていない[2]．

また疫学的研究[3]からは，2型糖尿病患者と同様に，アルツハイマー病発症と関係があるとされるが，アルツハイマー病を含めた高齢者認知症疾患の発症に関する1型糖尿病患者の特殊性については報告がほとんどみられず，現時点で両者の関連は不明である．

2 認知症の診療

診察ではまず，症状の経過を詳細に聴取し，簡単な認知機能の検査を行う．まず最初に重要なことは，「ものわすれ」の訴えが認知症によるものなのか，それとも健常老化に伴うものなのかを見極めることである．健常老化では時間や場所に関する見当識が障害されることはまれであり，また，たとえ自発的に思い出すこと（再生）ができなくても，正答をいわれるとそれとわかること（再認）が多い．年齢を超えたレベルの認知機能低下が疑われれば，さらに精密検査を行う．検査は詳細な認知機能検査を行い，記憶・判断力，視空間認知，言語機能などを観察し，画像検査として頭部MRIや脳血流SPECT検査などを行う．

認知機能検査では各疾患の症状に応じた特徴的な症状がみられ，鑑別に役立つ．また画像検査では障害される部位に一致した脳の萎縮や血流低下が観察される．アルツハイマー病ではMRI上，側脳室下角の拡大がみられ，海馬の萎縮を反映する．またSPECTにて頭頂側頭葉，後部帯状回，楔前部の血流低下がみられる．Lewy小体型認知症はMRIでは萎縮は目立たず，SPECTでは後頭葉領域の血流低下がみられる．血管性認知症

表2 アルツハイマー病に使用される薬物治療

	投与経路	作用機序		適応	用量	半減期	代謝
ドネペジル アリセプト®	経口薬	AChE 阻害	AChE への高い選択性	AD, DLB 軽度～高度	3～10 mg 1日1回	70～80 時間	肝代謝
ガランタミン レミニール®	経口薬		nAChR への APL 作用	AD 軽度～中等度	8～24 mg 1日2回	5～7 時間	肝代謝
リバスチグミン イクセロン® リバスタッチ®	貼付薬		BuChE 阻害	AD 軽度～中等度	4.5～18 mg 1日1回	2～3 時間	腎排泄
メマンチン メマリー®	経口薬	NMDA 受容体拮抗		AD 中等度～高度	5～20 mg 1日1回	50～70 時間	腎排泄

AChE：acetylcholinesterase；アセチルコリンエステラーゼ
nAChR：nicotinic acetylcholine receptor；ニコチン性アセチルコリン受容体
APL：allosteric potentiating ligand；アセチルコリンによる情報伝達を増強する作用
BuChE：butyrylcholinesterase；ブチリルコリンエステラーゼ
NMDA：N-methyl-D-aspartate；細胞障害を生じうるグルタミン酸の刺激を抑える

では画像上多発性の梗塞巣がみられることが多いが，視床や海馬など記憶に重要な領域の障害は，単独でも認知症様症状をきたすことがある．前頭側頭型認知症では，MRI にて前頭葉と側頭葉に限局性の萎縮を認め，SPECT では同部位の血流低下を認める．

もし脳血管性認知症と診断されれば，脳梗塞の再発予防の投薬（抗血小板薬ないし抗凝固薬）と，原因となる生活習慣病の厳格なコントロールを行う．Lewy 小体型認知症は後述のアルツハイマー病と同様にアセチルコリンエステラーゼ阻害薬（ドネペジル）が有効とされている．前頭側頭型認知症に対する治療は主に対症療法となり，抗うつ薬，精神刺激薬，向精神薬などを用いることがあるが，現時点で根本的対策はない．

アルツハイマー病と診断されれば，アセチルコリンエステラーゼ阻害薬（ドネペジル，ガランタミン，リバスチグミン）を開始する．また進行期のアルツハイマー病ではこれらの薬物の増量ないし塩酸メマンチンの追加投与が行われる．いずれも根本治療薬ではないが，認知症の症状緩和に効果的であることが確認されている（表2）．

また糖尿病をはじめとした生活習慣病の管理も重要である．認知症患者における至適と考えられる血糖コントロールに関しては，65 歳以上の糖尿病患者を含む高齢者（平均年齢 74 歳）を対象とした疫学研究[4]から，糖尿病では平均血糖が 160 mg/dL を境にそれ以下でもそれ以上でも認知症リスクが上がるとされ，現在では重症低血糖の回避を念頭においた血糖コントロール目標の設定が望ましいと考えられている[5]．

2016 年，「高齢者糖尿病の治療向上のための日本糖尿病学会と日本老年医学会の合同委員会」が，「高齢者糖尿病の血糖コントロール目標」を発表し，2017 年には両学会から「高齢者糖尿病診療ガイドライン 2017」が刊行された．わが国の J-EDIT 研究や，米国糖尿病学会（ADA）と米国老年医学会（AGS）との高齢者糖尿病に関するコンセンサスレポート，国際糖尿病連合（IDF）の Managing Older People with Type 2 Diabetes：Global Guideline に基づき，軽度認知障害～軽度認知症はカテゴリーⅡ，中等度以上の認知症はカテゴリーⅢに分類されている．ここで，1 型糖尿病患者を含むインスリン使用例では重症低血糖の回避が重要とされ，その血糖コントロール目標が，カテゴリーⅡで HbA1c 8.0％未満（下限 7.0％），カテゴリーⅢで HbA1c 8.5％未満（下限 7.5％）と

表3　高齢者糖尿病の血糖コントロール目標（HbA1c 値）

		カテゴリーⅠ		カテゴリーⅡ	カテゴリーⅢ
患者の特徴・健康状態 注1		①認知機能正常 かつ ②ADL 自立		①軽度認知障害〜軽度認知症 または ②手段的 ADL 低下 基本的 ADL 自立	①中等度以上の認知症 または ②基本的 ADL 低下 または ③多くの併存疾患や機能障害
重症低血糖が危惧される薬剤（インスリン製剤，SU 薬，グリニド薬など）の使用	なし 注2	7.0％未満		7.0％未満	8.0％未満
	あり 注3	65 歳以上 75 歳未満 7.5％未満 （下限 6.5％）	75 歳以上 8.0％未満 （下限 7.0％）	8.0％未満 （下限 7.0％）	8.5％未満 （下限 7.5％）

治療目標は，年齢，罹病期間，低血糖の危険性，サポート体制などに加え，高齢者では認知機能や基本的 ADL，手段的 ADL，併存疾患なども考慮して個別に設定する．ただし，加齢に伴って重症低血糖の危険性が高くなることに十分注意する．

注1) 認知機能や基本的 ADL（着衣，移動，入浴，トイレの使用など），手段的 ADL（IADL：買い物，食事の準備，服薬管理，金銭管理など）の評価に関しては，日本老年医学会のホームページ（http://www.jpn-geriat-soc.or.jp/）を参照する．エンドオブライフの状態では，著しい高血糖を防止し，それに伴う脱水や急性合併症を予防する治療を優先する．

注2) 高齢者糖尿病においても，合併症予防のための目標は 7.0％ 未満である．ただし，適切な食事療法や運動療法だけで達成可能な場合，または薬物療法の副作用なく達成可能な場合の目標を 6.0％ 未満，治療の強化が難しい場合の目標を 8.0％ 未満とする．下限を設けない．カテゴリーⅢに該当する状態で，多剤併用による有害作用が懸念される場合や，重篤な併存疾患を有し，社会的サポートが乏しい場合などには，8.5％ 未満を目標とすることも許容される．

注3) 糖尿病罹病期間も考慮し，合併症発症・進展阻止が優先される場合には，重症低血糖を予防する対策を講じつつ，個々の高齢者ごとに個別の目標や下限を設定してもよい．65 歳未満からこれらの薬剤を用いて治療中であり，かつ血糖コントロール状態が図の目標や下限を下回る場合には，基本的に現状を維持するが，重症低血糖に十分注意する．グリニド薬は，種類・使用量・血糖値等を勘案し，重症低血糖が危惧されない薬剤に分類される場合もある．

【重要な注意事項】糖尿病治療薬の使用にあたっては，日本老年医学会編「高齢者の安全な薬物療法ガイドライン」を参照すること．薬剤使用時には多剤併用を避け，副作用の出現に十分に注意する．

（日本老年医学会・日本糖尿病学会編・著：高齢者糖尿病診療ガイドライン 2017．P. 46，南江堂，2017）

それぞれ下限が設けられた点に注意を要する（**表3**）．

　個々の薬剤でみると，インスリン抵抗性改善薬であるピオグリタゾンや，食後高血糖を改善し血糖変動を減少させる薬剤による認知機能改善効果にも期待がされている[6]．しかし効果は軽度認知障害や軽症のアルツハイマー病に限定されているという．また，これらの経口血糖降下薬が 1 型糖尿病患者での適用がないため，今後，高齢 1 型糖尿病患者における認知機能改善効果の検証などが待たれるところである．

　高血圧に関しては，アンジオテンシンⅡ受容体拮抗薬が認知症発症と進行の減少に有用であるとする報告もあるものの，高齢者に対する高血圧治療が認知症抑制に有効かどうかに関しては，メタ解析を含めて結論が出ていない．

　治療の将来像であるが，神経変性疾患はある種の異常蛋白の蓄積である（proteinopathy）という考えから，その異常蛋白質の蓄積を抑える，あるいは除去することを目的とした根本治療薬に類する薬剤の開発がなされている．Aβ産生抑制，Aβ凝集抑制，Aβ除去促進，タウ蛋白・リン酸化阻害などの作用機序を持った新規薬剤が現在臨床治験中であり，5〜10 年後のアルツハイマー病治療は大きく変わる可能性がある．

3 東京女子医科大学糖尿病センターでの実態

　東京女子医科大学糖尿病センター（以下，当センター）における 2012 年初回の「糖尿病診療の実態を調査する前向き研究（Diabetes Study from the Center of Tokyo Women's Medical University：DIACET）」に参加した 65 歳以上の糖尿病患者は 4,283 人であり，うち 1 型糖尿病患者は 162 人（3.8％）であった．患者の平均年齢は 72±5 歳（65～87 歳）で，女性 94 人（58.0％）であった．このうち 2017 年 1 月までに認知機能低下を疑われ，神経内科にコンサルテーションしたのは 13 人（男性 3 人，女性 10 人）であり，最終診断はアルツハイマー病 4 人，Lewy 小体型認知症 1 人，血管性認知症 1 人，健忘型軽度認知障害 3 人，非健忘型軽度認知障害 1 人，認知機能正常 2 人であった．2 型糖尿病患者における認知症と症候学的な違いは見出せなかった．認知機能低下を疑われた高齢 1 型糖尿病患者では，他の高齢 1 型糖尿病患者と比べて，心疾患の受診率や中等度以上のうつ症状の合併が有意に多かったが，年齢や罹病期間，網膜症や神経障害などの細小血管障害の合併率に有意差を認めなかった．

4 症例

　症例：65 歳女性
　経過：35 歳時に口渇，多飲多尿を認め，前医にて HbA1c 18.3％で糖尿病と診断され，NPH 製剤によるインスリン 1 回法が開始された．53 歳時に体重減少と血糖コントロールの悪化を認め，抗 GAD 抗体陽性にて 1 型糖尿病と診断された．インスリン 3 回法に変更され，以後 HbA1c 7％台で経過した．55 歳時に，増殖網膜症の増悪（福田分類 B5p/B5p）を認め，当センターを初診．両眼硝子体手術を施行，強化インスリン療法（速効型インスリンを朝 8 単位，昼 6 単位，夕 6 単位，中間型インスリン眠前 10 単位）に変更された．その後，HbA1c 8～10％で経過したが，網膜症は福田分類 A5pv/A5pv と鎮静化し，腎症は認めなかった．

　58 歳時に DKA にて入院した．64 歳時にインスリンの打ち忘れによる DKA で再入院した．インスリン静脈内投与でケトアシドーシスは速やかに改善し，超速効型インスリン各食前 1～5 単位および持効型溶解インスリン朝 8 単位で血糖コントロールは安定した．

　家族から最近の物忘れの指摘があり，神経内科を紹介され受診した．神経学的には特記すべき異常所見はみられず，認知機能は長谷川式 25 点（カットオフ 21 点）と正常範囲内であったが，見当識と記銘力の項目で失点がみられた．少し前のことを忘れやすく，昔のことはよく覚えていた．礼節は保たれ，言語，視空間認知，前頭葉機能は保たれていた．3 カ月後インスリン量の間違いのため低血糖症状で救急外来を受診した．長谷川式 23 点と軽度低下が疑われ，頭部 MRI にて虚血性変化や動脈硬化性変化はみられず，海馬を中心とした大脳皮質の萎縮を認めた．脳血流 SPECT にて両側頭頂葉，側頭

葉，帯状回後部の血流低下も伴い，初期のアルツハイマー病と診断しドネペジル塩酸塩の投与を開始した．インスリン自己注射が継続困難であり，インスリン管理を夫が行うこととなった．しかし日中は独居状態で，昼間のインスリンを打ち忘れることもあり，血糖変動が大きく，HbA1c 10％前後で推移した．日中の歩行時転倒も認められていた．

　65歳時，胃腸炎を契機としたインスリン中断にて，DKAを発症し入院．インスリンのアドヒアランスを考慮し，インスリン2回法（中間型インスリン朝18単位，混合型インスリン夕4単位）に変更した．66歳時長谷川式は16点とさらに低下．塩酸メマンチンの追加投与を開始した．67歳時，食欲不振を契機としたインスリン中断にて，DKAで入院．さらにインスリン投与を簡便化するため，混合型インスリン朝16単位，夕4単位に変更した．入院中血糖値100〜200 mg/dL台と比較的安定したが，退院後の血糖コントロールはHbA1c 10％台と不良であった．同年，転倒による左大腿骨骨折により近医に入院．当院への通院が困難となり神経内科，糖尿病内科は終診となった．

　低血糖と高血糖を繰り返し，認知機能低下によりインスリン管理が困難となったことが特に問題となった症例といえる．

おわりに

　糖尿病患者においても急速に高齢化が進んでいる現在，認知症の患者数は急増している．糖尿病の管理が不十分であると認知症は悪化し，認知機能が低下するほどインスリン自己注射を含む糖尿病の自己管理はできなくなることから，高齢1型糖尿病の管理に認知機能の評価は非常に重要である．認知機能低下を早期に診断することにより，適切な薬物治療，適正な血糖コントロール，療養指導などが可能となる．また根本治療薬の開発も進んでいることから，今後早期診断の重要性はますます高まってくるものと思われる．

（吉澤浩志，石澤香野）

文献
1) Brands AM, et al.: The effects of type 1 diabetes on cognitive performance: a meta-analysis. Diabetes Care 28: 726-735, 2005.
2) Jacobson AM, et al.: Long-term effect of diabetes and its treatment on cognitive function. N Engl J Med 356: 1842-1852, 2007.
3) Smolina K, et al.: Risk of dementia in patients hospitalised with type 1 and type 2 diabetes in England, 1998-2011: a retrospective national record linkage cohort study. Diabetologia 58: 942-950, 2015.
4) Crane PK, et al.: Glucose levels and risk of dementia. N Engl J Med 369: 540-548, 2013.
5) Kirkman MS, et al.: Diabetes in older adults: a consensus report. J Am Geriatr Soc 60: 2342-2356, 2012.
6) Hanyu H, et al.: Pioglitazone improved cognition in a pilot study on patients with Alzheimer's disease and mild cognitive impairment with diabetes mellitus. J Am Geriatr Soc 57: 177-179, 2009.

23 支援・チーム医療

1 療養指導

Summary

- 1型糖尿病の療養指導は，インスリン自己注射や血糖自己測定などの治療に関する手技指導に留まらず，心理的，社会的背景をとらえ，生活調整や家族を含めた精神的な支援をしていかなければならない．
- 患者の年齢，理解度を考慮し家族や介護，福祉，学校の担任，養護教諭に協力を求めることがある．
  患者の発達段階に応じて指導方法を工夫し，患者自身の経験を活かしながら，患者が自立していけるような療養指導が望ましい．
- 糖尿病の療養指導はアウトカムがみえにくく，患者自身，成功体験を感じにくいことがある．患者の小さな変化を見逃さないように積極的に傾聴し，患者が成功体験を感じられるように指導することも大切である．
  1型糖尿病患者が，血糖パターンマネジメントを活用し，自分で血糖値をコントロールできることが目標である．

1 東京女子医科大学糖尿病センターでの療養指導の実際

1) 入院病棟での療養指導

入院病棟では，糖尿病看護認定看護師や糖尿病療養指導士（CDEJ）が，プライマリーナースと協同して患者の療養指導を担当する．患者が小児期であれば，発達段階に合わせて個別的な指導を行っている（表1）．1型糖尿病の基本的な知識から生活に合わせたインスリン療法など，退院後の生活を見据えて患者が行える自己管理の方法や工夫を患者と一緒に考えている．継続支援が必要なときは，看護サマリーを作成し，外来で看護相談が行えるように申し送る．

2) 外来での療養指導

外来では2012年に糖尿病看護認定看護師が主体となって，糖尿病予防的フットケア看護専門外来を開設し，2015年からは糖尿病看護専門外来に発展した．一般の看護ケアは，看護師がインスリン注射指導や血糖自己測定指導を行っている．糖尿病看護専門外来では，主治医や外来看護師，病棟看護師からの依頼を受け療養指導，透析予防指導，予防的フットケア，インスリンポンプ指導・相談を行っている．

2015年度の月平均の指導件数は131件であった．そのうち1型糖尿病患者の指導件数は平均月50件であった．（図1，2参照）

表1 1型糖尿病患者の発達段階に応じた療養指導項目と内容

	乳幼児期	学童期	思春期	青年期
指導対象セルフケアの担い手	・家族 ・保育士，幼稚園教諭	・患者 ・家族 ・学校の担任，養護教諭	・患者 ・学校の担任，養護教諭	・患者
手技指導内容	・インスリン注射 ・血糖自己測定	・インスリン注射 ・血糖自己測定 ・インスリンポンプ	・インスリン注射 ・血糖自己測定 ・インスリンポンプ	・インスリン注射 ・血糖自己測定 ・インスリンポンプ
療養指導内容	・母乳，ミルク，食事摂取時のインスリン注射量と注射のタイミング ・血糖測定を行うときの穿刺部位	・食事，おやつ摂取時のインスリン注射量と注射のタイミング ・低血糖の症状と対処方法 ・体育授業，クラブ活動時の補食	・外食時，おやつ摂取時の追加インスリンの必要性 ・部活動時の補食 ・ライフスタイルに合わせたインスリン療法	・就職，結婚などの生活変化があるとき，セルフケアの見直し，生活調整 ・アルコール摂取時のインスリン調整
療養指導に必要な聞き取り項目	・食事摂取量 ・成長の状況	・おやつ摂取量 ・学校生活の状況や時間割 ・クラブ活動や習いごと ・友人関係	・外食やおやつの回数と摂取内容 ・追加インスリンの状況 ・部活動の時間と補食内容 ・友人に1型糖尿病であることを話しているか ・1型糖尿病をどう考えているか ・将来の目標	・仕事先や友人に1型糖尿病であることを話しているか ・アルコールの摂取状況 ・食事内容 ・1型糖尿病をどう考えているか ・将来の目標

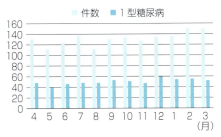

図1 2015年度 糖尿病看護専門外来件数

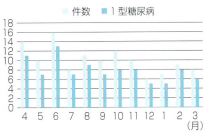

図2 2015年度 糖尿病看護専門外来での療養指導件数

2 実際の療養指導とそのアウトカム

1） 手技獲得を目指した療養指導

1型糖尿病患者のインスリン導入指導，血糖自己測定指導は一般外来の看護ケアで行っている．インスリン注射指導においては，指導状況により患者の使いやすい注射器を選択してもらうため，主治医の指示と異なる注射デバイスを選択することもある．同様に血糖測定器は当院で採用している7種類の中から，希望の機種を選択してもらう．その都度主治医と相談しながら，注射器や血糖測定器の選択を患者が行っている．患者

自身が自分で選択したことにより，使いやすいもの，与えられたものではなく自分の意思で決定したものという意識となり，実行しやすく継続へのモチベーションにつながっている．

導入指導を行った後は，次回の受診に合わせて，手技の確認，インスリン注射をしたことによる身体的・心理的変化の有無を確認する．1型糖尿病の受け容れがいまだ困難な段階や，インスリン注射や血糖自己測定の拒否など，患者の心理的負担が大きいと判断したときは，看護専門外来での療養指導へつないでいる．最終的に，在宅で注射ができる，血糖自己測定ができることがアウトカムになる．

2）糖尿病看護専門外来での療養指導

1型糖尿病患者の療養指導は，看護師が1型糖尿病を理解し，患者の成長や発達段階をふまえたアドバイスができることが大切である．そのためには，1型糖尿病についての治療内容や療養指導内容の情報を多く持っていることが必要である．東京女子医科大学糖尿病センター（以下，当センター）では，豊富な経験を持つ糖尿病看護認定看護師を主体とした看護専門外来で，糖尿病療養指導，予防的フットケア，インスリンポンプ指導，相談を行っている．1型糖尿病患者の療養指導では，患者本人または，家族と一緒に療養指導を行う．看護専門外来での療養指導の実際については学童期と青年期に分けて述べる．

(1) 学童期

学童期では，生活の一部が家庭から学校の集団生活へと変化する．そのため療養指導の対象は患者，家族，担任・養護教諭となる．療養指導の内容は，主に学校生活，インスリン自己注射，血糖自己測定，低血糖時の対処が中心である．学校生活については，担任・養護教諭へ1型糖尿病の正しい知識の提供，低血糖の症状と対処方法，学校行事への参加規制はないことなどを説明している．患者へは，インスリン注射や血糖自己測定の手技，低血糖時の対処ができるように指導している．友人など周囲の人に自分の疾患について話をするかについては，患者と家族の思いを確認してから対応している．同年代が集う1型糖尿病の患者会が有益なことが多い．

(2) 青年期

青年期の療養指導の対象は患者であり，患者の話を積極的に傾聴することに重きをおいている．1型糖尿病の受け止め状態や抱えている悩みなど患者の話を聴きながら患者の全体像を捉えている．患者の話に興味を持って傾聴し，患者の生活を考える，患者の考えを否定しないことを意識して行い，患者との信頼関係を構築する．主な指導内容は実生活におけるインスリン治療の調整であり，学校や仕事の生活時間に合わせたセルフケアを考えている．青年期の患者にも，1型糖尿病の患者会を紹介している．

患者の話を傾聴するだけでは療養指導にならない．話を聴き，何をどのようにアドバイスしていくか，目標設定を行い，患者が実行できるセルフケアを一緒に考え，生活や環境調整を行っていくことも必要である．療養指導のアウトカムは，患者の行動変容がみえたとき，表情に笑顔が増えたときなど検査値として表せないものが療養指導のアウトカムになる．実際その後は血糖コントロールが改善してくることも多い．

3） インスリンポンプ指導

　現在使用できるインスリンポンプには CSII と SAP の 2 種類がある．当センターでは 2017 年 6 月 5 日現在 76 人が CSII，49 人が SAP 療法を行っている．インスリンポンプ療法では，基礎インスリンの設定や日常生活でのポンプの活用方法などについての指導に時間がかかるため，2015 年 4 月からインスリンポンプ外来を開設した．それに伴いインスリンポンプ指導・相談を看護専門外来で行っている．

　インスリンポンプには多くの機能が搭載されており，基本的な手技指導だけでなくポンプ機能を活用した応用編の血糖コントロールが行えるよう指導内容を統一し，クリニカルパスを用いて導入を行っている．インスリンポンプを装着しても，ボーラスを注入しているだけでは血糖コントロールは改善しない．食事の糖質量，食事前後の活動量を考え，先の血糖変動を予想して，注入モードを選んだうえで適切なボーラス量を注入できるように指導している．

　SAP 療法中の患者では，CGM およびポンプ使用状況のデータアップロードを行い，データを一緒に見ながら生活の振り返りを行う．外来インスリンポンプ導入クリニカルパスには，栄養士によるカーボカウントの指導も組み込んでいる．導入 1 カ月後に栄養指導を行いカーボカウントの考え方，計算方法などを指導している．インスリンポンプの指導は他職種と協働して行っている．

　インスリンポンプ療法中の患者への療養指導では，クリニカルパスのアウトカムをインスリンポンプの操作が自立して行えること，医師の指示のもと基礎レートやボーラスの自己調整が行えることとしている．

　糖尿病看護専門外来での療養指導においては，患者から得た情報を主治医へ報告し，情報共有ができるようにし，主治医と看護師，栄養士で統一したかかわりができるようにすることが重要である．

3　臨床のクリニカルパール

＜症例＞

　A さん，26 歳女性．X 歳発症 1 型糖尿病．

　合併症，既往歴なし．職業：公務員．実家は遠方のため現在ひとり暮らし．頻回インスリン注射を行っていたが，高校受験のとき，生活が不規則となり血糖コントロールが悪化したため CSII へ変更．大学受験時に血糖コントロールが悪化した．就職を機にひとり暮らしを始め 20xx 年 4 月に当センターへ転院．その後は HbA1c 7％台で経過していた．1 年後から HbA1c が 11％程度まで急激に上昇．その後も外来で基礎・追加インスリン量などの調整を受けたが血糖コントロールは改善しなかった．療養指導を開始したところ，生活が非常に不規則であり週 6 日の大量飲酒，過食が発覚，さらにまたボーラスインスリンをほとんど注入していなかったことが判明した．月 1 度の外来時に合わせて療養指導を継続した．

■患者の思いを表出し，問題の原因を探る療養指導

Aさん「ここ1カ月すごく食べた．昼夜バイキングだったり，ケーキ20個以上食べたり週3日Lサイズのピザをひとりで食べた．ボーラスは夜だけ3〜5単位入れている．でも毎日じゃない．食べられることが幸せ」

看護師「たくさん食べたね．食べられることが幸せというのはどういうこと？」

Aさん「X歳のときに1型糖尿病を発症してから中学2〜3年生の頃までいろいろ言われた．とんかつは衣を外して半分まで，ケーキは食べたら駄目とか，その反動かもしれない」

看護師「食事制限が厳しかったのね．みんなと一緒に食べられなくて辛かったでしょう」

Aさん「そのときは辛かった．だからいまその反動で過食になってると思う」

看護師「過食のこと，ボーラスを入れてないことを正直に話してくれたね．ボーラスを入れられないことはなぜ？」

Aさん「太るのがいや．たくさん食べてインスリンを入れたら太るから．いまの体型を維持したい」

看護師「太るのはいやという思いがあったのね．ボーラスを入れないとき，体調の変化はある？」

Aさん「だるいと思うことはある．何か変わるきっかけが欲しい」

看護師「どんなことがきっかけになるか，一緒に考えてみよう」

療養指導を開始してから，1年後の場面である．過食をしながらインスリン注入ができない状態にあることを，患者がやっと話してくれた場面である．看護師は大きな問題と考えているが，否定せず話を聴き，この問題だけに着目せず，患者の感情や思いを表出できるアプローチを行い，問題の原因を探ることができた．また，体調の変化を確認し，患者自身が身体的変化を気づけるようにアプローチを行った．その結果，身体的変化に気づき，変わるきっかけが欲しいと助けを求める発言が得られた．

問題だけを指摘しても，患者が何を求めているか表出はされない．このように患者の気持ちに寄り添いながら援助をしていくことが療養指導には必要である．

その後もHbA1cは9〜10％程度と高い状態が継続しているが，自分の思いを正直に話し，受診時の血糖値が高いときは看護師と一緒にボーラスを注入するなど徐々に変化がみられている．療養指導だけでは，血糖コントロールは改善しないが，継続して療養指導を行っていくことで行動変容がみられ，小さな行動変化を見逃さず評価を繰り返していくと，最終的に血糖コントロールの改善につながると考えられる．

〔土田由紀子〕

文献
1) 安酸史子：糖尿病患者のセルフマネジメント教育—エンパワメントと自己効力．メディカ出版，2004．
2) 大原裕子：特集　患者さんのやる気を引き出す！エンパワメントに基づいた患者指導のコツ．糖尿病ケア 8：644-648, 2011.
3) 雨宮　伸：特集　小児・思春期糖尿病治療の現状と展望．月刊糖尿病 2016 年 5 月号，2016．
4) 海野琴美・他：A 病院糖尿病療養相談室における患者満足度．北関東医学 62：315-321，2012．
5) Edelwich J, et al.：糖尿病のケアリング—語られた生活体験と感情．医学書院，2002．
6) 正木治恵：糖尿病看護の実践知　事例からの学びを共有するために．医学書院，2007．
7) 日本糖尿病学会・日本小児内分泌学会編：小児・思春期糖尿病コンセンサス・ガイドライン．南江堂，2015．

23 支援・チーム医療

2 幼児期，学童期，思春期，更年期の患者への医療者としての対応

Summary

- 医療者は，1型糖尿病患者の長い一生の中で起こりうる様々な場面に即して対応することが求められる．
- 一般的な対応のほか，乳幼児期，学童期，思春期，更年期別に，主治医としてのかかわりのポイントを示す．

はじめに　一般的な主治医としての対応

1型糖尿病という疾患をもつ患者さんは特別ではない．医療者として，1型糖尿病患者さんと，「患者と医療者という良好な人間関係を築く」ことが必要であるのは，慢性疾患ならほとんど同じであろう．

しかし，1型糖尿病という疾患が，糖尿病の中でも扱いにくい疾患だと感じる医療者が多いのも事実であろう．インスリンポンプと持続血糖測定器を日常生活の中で利用していても血糖管理に難渋する患者さんもいれば，通常の頻回皮下注射法で医師不要なほどに血糖管理を上手にできる患者さんもいる．なかなか医療者泣かせの疾患ともいえる．

また，発症したばかりのとき，慣れてきたが血糖管理がうまくいかないとき，合併症のために八方塞りのときなど，いろいろな場面が，長い一生の中で起こりうる．ここにも医療者は対応しなければならない．

まずは，成人の1型糖尿病患者さんを想定してポイントを記載してみる．

1 成人の1型糖尿病患者さんへの対応

1） 発症したばかりの1型糖尿病患者

まず，患者さんの性格をできるだけ把握するべく，患者さんの話をよく聞く．傾聴するというが，発症したばかりのときは，混乱をしている時期でもあり，どうして自分がこんな病気になったのか，なぜだなぜだ，という気持ちと，だれかを恨みたいという気持ちが入り混じっているので傾聴は簡単なことではない．

患者さんの家族状況，仕事の内容が最も大事な把握するポイントである．

患者さんの不安が少しでも解消できるよう，1型糖尿病という疾患をわかりやすく説明する．患者さんが理解できるように，これがポイントである．患者さんが少しでも理解できていないなと思われるフシがあれば，理解できた箇所まで戻って，再度，別の説

明のしかた，別の言い回しを行う．決して，同じ言葉の繰り返し，同じフレーズの繰り返しをしないこと．

　元の生活に戻るときは，心の中は不安で押しつぶされそうになっている．大人なので，不安をきちんと言葉にする方は少ない．やせ我慢をしてしまう．できますか，大丈夫ですか，と声をかけるのではなく，たとえば，昼食は皆さんと一緒ですか，お弁当でしたか，会社の食堂でお食事ですか，と聞きつつ，医療者自身が，「自分だったらこうやって注射できますね，こうやってみたらどうでしょうかね」と自分でロールモデルをするように，具体的に話すことで，患者さんはイメージすることができる．やれるかな，やれるかも，やれそう，という気持ちにもっていってもらいたい．この部分は，メディカルスタッフにすべて任せるのではなく，医師も看護師も直接，患者さんと交流してほしい．学校や会社などで，トラブルが起きたら，率先して責任をもって介入してもらいたい．

2）慣れてきたが血糖管理がうまくいかない1型糖尿病患者

　患者さんが「なんとかしなくちゃ！」という気持ちで頭の中がいっぱいという状況だったら，一時的にそこから別のところに連れていくように，リフレッシュすることがよい．落ち着いて，ひとつずつ，絡んだ紐を解いていくようにする．患者さんも医療者も気づいていないというだけで，かならず原因がある．時間がかかってもひとつずつ紐解いていく．

3）合併症のために八方塞りのとき

　自暴自棄に陥っていると考えてよい．患者さんは長くインスリン治療をそれなりにやってきたという自負もあるが，合併症になったという結果を見せつけられてしまったという状況である．医師から，「あなたはできていませんでしたね」と突きつけられた構図になる．

　早くこの構図から脱却するように，患者さん側に医療者は立つ．向き合うのではなく，横に並ぶ，という態度である．

4）医療者として短期間の治療関係や表面的な治療関係しかできないとき

　1型糖尿病患者さんの主治医として，少し困難な状況に置かれるのが，主治医として短期間だけかかわる比較的若い医師と，長期にひとりの1型糖尿病患者さんの治療に対応しなければならない1型糖尿病に慣れていない医師であろう．前者の代表は，大学病院などからの1年間派遣された先の病院で，1型糖尿病患者さんの治療にあたらねばならない場合である．後者の例は，就職した病院やクリニックで，内科医がひとりしかいなくて，まだ慣れない1型糖尿病患者さんの治療にあたらねばならない場合である．どちらも，患者さんのほうが，医師の態度を見透かしてしまうことが起こりうる．

　専門施設の医師と医療連携，病診連携システムを利用していただきたい．東京女子医科大学糖尿病センターには，全国から患者さんが紹介されてこられる．患者さんの話を聞き，紹介していただいたA医師に断って，患者さんの住まい近くの専門のB医師を

紹介することもある．B医師には，A医師に連絡してもらうことが大事である．そうすることで，医療連携の関係が新しく構築する機会にもなる．

2 主治医としての対応

1) 幼児期の患者さんの主治医としての対応

図1がほとんどの場合の構図である．家族としっかり話ができていること，幼稚園の先生とも必要なときは時間を作って話をすることが大事である．

図2のような資材を活用するのも一案である．この機会に，幼稚園や保育園や，学校の先生に手紙を書くのもよい．全責任は医師が持ちますので，ということが手紙の骨子となる．

2) 学童期の患者さんの主治医としての対応

学校に行くと，友達が増えるが，引っ込み思案のお子さんと，フレンドリーなお子さんでは，学校生活への馴染みかたが違うので，医療者はそのような目で，みていく必要がある．

学校でどうしても注射できないというお子さんもいる．夏休みやキャンプに参加して，それをきっかけにできるようになるお子さんもいる．お子さん一人ひとり性格が違うので，それぞれに対応していく（図3）．

3) 思春期の患者さんの主治医としての対応

学童期に入る頃から，どうして自分だけが注射しなければならないのか，インスリンポンプをしなければならないのか，という疑問をもつようになる．そしてだんだん自分のことを話さなくなる．このような時期を通りすぎるのは当たり前のことなので，医療者はおたおたしないこと．

医療者は，患児としっかり向き合って，患児が両親の大事な子であることから話をしていくのがよい．そして，人間はかならずどの年齢かで病気になるのだ，ということも説明する（図4）．

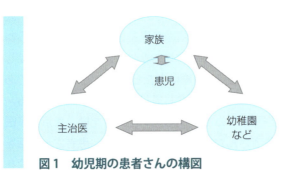

図1　幼児期の患者さんの構図

a. 子どもたち，家族向け

（日本イーライリリー株式会社）

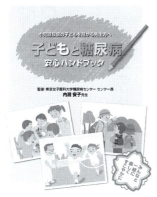
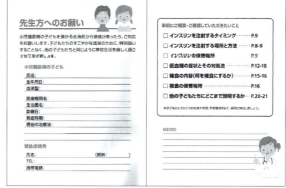

b. 幼稚園，保育園の先生向け（表紙）　　　　　　　　　　　　　　　　　　（内面）
幼稚園の先生へ，心配いりませんよと安心していただけるよう説明をします．
（ノボノルディスクファーマ株式会社）

図2　資材の例

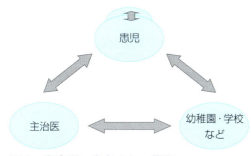

図3　学童期の患者さんの構図

表1 幼児期，学童期，思春期のインスリン治療への医療者対応のポイント

1. インスリン治療方法は，なんであれ，患児の理解を得る．
2. 引っ込み思案のお子さんなら，休みの日や夏休みだけインスリン注射を4回へ．
3. 昼の注射はできるだけ教室で．
4. 学校で起こした低血糖は主治医の責任にある．このことを学校に伝えておく．学校の責任ではない．
5. 低学年児なら，担任の先生に一度は電話で，安心していただくべく，おおまかに話をしておく．
4. 塾のある日，ない日の注射時間と単位数の調節．
5. 運動会などの行事，課外宿泊学習，修学旅行，冬のスキー実習時のインスリン調節を，前もって行っておく．
6. 行事の日にどのようにインスリン調節したかは，かならず記録に残す．来年に向けて．

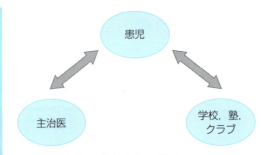

図4　思春期の患者さんの構図

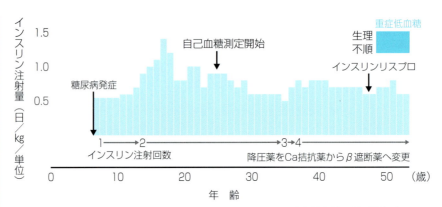

小児期発症1型糖尿病女性患者では，更年期を迎える頃から重症低血糖と体重増加をきたし，致死的状況に至ることがあるので，注意深い血糖・体重管理が必要である．

図5　50歳頃から重症低血糖と体重増加をきたした小児期発症1型糖尿病症例の経過

(文献1)より)

4) 更年期の患者さんの主治医としての対応

更年期に入る頃になると，インスリン拮抗ホルモンの分泌低下，食事内容が油を使った料理からさっぱりしたものに変化していくことと相まって，これまで血糖管理に自信を持っていた1型糖尿病女性でも，たとえばβ遮断薬などの使用により思わぬ大きな

低血糖を起こすことがある．これを前もって説明しておく（図5）．

（内潟安子）

文献
1) 大谷敏嘉・他：50歳頃から重症低血糖と体重増加をきたした小児期発症1型糖尿病2症例の予後．糖尿病 52：709-715, 2009.

23 支援・チーム医療

3 患者会・グループミーティング
"1型糖尿病患者とのグループミーティングから見えてくること"

Summary

- 糖尿病ケアでは患者の心理社会的側面に目を向けることが大切だが[1]，1型糖尿病の診療ではなおさらである．患者と医療者が双方で歩み寄り，医療者は患者の心，すなわち「知・情・意」について理解しようという態度が重要である．
- 患者と医療者がともに話し合うグループミーティングは，情報交換や学びの場としてのみならず，お互いのコミュニケーションを深め，患者にとっては糖尿病とともに生きていくエネルギーを得る場として，医療者にとっては患者の心を学ぶ場としても重要な意義がある．

はじめに

1型糖尿病と生きていくことは決して簡単なことではない．毎日の家庭生活や仕事，学業，社会的な付き合いに合わせて，インスリン注射が欠かせない．しかし，漫然と決められた単位数のインスリンを定期的に注射していても，血糖値を正常範囲内にコントロールするのは難しい．こうあらねばならないという糖尿病患者としての生活に無理に合わせようとして，糖尿病が大きなストレスとなってしまうことも少なくない[2]．

一方，1型糖尿病は医療者にとっても燃えつき状態が起こりやすい疾患である．医療者は患者の血糖コントロールをよくしていくために一所懸命に頑張るが，新しい製剤やデバイスを導入しても問題が解決するわけではない．理想と熱意に燃えた医療者ほど，理想と現実のギャップに直面し，やがては希望を失ってしまう[3]．

われわれは1992年より患者同士が自由に語り合える1つの場として，東京女子医科大学糖尿病センター（以下，当センター）内で月1回ミーティングを行っている．さらに2008年からは年4回病院外研修施設でも患者と医療者がともに話し合う「若い糖尿病患者さんとのグループミーティング：以下GM」を開始し，2017年3月まで延べ1,400人もが参加している．その中で患者は，血糖コントロールのアイデアや気持ちを語り合うことで糖尿病とともに生きていくためのエネルギーを得，医療者は患者の本心を学び，日常の糖尿病診療の場で活かしている．

東京女子医科大学糖尿病センターにおける若い糖尿病患者さんとのグループミーティング（GM）の実際

当センターのGMでは，休日に4時間，患者20〜50人，医療者10人ほどが集い同

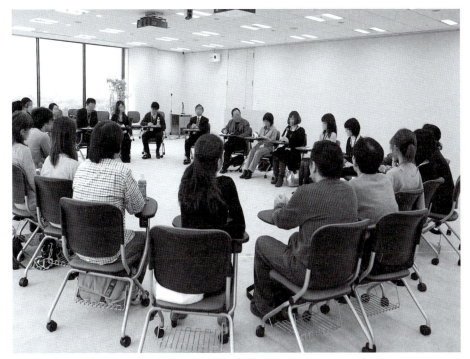
図1　グループミーティング

じ目線で語り合う．年齢別には 30, 40 代の参加が多く，約 7 割が女性である．また最近では患者の半数がインターネットで検索して参加している．発症後間もない方，また自分以外の 1 型糖尿病の人は知らない方，夫婦・親子参加も多い．発症 2 年未満の患者は「インスリン注射について技術的なことを学びたい」という思いで参加し，2 年以上の患者は「自分の経験が他の人の役に立てば」という思いで参加している（図1）．

「知りたいのは入院中の血糖管理の方法ではなく，現実の日常生活でいかに血糖を良好に保つかということ」
「インスリン注射はどこでやればいいか」
「規則的な生活が送れる仕事に転職するべきか？」
「テニスをしたいが，低血糖が心配でできない」…．

患者から聞く言葉はどれも頷ける内容ばかりだ．糖尿病がなければ気にも留めない毎日のささいなことである．経験ある患者からこうしたらどうかと会話が続き，医療者はこのようなことに患者が悩んでいるのだ，病院や診療所ではなく今ここで話していることが本当に知りたいことなのだと理解する．

GM のユニークな点は，患者と医療者とのよい関係についてお互いの立場から模索できるところだ．患者は真剣に考えている医療者がいるとわかりうれしく思い，また医療者は自分の中に患者の気持ちと共有できるものを見つけ，互いの距離感が近づいていく．患者，医療者という立場，垣根を越えて，同じひとりの生きている人間として語り合うことができる．

表1　医療者に期待すること─患者からの声

話を聴いてほしい
*検査結果など"数字"だけを示すのではなく，日常の疑問点を聞いてもらいたい．
*たとえ1分でも患者の話に耳を傾けてほしい．
*頭ごなしに教えるのではなく，まずは患者の話に頷いてほしい．
*話をまとめないでほしい．少しの情報で決めつけられると，もう話す意味はないと感じる．
*患者ひとりにかまっていられないだろう，個人を診ていないだろうと思うと，悩みを話せない．

表情・態度について
*目を合わせてほほえんでほしい．
*怒らないでほしい．
*血糖をよくするための脅迫めいた言葉はよしてほしい．
*機械的・事務的にこなすような外来はよしてほしい．
*患者を信用し，見守り，そして患者の意思を尊重してほしい
*病気ではなく患者を診てほしい．
*患者の味方になって行動してほしい．

患者と医療者の立場について
*立場は違うが同じ目線で話をしたい．
*上から目線で話さないでほしい．
*患者＝人との触れ合いと思って話をし，そして聴いてほしい．
*患者と医療者の間に壁を感じる．お互いを理解し，思いやりながらやっていきたい．
*患者の気持ちに寄り添い，ともに歩んでいけるような発言や助言がほしい．
*まずは気軽に話せる関係を築いていきたい．

患者の生活を尊重してほしい
*医学的にそういったことはありえないと否定されつらい．
*検査結果で異常がないと，診療が終わりになる．
*個々人に合った診察をしてほしい．
*高血糖がどういう状況でどう行動したからそうなったのかを，患者を人として話を聴いてほしい．
*医療者の知識を押しつけるより，患者の身体の状態を理解してほしい．
*教科書通りにはいかないことを理解してほしい．

2　若い糖尿病患者さんとのGMの役割

1) 患者と医療者とのコミュニケーションを考える場

GM後に患者に「医療者には何を期待していますか？」とのアンケート調査をしている．第12～26回GMで得られた有効回答267件の結果から，4割以上の患者は，医療者とのコミュニケーションをよくしたいと望んでいることが明らかになった．患者の生の声を表1に提示する．よりよい診療を心がけるためにも，医療者として知っておくべきエッセンスがこの言葉に秘められている．

2) 1型糖尿病診療の実践を学ぶ場

われわれ医療者は患者の何を知っているのだろうか？　HbA1c値などの検査データ，使用しているインスリンの種類は知っている．血糖値が記載された手帳を見て，血糖値がばらついていることも知っている．しかしながら，日々患者がどのような気持ちで糖尿病と向き合い，インスリンを注射しているのかは知る由もない．

表2 医療者からの感想—GMで学んだこと,今後の医療に活かせること

GMで学んだこと
* 1型糖尿病を周囲にどのように伝えているか.
* 日常生活での工夫(インスリン療法や血糖自己測定,食事の摂り方など).
  低血糖時に何を食べているのか.飲酒時や結婚式などでの血糖コントロールの工夫.
* 将来の生活への不安が大きい.たとえばインスリン注射をしながら老人ホームに入所できるか,認知症になったら誰がインスリンを注射してくれるのか.
* 初めての医療機関での医療者の対応が,その後の患者の糖尿病との向き合い方に大きく影響する.
* 個々の患者によって,また同じ患者でもその時期によって,糖尿病への向き合い方が異なる.

医療者(自分自身)の考え方や態度について
* 今までは患者に対して,共感できていると思ったが違った.
* 押しつけていたり,介入したり,先入観をもって接してしまうこともあった.
* 患者が必ずしも医療者に何かをしてもらいたいわけではないこともわかった.
* これから患者さんに対して,信頼関係を作るための言葉がけを考え,言葉をしっかり受け止められるように,素直な気持ちで接していきたい.

今後の療養指導・診療に活かせること
* 生の声を聴くことで,他の患者により実践的にアドバイスができる.
* 他施設の医療者の意見を知ることで,自分がかかわっている患者に対する視点が広がる.
* 患者同士が話すことで得られることは大きいと実感し,患者会を広めるのは効果的だと思った.
* 医療者の言葉で傷ついたという患者のつらい体験を教訓として,今後そのようなことがないよう他の医療スタッフと共有できる

　GMに参加した医療者から「今まで常に患者さんのためにと思って診療していたつもりでした.けれど同じ『糖尿病』のことを語り合っているつもりでも,患者さんが実際今,考えている・悩んでいる『糖尿病』と自分(医療者)の話している『糖尿病』とがずれていることに気がつきました」との感想をいただいた.

　糖尿病診療では医療者が患者の心理面・社会的状況にも目を向け,知・情・意,すなわち相手が何を考え,何を思い,何をしたいのかを聴くことは非常に重要である.そしてこの考え方は,GMに参加していない患者と診療室で向き合うときにも非常に役に立つ.GMは医療者にとって,患者の思いを聴ける貴重な場であると考えている(表2).

3) 患者同士の情報交換,前向きエネルギー充電の場

　1型糖尿病と日々生活する中での悩み,不安はさまざまである.まずインスリンの種類や量,ポンプと注射のどちらにするか,血糖自己測定の回数など,技術的なことがある.次に職場や友人への伝えかたなど,社会生活のなかでのコツや将来への漠然とした不安もある.家族も患者をどう支えるべきか不安を抱えている場合が多い.このようなときに当事者の視点で話を聞き,支えになってくれるのが患者会やGMである.「悩んでいるのは自分ひとりではない」と実感できると,気持ちがずいぶん楽になる.GM後には
「認めてもらえる場はありがたいと思います.肩肘を張りつつ生きるばかりでは,とても疲れます.認めあえる仲間を持つ大事さを感じます」
「ひとりで考えていても不明なこと,不安なことがここに参加して話すことで心のつかえがとれたように感じる」

などの感想をいただいている．

4）人間力アップの場（患者力，医師力，看護師力，薬剤師力，栄養士力…）

　患者からは，「病気について話すことで，あらためて自分の物語を振り返り，新しい自分をたくさん発見することができた．糖尿病は自分次第で不幸のどん底にも，感謝の気持ちにもなる．糖尿病との日々は自分の資産である」などの感想をいただいた．医療者からは「今までの患者に対する自分自身の態度を振り返り，一人ひとりの患者を型にはめるのではなく，思い・考えをそのまま受け止めることへの意識が高まった」という感想をいただいた（表2）．

　GMを通して，患者はどのような支援を求めているのかを的確に医療者に伝えられる患者力を磨き，また医療者は「聴く」アンテナを立て，専門家としてより適切な治療やサポートができるようになればと思っている．

おわりに

　今まで述べてきたように，1型糖尿病ケアにおける患者会・GMの意義は非常に大きい．当センターでのヤングGMが1992年から25年もの間脈々と受け継がれているのが何よりの証拠であろう．1型糖尿病とどう向き合うかで人は幸福にも不幸にもなれる．周囲に糖尿病について語ることができずに，息がつまりそうになったとき，また人生が1型糖尿病によってコントロールされそうになったとき，患者会・GMへの参加が新しい一歩を踏み出す力となることを願っている．

〈高池浩子〉

文献

1) Young-Hyman D, et al.: Psychosocial care for people with diabetes : A Position Statement of the American Diabetes Association. Diabetes Care 39: 2126-2140, 2016.
2) 瀧井正人:第3章 心理面からみると,糖尿病はどのような病気なのか.糖尿病の心療内科的アプローチ.金剛出版,2011,pp27-33.
3) Hanson CL:Understanding and treating provider burnoutIn: Anderson BJ. Rubin RR(Eds.) Practical Psychology for Diabetes Clinicians. American Diabetes Association. 1996, pp173-181./中野一和,石井 均監訳:ヘルスケアプロバイダーの燃えつきに対する理解と対応.糖尿病診療のための臨床心理ガイド.メジカルビュー,1997,pp193-204.

23 支援・チーム医療

4 運転免許

Summary

- 運転免許は社会・経済活動や日常生活に深くかかわりを持つもので，運転免許を取得するのは国民として当然の権利である．しかしその一方で道路交通の安全を確保し，疾患に関連した交通事故を未然に防がなくてはならない．
- 1型糖尿病では，無自覚低血糖症の有無にかかわらず，インスリンを使用していることから低血糖を生じる可能性がある．患者が運転免許の更新を希望する場合に，診断書を作成する主治医は，適切な指導と説明を行い，運転中の低血糖を予防する具体的対策を患者と十分に話し合う必要がある．

はじめに

日常診療の場で，糖尿病患者から運転にかかわるヒヤッとするエピソードを聞くことがある．そしてそれは，医療者から意識して質問しなければ患者さんからは話さない場合も多い．2014年6月に大阪・御堂筋で発生した，暴走したワゴン車が，3人の通行人に重軽傷を負わせた事故がニュース番組で報道された．低血糖症の影響で自動車運転死傷行為処罰法違反が問われた全国ではじめてのケースであり話題となった[1,2]．運転手は事故前の状況について，「低血糖症の徴候が出たので午後2時半頃，車中でどら焼きを食べてジュースを飲んだ．その後昼食を摂るために車で走っている途中から意識がなくなった」と説明し，午後4時頃に交通事故が発生している．低血糖症状が出現しているのにもかかわらず，なぜ事故を未然に防ぐことができなかったのか？

日本糖尿病学会のホームページには「無自覚性低血糖症」を示す者の運転免許証の申請に関する理事会の見解として，1. 診断書作成にかかる医師は糖尿病の診療に熟達した経験豊富な医師であり，かつ申請者の直近の状況について最もよく把握している主治医が適切である，2. 適性検査が必要と判断された申請者に対して「運転を控えるべき」か「運転を控えるべきとはいえない」かを判定するのは一般に容易な作業とはいえず，1回または短時間の診察および検査によって結論を導き出すには慎重でなければならない，と記載されている．車の運転は社会人としての権利であり，医師がその可否を判断するのはとても難しい．しかしながら，実際の糖尿病診療の場において，その判断は主治医に託されている状況である．

では糖尿病医はどのような点に注意すべきなのだろうか．本稿では1型糖尿病患者に対し，運転についての適切な指導および説明を行うために，現在の法律を概説するとともに，東京女子医科大学糖尿病センター（以下，当センター）でのデータ，および実際の症例を通して考えてみたい．

1　道路交通法について[3〜6]

　一定の病気による交通事故（本稿では無自覚性低血糖症による交通事故とする）を未然に防ぐため，2014年に以下のように道路交通法が改正された．

（1）虚偽の申告で免許を取得，更新すると罰則が適用される

　運転免許受験者や更新者が，低血糖にて意識障害があったにもかかわらず「なし」と虚偽の申告をした場合，1年以下の懲役または30万円以下の罰金刑を受けることになった．

（2）医師による任意届け出

　安全運転に支障を及ぼすおそれのある患者を診察した医師は，任意で患者の診断結果を公安委員会に届け出できるようになり，その場合は守秘義務の例外として扱われることが明確になった．

　日本医師会のホームページ[5]では，「医師は当該患者に直接，または家族を通じて運転しないように丁寧に説明し，診療録に記載する．その後も運転している場合には，医師から個人情報を含め公安委員会へ届け出ることができる旨を説明のうえ，運転しないように再度指導し，診療録に記載する．それでも運転を継続する患者については，医師は定められた書式を公安委員会から入手し，必要事項を記入したうえで届け出ることができる」と記載されている．

（3）免許効力の暫定的停止

　無自覚低血糖症が原因で交通事故を起こしたことが強く疑われる場合，公安委員会は専門医による診断結果を待たずに，運転免許の効力を暫定的に停止できるようになった．

（4）自動車運転死傷行為処罰法について[2,7]

　無自覚低血糖症を予測できたにもかかわらず車を運転し，その結果，正常な運転ができなくなり自動車事故を起こした場合，「危険運転致死傷罪」として15年以下の懲役が科されることになった．通常の交通事故は過失運転致死傷罪で，7年以下の懲役が科されることと比較すると，格段に重いものといえる．また被害者がいる場合には被害者側からの民事訴訟により，「血糖値の管理を怠った過失がある」という点で民事責任を問われることがある．

2　東京女子医科大学糖尿病センターでの実態

　2015年施行の当センター大規模コホート研究（DIACET 2015）において，自動車事故について質問を行った．「車を運転する」と答えた1型糖尿病患者は579人（男性48％）で，平均年齢46歳，平均罹病期間21年間，調査時平均HbA1c 7.7％であった．
　「自動車運転中に低血糖になったことがある」と回答した人は208人（36％）で，低血糖症に関連する事故を起こしたことがある人は19（男性3％）人であった．無自覚

低血糖は，事故を起こしていない人の42%，事故を起こした人の58%があると回答した．事故を起こした人で高値ではあったが，有意差はなかった．事故を起こした人の方が，罹病期間が有意に長かった．

1型糖尿病では，無自覚低血糖の有無にかかわらずインスリン注射をしているということから低血糖が生じる可能性があり，運転前および運転中の血糖測定，また体調に無理のない運転計画を立てる必要があると考えられた．

3 実際の治療とそのアウトカム

1）症例報告

＜症例1＞

34歳女性，1型糖尿病罹病期間11年で糖尿病網膜症，腎症の合併はなし．インスリンを1日4回注射しており，HbA1c 8.6%である．昼12時に友人宅でパスタを食べたが，インスリン注射ができなかった．15時にドーナツを食べ，そのときに高血糖症状を自覚したため，昼食時に注射するはずだった超速効型インスリンを10単位注射した．夫から17時に駅まで迎えにきてほしいと電話連絡があり，友人宅から急いで車で向かう途中で意識を失った．気がついたら18時過ぎで，知らない道で車が縁石にのりあげ，夫が警察官と話していた．車がゆっくり蛇行しながら走行しているのを不審に思った通行人が，同乗していた6歳の子どもから携帯電話を受け取り，夫に連絡できたとのことである．

通勤や家族の送迎など，ほぼ毎日のように運転するため，日常生活において車は必需品である．車内には糖分を含んだ飲料を常備し，自宅では運転前に血糖測定をするように心がけていた．しかしながら，たまたま友人宅におり，いつもとインスリン注射のタイミングがずれてしまったこと，急いでいたために運転前に血糖値を確認できなかったこと，が問題であった．上記の報告を受け，主治医からは，

①いつもと生活パターンが異なる日，急いでいるときにこそ運転前にはかならず血糖値を測定すること．

②インスリンの作用動態を考え，血糖値が今後どうなるかを予測して注射または補食すること．具体的には食前注射できずに，食後2〜3時間以上経過してから注射する場合は減量すること．また糖質摂取量が少ない場合や運動後，普段から低血糖が生じやすい時間帯では，急速に血糖値が低下することを考慮し，血糖値が正常であっても十分に注意すること．

③ひとりで長時間運転することは避け，運転中は30分ごとに血糖を測定すること，

④血糖値が100 mg/dL未満の場合は，車を停止して，糖分を摂取すること，

以上を説明した．再び低血糖による交通事故が発生した場合は運転を禁止することとし，主治医から説明したことを診療録に記載した．

<症例2>
　57歳男性，1型糖尿病罹病期間49年，単純網膜症および糖尿病性腎症3期の症例である．53歳時にプロラクチノーマおよび複合型下垂体機能低下症と診断された．その頃より無自覚低血糖症が出現し，そのために30年以上勤務したトラック運転の仕事は辞職した．その後も低血糖発作を繰り返したために当院に初診した．腹部には直径14 cmのインスリンボールを認め，同部位を避けて注射するよう指導した．入院のうえ，インスリン量の調整を行ったところ，1日インスリン量を28単位から16単位（0.3

```
　　　　　　　　　　　　診　断　書　　　　　（東京都公安委員会提出用）

　1　氏名　　　　　　　　　　　　　　男
　　　生年月日　　Ｓ・Ｈ　　　年　　　月　　　日　　（　　歳）
　　　住所　　東京都

　2　医学的判断
　　　病名　　　　　　　　　　　　　　　　（F　　　　）
　　　総合所見（現病歴，現在症，重症度，経過，治療状況など）




　3　現時点での症状（運転能力及び改善の見込み）についての意見
　　ア　自動車等の安全な運転に必要な認知，予測，判断又は操作のいずれかに関する能力
　　　　（以下「安全な運転に必要な能力」という）を欠くこととなるおそれのある症状を呈
　　　　していない
　　イ　自動車等の安全な運転に必要な能力を欠くこととなるおそれのある症状を呈している
　　　　イ-1　それは，過去6月以内に特殊な事情があったためであり，今後6月（
　　　　　　　月）以内にアの判断ができる見込みがある．

　4　その他特記すべき事項




　（「2」「4」の記載法，「3」の評価法については，日本精神神経学会等関係学会のガイドラ
　インを参照のこと）

　専門医・主治医として以上の通り診断します．　　　　　　　　　平成　　年　　月　　日

　　　病院又は診療所等の名称・所在地
　　　担当診療科名
　　　　　　　　　　　　　担当医師　　　　　　　　　　　　　　　　　　　印
```

図1　運転免許証更新のための提出用書類の例

（東京都公安委員会）

単位/kg）まで減量でき，HbA1cは9.1％から7.8％まで低下した．退院後は低血糖の頻度は少なくなったが，4カ月後に再び自宅で倒れているところを発見され，無自覚性低血糖症にて救急搬送された．退院6カ月後，外来受診時に運転免許証の更新を希望され，東京都公安委員会提出用の書類を持参した（図1）．患者には，車が唯一の趣味であり，仕事で運転することはしないが，短時間のドライブはしたいとの強い希望があった．主治医からは，家族に同席してもらったうえで，半年以内に無自覚性低血糖症の既往があり，安全に運転できる保証がないため，医学的に現時点では運転を許可できないと説明した．診断書には『自動車等の安全な運転に必要な能力を欠くこととなるおそれのある症状を呈している』にチェックをし，今後半年ごとに無自覚性低血糖がないかを確認してから，あらためて診断書を記載することで同意を得た．本症例では，家族も運転に反対している．その一方で車が唯一の生きがいである患者にとって，運転免許がなくなる精神的負担は大きい．医療者が半年ごとにあらためて運転の可否を判断していくことで，患者が引き続き無自覚性低血糖症を予防すべく注意できるよう期待している．

2）運転時の低血糖対策[8]

米国糖尿病学会（ADA）は「糖尿病であっても運転を控える必要はなく，運転ができるかどうかは医師の判断によるべき」との意見表明を2012年に発表した．当センターでは1型糖尿病患者を対象に，以下の点に注意して運転について指導している．

なお，間質液の糖濃度の測定値がリアルタイムに画面に表示されるインスリンポンプSAPや皮膚にセンサーを装着し好きな時にリーダーをかざして糖濃度をみることのできるFGM（flash glucose monitoring）は，運転中の血糖値の推移を確認するのに便利なデバイスである．運転する機会の多い患者には使用を考慮する．

A）運転するかしないかを確認する．運転希望者には，下記について説明・確認し，診療録に記載する．

B）低血糖症状の有無，重症低血糖（回復に人の助けを必要とする低血糖）の既往と頻度，低血糖による救急搬送歴などを確認する．

可能であれば連続血糖測定（CGM）を行い，無自覚性低血糖や，低血糖が生じる際の血糖降下速度を確認する．そのうえで医学的に安全に運転できるかどうか，医師としての客観的な考えを伝える．原則として6カ月以内に低血糖のために意識障害をきたした症例，低血糖による交通事故の既往があり，医療者から注意点を伝えても，再度交通事故を起こした場合は，運転をしないよう指導する．

C）運転前および長時間運転する場合は，一定間隔（通常は1時間ごと）で血糖自己測定を行う．血糖変動が大きく，血糖降下速度が速い場合，または明らかな誘因がないにもかかわらず，重症低血糖の既往がある場合は，30分ごとの血糖測定を指導する．血糖変動が大きく，かつ頻回に運転をする患者にはフリースタイルリブレなどの皮下の糖濃度を連続して測定する機器について情報提供する．

D）運転するときには血糖自己測定器やそれに代わるものを常に身近に置く．そして車内には血糖値を急激に上昇させるためのブドウ糖など糖分を含んだ補食とともに，

血糖値を維持させるビスケットやクラッカー等を常備するよう指導する．
　E）血糖自己測定で血糖値が正常であっても今後下がると予測される場合には，ただちに運転をやめ，安全な場所に停車する．補食をしてから15分待ち，血糖値が目標値に達していることを確認してから運転を再開する．
　F）糖尿病網膜症による視力障害，末梢神経障害により，アクセルやブレーキペダルの感じ方が弱まっている場合は運転に支障が出る可能性があると伝える．そのような症状を認めた場合は，運転をやめて主治医に相談するよう指導する．
　G）入浴後や運動後など，低血糖が生じやすい時間帯の運転は控える．特にスポーツジムやスポーツ大会から帰宅するときの運転は十分に低血糖に注意するよう指導する．
　H）上記注意にもかかわらず，低血糖による交通事故が生じた場合，なぜそうなったのかを患者と主治医がともに検証する．

おわりに

　運転免許を取得できるか否かは糖尿病という「病気」ではなく，患者個々の運転適性が判断されるべきと考えられている．低血糖を引き起こす可能性のある薬物を使用している場合は，血糖値について考えずにハンドルを握ることがないよう十分に指導する必要がある．無自覚低血糖症の既往があり，かつ運転免許証を有する患者に対しては，低血糖状態で運転をすると交通事故を起こす可能性があること，低血糖が原因で年に数件死傷事故が生じていること，をしっかりと医療関係者から説明する必要がある．そして運転継続を希望する場合は運転中の低血糖を100％予防できるよう具体的な対策を患者と十分に話し合う必要がある．

〔高池浩子〕

文献
1) 御堂筋暴走，会社員を逮捕　低血糖症の危険運転致傷容疑．2014年7月4日，朝日新聞Digital.
2) 「低血糖症」による自動車事故について．法，納得！どっとこむ．2014年7月9日．
3) 一定の病気等に係る運転免許制度の在り方に関する有識者検討会資料（警察庁ホームページ）．
4) 道路交通法施行令第三十三条の二の三（最終改正：平成二四年三月二二日政令第五四号）．
5) 公益社団法人日本医師会：道路交通法に基づく一定の症状を呈する病気等にある者を診断した医師から公安委員会への任意の届出ガイドライン．2014.
6) 「道路交通法改正」の概要について（日本不整脈心電学会ホームページ）．2014.
7) 「運転時に危険性の認識なかった」と危険運転致死傷罪否定．2016年8月24日，毎日新聞Digital.
8) American Diabetes Association: Diabetes and Driving. Diabetes Care 37 (Suppl.1) : S97-1037, 2014.

23 支援・チーム医療

5 小児糖尿病サマーキャンプの歴史と現在，未来の紹介

Summary

- 小児糖尿病サマーキャンプと通称呼んでいるが，正式名称は日本糖尿病協会小児糖尿病生活指導講習会である．
- 日本糖尿病協会では多くの委員会が活動しているが，小児糖尿病サマーキャンプの運営管轄は，日本糖尿病協会インスリンケアサポート委員会である．日本糖尿病協会インスリンケアサポート委員会は，以前の小児糖尿病対策委員会を改組して，短期であれ長期であれインスリン治療に関するすべてを管轄する委員会として，2012年に発足した．
- 日本糖尿病協会小児糖尿病生活指導講習会が，どのような経緯で日本糖尿病協会において立ち上がったのか，これについては，偶然に日本糖尿病協会発行新聞「つぼみ」の第1号から読む機会に恵まれて知った次第であるので，この機会に記したい．
- 日本糖尿病協会の小児糖尿病に対する思いをこれからも伝承しながら，未来についても記載したい．

1 日本の小児糖尿病サマーキャンプの開始

　日本糖尿病協会は1961年に発足しているが，1963年に丸山博医師（小児科医）が独自に，小児糖尿病サマーキャンプを米国に倣って実施した（第1回つぼみの会東京サマーキャンプ）のがわが国のサマーキャンプの幕開けである．8人のキャンパーが参加した．その後，平田幸正が1969年福岡で第1回福岡小児糖尿病サマーキャンプを，1972年には熊本で三村吾郎がサマーキャンプを開催開始した．

　そのような現状から，日本糖尿病協会は1967年から，小児糖尿病生活指導講習会（小児糖尿病サマーキャンプ）を主催することになった．しかしながら，その財政的基盤は脆弱であったので，1973年に，日本糖尿病協会の中に，小児糖尿病対策委員会を設置した．サマーキャンプの財政的基盤をバックアップするのが主な目的であったと記されている．

　翌年の1974年になり，日本糖尿病協会は，協会と表裏一体の会として，日本小児糖尿病を守る会を発足した．別個の団体として組織したほうが，小児の問題を前面に押し出すことができ，社会的により影響を与えるだろうと考えられたからであった．会報として，年3回の「日本小児糖尿病を守る会」という会報が発行された．

　さらに1979年になり，日本小児糖尿病を守る会は日本小児糖尿病協会と名称を変更し，会報を第11号から「つぼみ」と改題した．そして，同年，第1回小児糖尿病全国

ジャンボリーが指宿市で開催された．

ここからうかがえることは，小児糖尿病は大人の糖尿病とは違う，大きなサポートが必要とされる糖尿病である．よって，財政的基盤を磐石なものにして末永くサポートする体制を確立していくのだという姿勢が，日本糖尿病協会の中にしっかりと存在していたことである．この頃の小児糖尿病には，1型糖尿病患児はもちろん，非肥満2型糖尿病患児も多くいたと考えられる．小児糖尿病の人数が少なく，小児でもインスリン治療する患児は隅に置いておかれるばかりの時代に，1型糖尿病であれ，2型糖尿病であれ，治療を一生し続けていかねばならない患児に，手厚いサポートをしようという創世期頃の日本糖尿病協会の熱意には感服するばかりである．

2 現在の小児糖尿病サマーキャンプ

今日サマーキャンプは，全国51カ所で開催され，その予算は日本財団と日本歯科医師会の寄付も得て日本糖尿病協会全予算の5％を占めるという一大事業として発展している．参加するキャンパーは2016年は合計1,176人，スタッフは4,991人にも上る．日数は3～4日が最も多く，全都道府県で夏には開催されているといえよう．

東京女子医科大学糖尿病センターの18歳未満の患児は100人近くいる．昨今は，キャンプに行くことでのみ学べることはほとんどなくなり，通常の外来で，手技などもほとんど学べる．友だちに会うためにキャンプに参加するという患児は多い．なかには，キャンプでいやな思い出を作る患児もいないではないが，おおむねよい感想を述べている．

サマーキャンプに研修医が参加することは糖尿病専門医になるためにも重要なことである．専門医試験の面接のときに，サマーキャンプに参加した経験があるかどうか，その感想を聞かれることがある．参加すると参加証が発行される．

毎年7月に開催される日本糖尿病療養指導学術集会では，各地のキャンプ紹介の場を設けている．他のキャンプの様相を知ることで，切磋琢磨ができる．

3 将来の小児糖尿病サマーキャンプ

2017年から，小児糖尿病サマーキャンプに小児2型糖尿病患児も参加してよいことにした．これは，小児2型糖尿病のキャンプがないことと，同キャンプ運営を再度構築することに困難がある（参加をどうやって呼びかけるか）ということに加え，もう一度，小児糖尿病サマーキャンプの本懐（小児糖尿病サマーキャンプであり，1型糖尿病のサマーキャンプではないというところから出発していた）に戻ってみたいということに根ざしている．

1型糖尿病を中心に構築してきたサマーキャンプのインフラを，小児2型糖尿病患児にも利用してもらいたく，2017年には，本委員会は活動を開始した．

〈内潟安子　日本糖尿病協会インスリンケアサポート委員会委員長〉

24 健診でみのがさない1型糖尿病

III 1型糖尿病診療のクリニカルパール

Summary

- 1992年，学校保健安全法により，それ以前から行われていた尿蛋白，尿潜血に加え，尿糖検査が義務づけられた．
- その後，学校検診で尿糖陽性で発見される学童期の1型糖尿病が報告されるようになった．高血糖症状が徐々に出現しつつあったが，ケトーシスやケトアシドーシスにもならずに春の学校検尿で尿糖陽性を指摘されるというようなケースである．

  精査後，膵島自己抗原が陽性で1型糖尿病と診断され，インスリン治療が開始されることとなる．学童期にみられるこのようなケースは，比較的緩徐に進行する病型で，緩徐進行1型糖尿病とも考えられる．発見時は一見2型糖尿病のようにもみえるが，その後のインスリン分泌の低下が顕著であり，時期を逃さず治療を開始しなければならない．

- 思春期以降青年期でも，検診で指摘された尿糖検査から糖尿病と診断されるケースもあり，ケトーシスがなくても1型糖尿病の可能性も常に考慮しながら，病型判断を行う必要がある．

1 東京女子医科大学糖尿病センターでの実態

現在東京女子医科大学糖尿病センター（以下，当センター）外来で経過観察している，小学生時に発症した1型糖尿病患者を発症年代別にみると，表1のとおりであった．どの年代も平均発症年齢は10歳前後であるが，すべてが学校検尿で発見されたわけではない．また最近になるに従い，初診年齢が徐々に若くなってきている．この解釈はいろいろと考えられるが，以前は進学や就職，転居などのライフイベントと同時期に紹介されるケースが多かったが，発症早期に専門機関に紹介されるようになったこと，交通網が発達し通院可能距離が長くなったこと，小児慢性特定疾患治療研究事業による治療助成の充実，患者家族の病気に対する意識の向上などが考えられる．

表1 小学生時に発症した1型糖尿病患者の発症年齢と東京女子医科大学初診時年齢

	患者数	発症年齢	初診年齢
1960年代	46	9±2歳	23±13歳
1970年代	139	10±2歳	21±10歳
1980年代	215	10±2歳	21±9歳
1990年代	148	10±2歳	19±7歳
2000年代	83	10±2歳	16±5歳

2 現在行われている健康診断から発見される1型糖尿病

　健康診断（健診）には，学校や職場，地方自治体などで行う法令により実施が義務づけられている健診と，任意で行うもの（人間ドックなど）がある．法令で定められた健診では特に若年者では尿糖検査のみが行われることが多い．

1）学校検診

　学校保健安全法（1992年）では，それ以前から実施されていた尿蛋白，潜血反応に加えて尿糖検査が義務づけられた．1974年から，東京都では一部の小中学校の児童・生徒を対象に学校検尿の一環として尿糖検査が行われてきた歴史がある（図1）[1,2]．一次検査，二次検査とも尿糖陽性であったものに対して精密検査を行う流れとなっている．全受診者のうち一次・二次とも尿糖陽性者は0.01〜0.03％であるが，このうち60％は耐糖能異常のない腎性糖尿であると報告されている．たとえば，1974〜2010年の東京都の学校検尿による糖尿病検診では，小児糖尿病発見総数は1型糖尿病54人，受診者10万人当たりの年間発見率の平均は0.51，2型糖尿病は279人2.65であった．

　このように尿糖検査に基づく糖尿病スクリーニングが行われるようになってから，わかってきたことがある．日本人小児には，従来のケトアシドーシスを伴って発症する1型糖尿病とは異なり，緩徐に発症する1型糖尿病が存在することである[1〜3]．

　成人発症の1型糖尿病には，緩徐進行1型糖尿病（slowly progressive Insulin-dependent diabetes mellitus：SPIDDM）という範疇の1型糖尿病が存在することが小林らによって明らかにされていたが[4]，小児においても，緩徐進行1型糖尿病は小児期発症1型糖尿病の30％を占めているとしている[5]．

　学校検診で発見された1型糖尿病の大半は緩徐進行型であったが，中には検診時に一致して発症した急性発症例も含まれているとも報告される．大学においても学生健診は尿検査のみが行われる場合が多いが，やはり緩徐進行1型糖尿病を含む1型糖尿病が報告されている[6,7]．

2）職場の定期健康診断

　労働安全衛生法では雇い入れ時の健康診断と定期健康診断を行うことになっている．雇い入れ時は血糖値と尿検査（尿蛋白および尿糖）が必須になっているが，定期健康診断は，若年者では血糖検査が省略可能となっているため，尿蛋白および尿糖検査のみが

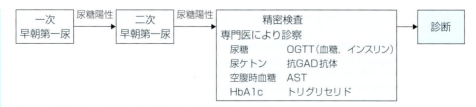

図1　東京都における学校検尿による糖尿病検診

（文献1）より改変）

行われていることも多い．耐糖能のスクリーニングの見地から，血糖値の検査がない場合は，食後尿糖検査を行うことなども考慮されることが望ましい．

3 緩徐進行1型糖尿病（SPIDDM）の病態と診断基準

　緩徐進行1型糖尿病（SPIDDM）は，膵島関連自己抗体が陽性であり，糖尿病発症時には食事療法もしくは経口血糖降下薬で治療可能で2型糖尿病の病態を呈する．しかし，徐々にインスリン分泌能低下をきたし，半年から数年でインスリン療法が必要となり，最終的にはインスリン依存状態に至る．このような経過をとることから，健診などで診断され，2型糖尿病として治療されている場合も多いと推定される．

　わが国で最近行われた多施設共同研究では，SPIDDMに対し，発症後早期からインスリン治療を導入することで，将来的な膵β細胞機能の低下を抑制できる可能性が示された（Tokyo study, 図2）[8]．これを受けて早期インスリン療法の適応対象を明らかにするために2012年にSPIDDMの診断基準が定められた[9]（p.19参照）．Tokyo Studyでは，抗GAD抗体価高値のものでは早期にインスリン依存状態に至るリスクが高いことが報告されており，当時RIA法で測定された抗GAD抗体価が10 U/mL以上のものでは，早期にインスリン治療を始めることが推奨されている[8]．

　一方，近年肥満あるいは肥満歴のある抗GAD抗体陽性糖尿病の存在も指摘されており，その多くが2型糖尿病として治療を受けている．当センターで入院治療した患者のデータ解析では，肥満傾向のある患者でも，インスリン療法が必要となる段階では徐々にBMIが低下し，SPIDDMと診断される時点では，肥満傾向が少なくなってきていることが判明した[10]．たとえ肥満があってもSPIDDMと診断されるときは，同程度のBMIの2型糖尿病よりは有意に内因性インスリン分泌が低値であり[10]，血糖コントロール不良となった2型糖尿病でも，経過によっては内因性インスリン分泌能の評価や抗GAD抗体の測定が必要と考えられる．

4 症例

　8歳女児．X年1月下旬頃からよく水を飲むようになった．食事は普通に食べていたが，体重が減り始め2カ月で3 kg程度減った．本人は特に体調の変化は訴えていなかったが，同年4月の学校検尿で尿糖陽性を指摘された．医療機関を受診するよう勧められ，近医受診．血糖値262 mg/dLと高値であり，糖尿病と診断されて当科初診．受診時空腹時血糖198 mg/dL，HbA1c 8.8％，尿ケトン3+であり，入院してインスリン治療を開始された．のちに抗GAD抗体陽性であることが判明し，1型糖尿病としてインスリン治療を継続することとなった．

　学童期に学校検尿で尿糖陽性を指摘され，1型糖尿病と診断された症例の典型的な経過である．学童期でも特に低学年では，症状をはっきり訴えない子どももいるため，子

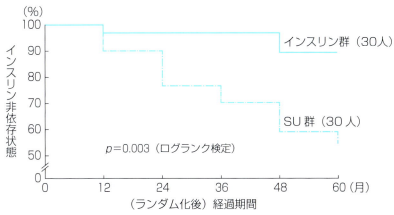

図2 SPIDDMにおける早期インスリン療法介入におけるインスリン分泌能低下阻止率

(文献8)より改変)

どもの体調のみで判断するのではなく，1度でも尿糖陽性であった場合は，かならず精査を行うようなシステムでないとならないし，また診察でも見落とさないよう留意する必要がある．

健診で尿糖陽性の場合

二次健診を必ず受けさせ，さらに血糖高値，HbA1c 高値を認めた場合は糖尿病を疑い，明らかな糖尿病以外では，ブドウ糖負荷試験を施行すべきである．健診で発見される糖尿病は圧倒的に2型糖尿病が多いが，BMI が低めであるのに糖尿病を発症した場合，または，糖尿病治療中でも BMI 低値にもかかわらず，前年に比べ，明らかに血糖コントロールが不良で，他の原因が見当たらない場合は内因性インスリン分泌の評価を行い，低値であれば SPIDDM を疑い，抗 GAD 抗体を測定し，可能であれば専門機関で HLA まで検討することを推奨する．

(宇治原典子)

文献

1) 浦上達彦：子どもの健診・検診＜特定の疾患を目的とした検診＞糖尿病．小児内科 45：548-551，2013．
2) 大輪田操・他：早朝尿尿糖検査による学童糖尿病スクリーニング．日本マス・スクリーニング学会誌 15：23-29，2005．
3) Urakami T, et al.: Type 1 (insulin-dependent) diabetes in Japanese children is not a uniform disease. Diabetologia 32: 312-315, 1989.
4) 小林哲郎：Slowly progressive IDDM. 小坂樹徳編，糖尿病学．診断と治療社，1983，pp205-224．
5) 北川照男・他：徐々に発症する小児のインスリン依存型糖尿病．小児科臨床 47 (Suppl.)：1691-1698,1994．
6) 澁谷麻由美・他：学生健康診断における尿糖陽性者への対応の検討．CAMPUS HEALTH 51：285-287，2014．
7) 齋藤佳子・他：大学生健診尿糖陽性者の耐糖能とその対応に関する検討．CAMPUS HEALTH 51：93-97，2014．
8) Maruyama T, et al.: Insulin Intervention in Slowly Progressive Insulin -Dependent (Type 1) Diabetes Mellitus J Clin Endocrinol Metab 93: 2115-2121, 2008.
9) 田中昌一郎・他：緩徐進行1型糖尿病 (SPIDDM) の診断基準 (2012)－1型糖尿病調査研究委員会(緩徐進行1型糖尿病分科会)報告．糖尿病 56：590-597，2013．
10) Hoshina,S et al.: Clinical features of slowly progressive type 1 diabetes mellitus: a comparative study based on degree of obesity at diagnosis of diabetes. Diabetol Int 6: 91-97, 2015.

25 1型糖尿病の予後は改善されたか

まとめ

Summary

- 東京女子医科大学糖尿病センター（以下，当センター）は1975年にわが国で初めて開設された糖尿病専門施設であり，関東地区を始め，全国から多くの糖尿病患者が通院している．1型糖尿病患者においても同様で，長期罹病期間をもつ患者を多く加療してきた．
- 当センターに1962年から1999年の間に初診しその後1年以上通院した30歳未満で診断された日本人1型糖尿病患者の予後を調査した結果は，1型糖尿病患者の生命予後は欧米と変わらないかそれ以上に良好であった．

はじめに

　日本において小児期発症1型糖尿病にインスリン治療が最初に開始されたのは，1923年の宮澤[1]による6歳11カ月の1型糖尿病患児と思われる．1950年代後半になってインスリンは広く入手可能となり，日本でもやっと小児期発症1型糖尿病は「生存可能な疾患」として認識され始めたといえよう．この時代の患者数はわずかであり[2]，小児にインスリン注射を施すこと自体が奇異に映っていた（筆者は，ある糖尿病専門医から1980年代後半に，幼児にもインスリン注射するんですか？　と聞かれたことがある）．

　インスリンの入手が可能になったといえども，1981年に実施された若年発症糖尿病の全国調査では，糖尿病性昏睡による死亡が約半数を占め，しかも若年で死亡していた[3]．さらに，Diabetes Epidemiology Research International（DERI）Mortality Study[4]によると，日本人における1990年時点の調査では，死亡原因は糖尿病腎症によるものが31％，急性合併症（糖尿病性昏睡，低血糖昏睡）によるものが27％であったという．

　日本人小児期発症1型糖尿病患者の生命予後は，DERI Mortality Study[5,6]によって明らかにされたといえよう．1965～1969年診断群の標準化死亡比（standardized mortality ratio：SMR）は30年後の1995年時点では12.9という高値を示した[7]が，1975～1979年診断群では6.9に低下し，日本人1型糖尿病患者の生命予後が急速に改善してきているといえる．しかし，日本人1型糖尿病患者の死亡率やSMRは医療機関によりかなりの相違がみられる[8,9]．

　このような背景から，1施設のhospital-based studyながら，1962年から1999年までの間に初診しその後1年以上通院した30歳未満で診断された日本人1型糖尿病患者について生死を調べ，発症年代ごとの生命表分析，死亡率およびSMRを算出し，その推移を検討した[10]．

1 対象および方法

当センターを1962年1月1日から1999年12月31日の間に初診した30歳未満で診断された日本人1型糖尿病患者1,321人から1年以上通院した1,054人（男性386人，女性668人）を対象とした．2011年1月31日までに生死確認をした．954人を発症年代により，1952年1月〜1979年12月（A群），1980年代（B群），1990年代（C群）の3群に分けた．

死亡者およびその死亡日の調査，2010年12月31日時点での上記A群からC群の生命表分析（糖尿病全罹病期間と初診時から最終調査日までの観察期間を用いる），観察期間における死亡率（/100,000人年）およびSMRを算出した．医師との対面による治療頻度として，初診時から最大5年間までの当センターの年間受診回数を調査した．

対象の観察期間は，当センターあるいは当院小児科初診時から最終調査時までの期間を用いて算出した．1人1年間の観察を1とし，これを分母として死亡率（/100,000人年）を計算した．

死亡率（mortality rate）は人口100,000人年に対する一定期間内における死亡数の割合であり，死亡の概略を表す指標である．しかし，死亡率は観察集団の人口構成，特に年齢構成に大きく影響されるので，相互比較にはSMRを用いた．SMRはある観察集団の死亡率を年齢構成比の異なる集団と比較するための指標であり，観察集団の性と年齢構成を標準集団により補正して算出した．なお，標準集団（general population）としては，本研究における観察集団の年齢，糖尿病発症年代を考慮し，2000年の全国人口を用いた．

2 結果

対象患者1,054人の糖尿病診断年あるいは性別の臨床的特徴を表1に示した．生死が不明の患者は104人で，949人の生存状況が確認された（追跡率90.0%）．死亡した患者は52人いた．

949人について統計解析を実施した（追跡率；全体90.0%，A群88.8%，B群90.8%，C群90.8%）．

3群の発症年齢，登録時までの罹病期間，追跡期間には有意差はある．

1) 観察期間における死亡率とSMR

表2に，各3群のSMRと死亡原因を示した．SMRはA，B，C群となるにつれて，3.0，2.2，1.6と，低下してきている．

2) 死因

表2に示したとおりである．過去には急性合併症として低血糖という診断名がなさ

れている．突然死を含んだ心血管障害死は，やはり古い年代に多い．

3）生命表分析

糖尿病全罹病期間を用いた生命表分析の結果を図1に4つに示した．図1-Ⅰは当センター通院開始後年数を横軸に，図1-Ⅱは男女別に当センター通院開始後年数を横軸に，図1-Ⅲは発症からの年数を横軸に，図1-Ⅳは10歳以降の罹病期間を横軸に，生命表分析したものである．図1-Ⅰにおいては3群間に有意差あり（p＝0.0239），A群

表1 30歳未満で診断された1型糖尿病対象者1,054人の臨床背景（TWMU, 1962–1999）

	全例	糖尿病診断年代			p値	性別		p値
		A 1952-1979	B 1980-1989	C 1990-1999		男性	女性	
患者数	1,054	359	400	295		386	668	
生死確認（%）	949 (90.0)	318 (88.6)	363 (90.8)	268 (90.8)	NS	346 (89.6)	603 (90.3)	NS
男性（%）	386 (36.6)	136 (37.9)	146 (36.5)	104 (35.3)	NS	386 (100)	-	
診断時年齢（歳）	14.4±7.7	10.9±7.1	14.9±7.1	18.1±7.1	<0.0001	14.3±7.7	14.5±7.7	NS
診断年	1983.2±9.5	1972.5±5.9	1984.7±2.9	1994.2±2.7	<0.0001	1983.2±9.6	1983.2±9.5	NS
登録時年齢（歳）	19.9±8.6	20.0±10.3	20.1±7.7	19.7±7.3	NS	19.2±9.0	20.4±8.3	<0.05
登録時年	1988.8±8.4	1981.7±9.1	1989.9±5.0	1995.7±2.6	<0.0001	1988.2±8.5	1989.1±8.3	NS
登録時までの罹病期間（年）	5.6±6.6	9.3±8.3	5.2±5.2	1.6±2.0	<0.0001	5.1±6.6	5.9±6.6	<0.05
糖尿病罹病期間（年）	21.8±7.3	26.3±8.2	22.2±4.9	15.7±4.1	<0.0001	21.4±7.2	22.1±7.4	NS
観察期間（年）	16.2±5.0	17.1±5.4	17.0±4.9	14.1±4.1	<0.0001	16.3±5.0	16.2±5.1	NS
総観察期間（人年）	17,086	6,123	6,793	4,170		6,292	10,794	

（文献10）より引用改変）

表2 1型糖尿病の診断年代で層別した死亡率（100,000人年につき）と標準化死亡比（SMRs）

	全例	糖尿病診断年代			性別	
		A 1952-1979	B 1980-1989	C 1990-1999	男性	女性
全死亡患者	52	28 (7.8%)	18 (4.5%)	6 (2.0%)	27 (7.0%)	25 (3.7%)
末期腎不全	2	2	0	0	0	2
急性糖尿病合併症（低血糖）	12[6]	7[4]	3[2]	2	7[5]	4[1]
事故・自殺	5	1	3	1	5	0
心血管疾患（突然死）	15[9]	8[5]	6[3]	1[1]	7[6]	8[3]
感染症	4	3	1	0	1	3
悪性新生物	3	1	1	1	1	2
その他の非糖尿病性	0	0	0	0	0	0
その他の糖尿病性	0	0	0	0	0	0
不明	11	6	4	1	6	5
死亡率（/10万人）	310	457	265	144	426	266
[95% CI]	[226-395]	[288-627]	[143-387]	[29-259]	[265-586]	[162-370]
SMR	2.5	3.0	2.2	1.6	2.5	3.2
[95% CI]	[1.8-3.2]	[1.9-4.2]	[1.2-3.2]	[0.3-2.9]	[1.6-3.4]	[1.9-4.4]

（文献10）より引用改変）

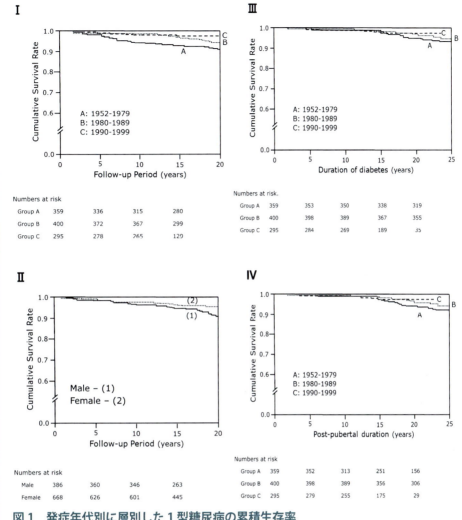

図1 発症年代別に層別した1型糖尿病の累積生存率
Ⅰ：観察期間別，Ⅱ：性別ごとの観察期間別，Ⅲ：罹病期間別，Ⅳ：思春期発来後の期間別
Ⅰ，Ⅱはlog-rank testで有意差あり（p=0.0239，p=0.0250，Ⅲ，Ⅳは有意差なし）

とC群の間には，p＝0.007だった．ただし，A群とB群間は有意差はなかった（p＝0.074）．図1-Ⅱから，女性が男性より長生きしやすいことがわかる（p＝0.0250）．図1-Ⅲは発症年齢からの年数を横軸にしたものであるが，3群間に有意差はなかった（p＝0.808）．図1-Ⅳは10歳以降の年数であるが，同様に3群間に有意差はなかった（p＝0.786）．

3 1型糖尿病の予後が改善しているか

　1962年1月1日から1999年12月31日までに東京女子医科大学病院を初診した30歳未満発症日本人1型糖尿病患者について検討したところ，SMRは2.5であり，発症

年代が最近になるに従いさらに生命予後は改善していた．

以前，われわれは当センターを1963年以降1990年12月31日までに初診した30歳未満発症1型糖尿病患者を追跡し，1992年7月1日時点でのSMRを算出した．その結果はSMR 2.8というきわめて良好な結果を得た（図2）[8]．当センターの1型糖尿病患者の生命予後は欧米以上に良好な結果を示したといえる．

なぜ，1型糖尿病の生命予後が良好になったのか．わが国のインスリン治療環境が1980年以降，急激に改善されたことがあげられる．1974年に18歳未満の患児は厚生労働省小児慢性特定疾患事業により医療費が全額公費負担となり，1978年には血糖自己測定（SMBG）に関する関係医師による研究会が発足し，当センターにおいても1980年頃よりSMBGが患者間に広まり始めた．HbA1の測定は当センターでは1980年に開始，1983年にはHbA1cの測定が可能となった．1981年になってインスリン自己注射が保険適用され，さらに1986年にはSMBGが保険適用となった．インスリン療法を取り巻くこのような環境改善は，急激に1型糖尿病患者の生命予後によい影響を与えたと考えられる．

Steno Diabetes CenterのDeckertら[11]は，糖尿病専門施設において治療を受けている1型糖尿病患者の予後は良好であり，専門医による療養指導が重要であると述べている．われわれは，日本人DERIコホートを，当センター受診歴のありなしに2群化して，生命予後調査の結果を報告した[9]（表3）．その結果，当センター受診群のほうが，有意に予後が良好であることがわかった．全体のSMRは1.6であり，1型糖尿病患者の生命予後は欧米以上に良好であったことを示した．このことは，Deckertの意見を証明しているのかもしれない．当センターは各診療科の壁を取り除き，多分野にまたがって協力を惜しまない診療システムをとっている．このバリアフリーのシステムも，当センターで1型糖尿病患者の生命予後が良好で，かつ，欧米と変わらない，もしくはそ

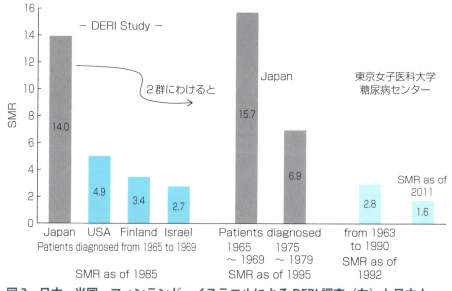

図2　日本，米国，フィンランド，イスラエルによるDERI調査（左）と日本人DERI調査と当センター予後調査の比較
（文献8）より引用改変）

表3 当センター受診歴の有無別の生命および腎予後の比較

死亡症例数の比較

	DERI	女子医大	非女子医大	ハザード比
死亡者数／生存者数	90/1,284	3/159	87/1,125	0.30

糖尿病センター通院歴があると，死亡への危険度が1/3に．

ERSD（血清クレアチニン5.0 mg/dL以上または透析療法中）状況の症例数の比較

	DERI	女子医大	非女子医大	ハザード比
ERSD／non-ERSD	81/1,198	2/156	79/1,024	0.19

Fischer exact

糖尿病センター通院歴があると，腎不全への危険度が1/5に．

（文献9）より引用改変）

れ以上のレベルに引き上げるのに貢献しているものと示唆される．

　小児糖尿病治療研究会は全国の小児1型糖尿病を多く診療している医療施設の集まりである．1995年を登録開始とするコホートを作成して，会員施設のHbA1cを収集している．年々，HbA1cが低下していることがうかがえる[12]ので，当施設だけでなく，広く日本全体においても小児期発症1型糖尿病の予後は改善していると予想される．今後のさらなる予後改善の未来は明るいといえよう．

（内潟安子，大谷敏嘉）

文献
1) 宮澤美敬：「インスリン」ヲ用ヒタル重症糖尿病ノ一例ニ就テ．兒科雜誌287：544，1924．
2) 新美仁男：日本における小児糖尿病の歴史．Diabetes J 20:120-124，1992．
3) 日比逸郎・他：18歳以下で発症した若年型（インスリン依存型）糖尿病の日本における現状－全国実態調査第1報．ホルモンと臨床30：981-991，1982．
4) 西村理明・他：小児インスリン依存型糖尿病の予後と死因動向．日本臨床55:544-549，1997．
5) Diabetes Epidemiology Research International Mortality Study Group : Major cross-country differences in risk of dying for people with IDDM. Diabetes Care 14: 49-54, 1991.
6) The Diabetes Epidemiology Research International (DERI) Study Group. International analysis of insulin-dependent diabetes mellitusmortality: a preventable mortality perspective. Am J Epidemiol 142: 612-618, 1995.
7) Asao K, et al.: Long-term mortality in nationwide cohorts of childhood-onset type 1 diabetes in Japan and Finland. Diabetes Care 26: 2037-2042, 2003.
8) 丸山明子・他：30歳未満発症IDDM患者の生命予後に関する研究－ hospital based study．糖尿病37：599-606，1994．
9) Uchigata Y, et al.: Impact on mortality and incidence of end-stage renal disease of education and treatment at a diabetes center among patients with type 1 diabetes: comparison of two subgroups in the Japanese DERI cohort. J Diabetes Complications 18: 155-159, 2004.
10) Otani T, et al.: Changes in the prognosis of Japanese patients who developed type 1 diabetes before the age of 30 years. Diabetes Res Clin Pract 109: 434-439, 2015.
11) Deckert T, et al.: Prognosis of diabetics with diabetes onset before the age of thirtyone. II. Factors influencing the prognosis. Diabetologia 14: 371-377,1978.
12) Mochizuki M, et al.: Improvement in glycemic control through changes in insulin regimens: findings from a Japanease cohort of children and adolescent with type 1 diabetes. Pediatr Diabetes 18: 435-442, 2017.

1型糖尿病 治療・ケアのエッセンス
　─シームレスな診療体制による患者アウトカム　ISBN978-4-263-23652-9

2018年2月20日　第1版第1刷発行

　　　　　　　　　　　　　　　　　監　修　内　潟　安　子
　　　　　　　　　　　　　　　　　編　集　馬　場　園　哲　也
　　　　　　　　　　　　　　　　　　　　　三　浦　順　之　助
　　　　　　　　　　　　　　　　　発行者　白　石　泰　夫
　　　　　　　　　　　　　　　　　発行所　医歯薬出版株式会社
　　　　　　　　　　　　　　　　　〒113-8612　東京都文京区本駒込1-7-10
　　　　　　　　　　　　　　　　　TEL.（03）5395-7617（編集）・7616（販売）
　　　　　　　　　　　　　　　　　FAX.（03）5395-7609（編集）・8563（販売）
　　　　　　　　　　　　　　　　　https://www.ishiyaku.co.jp/
　　　　　　　　　　　　　　　　　郵便振替番号 00190-5-13816

乱丁，落丁の際はお取り替えいたします　　　印刷・あづま堂印刷／製本・愛千製本所
　　　　　　　　　© Ishiyaku Publishers, Inc., 2018. Printed in Japan

本書の複製権・翻訳権・翻案権・上映権・譲渡権・貸与権・公衆送信権（送信可能化権を含む）・口述権は，医歯薬出版(株)が保有します．
本書を無断で複製する行為（コピー，スキャン，デジタルデータ化など）は，「私的使用のための複製」などの著作権法上の限られた例外を除き禁じられています．また私的使用に該当する場合であっても，請負業者等の第三者に依頼し上記の行為を行うことは違法となります．
JCOPY ＜(社)出版者著作権管理機構　委託出版物＞
本書をコピーやスキャン等により複製される場合は，そのつど事前に(社)出版者著作権管理機構（電話 03-3513-6969，FAX 03-3513-6979, e-mail : info@jcopy.or.jp）の許諾を得てください．